요통진료클리닉

-진단과 치료-

요통진료클리닉

-진단과 치료-

Shinichi Kikuchi

신재혁 옮김

장호근 · 김영우 감수

신흥메드싸이언스

요통 진료 클리닉

진단과 치료

2009년 6월 10일 발행

지 은 이 : Shinichi Kikuchi
옮 긴 이 : 신 재 혁
감　　수 : 장 호 근 / 김 영 우
발 행 인 : 홍 성 혁
발 행 처 : **신흥메드싸이언스**
편　　집 : 박 혜 림 · 인 선 남
디 자 인 : 소 유 미

주　　소 : 서울시 영등포구 양평동3가 15-1번지
월드메르디앙 비즈센터 501호
등록번호 : 제318-2007-000077호
전　　화 : 02) 2165-8670~4
팩　　스 : 02) 2165-8675
홈페이지 : www.shmed.co.kr

ISBN : 978-89-90933-81-2　93510
정　　가 : 35,000원

저자 서문

이 책은 요통을 알기 위한 책이다. 한편, 2003년에 저술한 『요통』은 요통을 어떻게 대처해야 하는지를 자신의 연구나 선인들의 업적에 근거하여 제시한 책이다. 진료의 질이나 환자의 만족도 향상을 위해서는 알고 있는 것과 알지 못하는 것을 분명히 하는 것과, 관계자들이 모르고 있는 것이 존재한다는 사실을 받아들이는 것이 필요하다. 그러나 일상의 진료에서는 모른다고 해서 진료를 받으러 오는 눈앞의 환자에게 아무런 대처도 하지 않을 수는 없다. 그 시점에서 자기완결적인 진료 체계 속에서 우리는 최선을 다하고 있다는 것이 현실이다. 예를 들면 추간판 탈출증(disc herniation)이 발견되기 이전부터 그 질환은 존재하고 있어 그것에 대해 어떠한 진단 하에서 그 당시의 의료인은 그 당시에 최선이라고 믿고 있던 치료를 실시하고 있었을 것이다. 현시점에서의 일상의 진료에는 요통을 알기 위한 책도 필요하다. 그것이 본서 출판의 이유이다.

현재 요통은 국민이 가장 많이 호소하는 질환이다. 게다가 그 대부분은 비특이적 요통이다. 즉, 진단이나 치료법이 확립되어 있는 추간판 탈출증이나 척주관 협착증은 외래를 방문하는 환자의 매우 일부에 지나지 않는다. 그러한 요통 진료의 진찰에서 가장 중요한 것은 우선, 중대한 질환이나 병태, 외상 또는 신경 장애를 잘 파악하는 것이다. 또 하나 중요한 것은 환자에게 안도감을 주는 것이다. 저는 이 책에서 이러한 두 가지 목적을 달성하기 위한 20년 이상의 요통 진료 노하우(know-how) 제시에 상당한 페이지가 할애되었다. 왜냐하면 이들 두 가지 목적이 달성되면 치료나 예후는 저절로 정해지기 때문이다.

이 책에서 전하고자 하는 메시지가 두 가지 있다. 하나는 「모든 환자가 만족하는 의료는 불가능하지만, 납득할 수 있는 의료의 제공은 가능하다」는 철학이다. 또 하나는 「환자중에 좋은 환자, 나쁜 환자가 있는 것이 아니라, 환자는 자신이 납득하고 있는지 아닌지에 따라 좋은 환자도 되고 나쁜 환자도 된다」라는 인식이다. 이러한 두 가지 교훈을 가슴에 담고 일상의 진료를 실시하여도 가끔 의료 트러블은 발생한다. 그러나 이 두 가지 메시지에 유의하는 것은 의료 제공 측과 환자 사이의 불필요한 알력이나 오해를 줄이기 위해서는 중요하다.

이 책은 요통을 호소하며 의료기관을 방문하는 대부분의 이른바 요통증 환자를 어떻게 진단 · 치료할지라는 것에 많은 페이지를 할애하고 있다. 이전부터 지금까지 우리의 관심 대상은 추간판 탈출증이며 척주관 협착증이었다. 이러한 진료는 확립되어 있을수록 용이하다. 그러나 지금부터는 많은 노력을 필요로 하지만, 흔한 증상인 요통이나 어깨 결림을 정면으로 대처할 시기에 와있다고 생각된다.

이 책이 요통 의료진에게 있어 일차 진료(primary care) 레벨에서의 요통 진료를 다시 생각하는 계기가 되었으면 좋겠다. 동시에 우리의 요통 진료에 대해서 일반 환자의 신뢰감을 향상시킬 수 있다면 이 책을 저술한 목적은 달성되는 것이다.

2006년 10월 길일

Shinichi Kikuchi

역자 소개

신 재 혁

- (현) 한림대학교 의과대학 정형외과 교수
- 한림대학교 한강성심병원 척추센터 교수
- 강남성모병원 정형외과 척추외과 임상강사
- 국군수도통합병원 정형외과 군의관
- 대한 정형외과 학회 정회원
- 대한 척추외과 학회 정회원
- 대한 척추통증 연구회 정회원

감수자 소개

장 호 근

- (현) 한림대학교 의과대학 정형외과 교수
- (현) 한림대학교 한강성심병원장
- 한림대학교 한강성심병원 척추센터 교수
- 미국 존스합킨스 대학 병원 척추 크리닉 연수
- 대한 정형외과학회 총무 역임
- 대한 척추외과학회 감사
- 대한 정형외과학회 정회원
- 대한 척추외과학회 정회원
- 대한 척추외과학회 전산정보위원장

김 영 우

- (현) 한림대학교 의과대학 한강성심병원 정형외과 과장
- (현) 한림대학교 한강성심병원 척추센터장
- 대한척추외과학회 정회원
- 대한정형외과학회 정회원
- 대한골절학회 정회원
- 대한고관절학회 정회원
- 대한정형외과연구학회 정회원

역자 서문

요통은 동서 고금을 막론하고 인류가 가장 흔하게 그리고 심하게 고통받는 질환 중의 하나입니다. 인류가 직립보행과 더불어 손과 두뇌와 높은 시야를 얻었다면 하중 증가에 따른 요추, 고관절, 그리고 슬관절 등의 조기 퇴행은 그 대가인 듯 싶습니다.

요통에 관하여는 많은 연구 및 발전이 축적되었고 많은 서적들이 출판되어 있으며, 지금도 임상경과 발전을 위한 지속적인 의학 연구와 기기 발명이 줄을 잇고 있습니다. 그러나 모든 의학과 더불어 요통이라는 학문 분야도 여전히 해결되지 않은 많은 부분이 있습니다.

이번 역서를 통하여 학문의 다양성을 확대시키고, 보다 납득되는 진료를 의료진과 환자가 공유하는 데 조금이나마 기여할 수 있는 것이 저의 작은 바램이라고 생각합니다. 또한, 저자의 의료에 맞는 사실 전달에 초점을 맞추어 기술한바, 역자들의 판단과 다소 차이가 있을 수 있다는 점과 번역상 부족한 부분에서 독자 여러분의 넓은 양해를 바랍니다.

이 책을 감수해 주신 장호근 교수님, 김영우 교수님, 많은 격려를 주신 한림대학교 정형외과학 교실의 송경원 교수님, 장준동 교수님, 박용욱 교수님, 김석우 교수님, 김용찬 교수님, 박문수 교수님, 이동훈 교수님, 유제현 교수님, 그리고 대한척추외과학회장을 역임하신 하기용 교수님께 감사를 드립니다. 끝으로 본 서적의 출판을 위해 많은 노력을 기울인 신흥메드싸이언스 관계자 분께 심심한 감사를 표합니다.

2009년 5월

신 재 혁

차 례

IV 영상 진단 113

Chapter I

요통 진료 전에 알아두어야 할 것

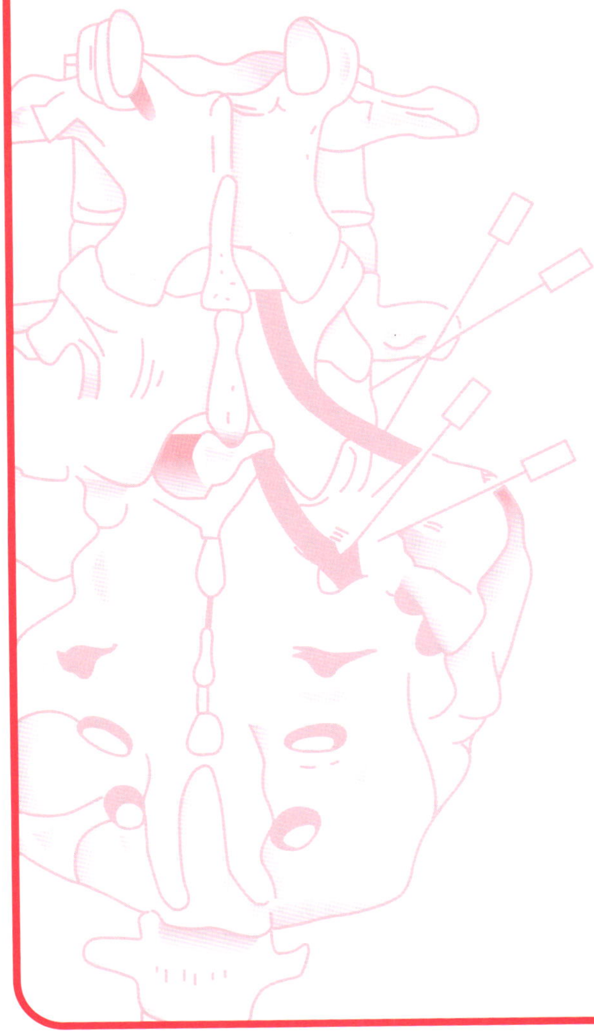

I 요통 진료 전에 알아두어야 할 것

1 현재 요통을 둘러싼 시대 환경의 격변

① 사회 환경

(1) 현재 왜 요통이 문제가 되고 있는 것인가?

현재 왜 요통이 문제가 되고 있는지를 생각해 보자. 크게 나누어 두 가지 이유가 있는데, 하나는 「요통」이라는 병태 그 자체가 안고 있는 문제이며, 또 하나는 「요통」과 사회와의 관계로부터 파생하는 문제이다.

요통은 수수께끼이다

요통이라는 말은 증상으로 질환명이 아니다. 요통의 요인(근원)은 내장, 혈관, 신경성, 심인성, 척추성의 다섯 가지로 대별된다. 즉 모든 질환이 요통을 호소하여 외래를 방문할 가능성이 있다는 것이다(표 I-1). 요통의 원인이 허리가 아닌 곳에 존재하고 있는 경우가 드물지 않다. 게다가 요통의 병태는 21세기를 맞이한 현재에도 완전하게는 해명되어 있지 않다. 그렇기 때문에 요통 진료는 모두 과학적으로 입증된 내용으로 이루어 지는 것은 아니다. 예를 들면 같은 암성 통증이더라도 재택의료와 병원의료는 환자의 통증이나 고통은 다르다고 알려져 있다. 즉 재택에서 치료되고 있는 환자는 그다지 고통을 호소하지 않는다. 이러한 점에서 통증에는 「마음」의 문제가 깊게 관여하고 있다는 것은 추측할 수 있지만, 그 이유를 우리는 명쾌하게 대답할 수는 없다. 향후 과학의 진보와 함께 요통의 과학적 입증은 가능할까? 어쩌면 요통에는 현재의 과학적 개념에서는 이해 불가능한 내용이 존재하고 있는 것은 아닐까 하는 의문이 든다. 근대의 과

표 I-1 요통의 병태별 분류

1. 기질적 요인에 의한 요통

(1) 척추와 그 주변 조직에서 유래하는 요통

퇴행성	퇴행성 척추증, 추간판 탈출증, 전방전위증(퇴행성, 분리증), 골다공증에 수반하는 척추 변형
감염	화농성 척추염, 결핵성 척추염, 경막외 농양
염증	류마티스성 척추염, 강직성 척추염, 부착부병증〔건(인대)부착부병증〕
종양	척추종양(원발성, 전이성), 척수·마미종양
외상	골절, 염좌, 인대 손상, 근육 손상, 추간판 손상
기능 장애	근피로, 구획증후군(compartment syndrome)

(2) 척추 이외의 장기에 유래하는 요통

혈관	박리성 대동맥류, 폐색성 동맥경화증
비뇨기	요관결석 등
부인과	자궁근종, 난소낭종, 자궁내막증 등
소화기	췌장염, 췌장암, 십이지장궤양, 직장암, 담낭염 등
정형외과	변형성 고관절증, 골반 고리(pelvic ring) 불안정증, 천장관절염(결핵성, 강직성 척추염 등) 등

2. 비기질적 요인에 의한 요통

정신의학적 문제	신체형 장애, 기분 장애, 불안 장애, 인격 장애, 통합실조증, 허위성 장애 등
사회심리적 문제	가정내 불화, 직장에서의 문제 등

〔菊地臣一 : 요통. p.5(표 II-1), 醫學書院, 東京, 2003에서 전재〕

학의 발전을 배경으로 구축되고 있는 객관성을 중시하는 현재의 진료 체계에서는 환자의 요통 치료에 대한 만족도가 반드시 향상되고 있지는 않다는 것이 밝혀지고 있다. 우리가 배운 지식으로는 이해 불가능한 「불합리적인 요통」도 있을지도 모른다는 전제하에서 진료에 임하는 것이 필요하다고 생각할 수 있다.

요통은 인간이나 사회와 밀접한 관계에 있다

요통과 사회와의 관계로부터 파생되는 문제에 대해 생각해 보자. 첫 번째는 고령사회가 왔고, 두 번째의 문제는 높은 요통의 이환율, 즉 요통을 호소하는 환자의 수가 증가하는 것이다. 세 번째는 의료비의 상승이며, 네 번째는 모든 환자가 반드시 균일하게 적절한 치료를 받고 있지는 않는 것이 아닌가 라고 생각되는 사실이 있다는 것이다. 마지막 다섯 번째는 최근의 의료계에 EBM(evidence-based medicine)이라는 개념·수법이 도입되고 있는 것이다.

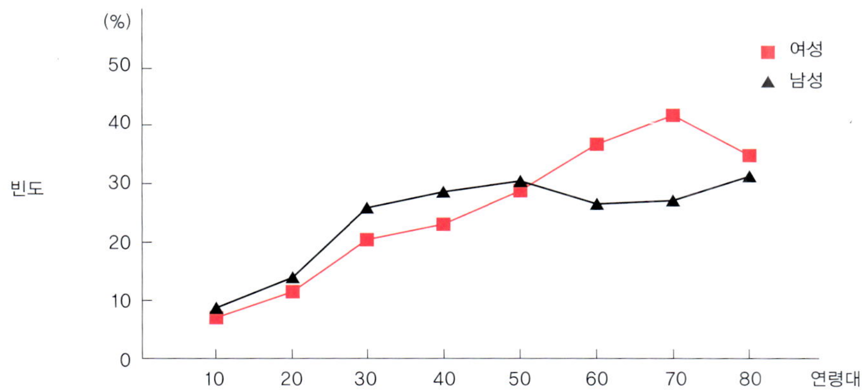

그림 I-1 요통 유병률의 성차

〔長總義弘 외 : 요통 · 하지통 · 슬통에 관한 역학적 검토. 整 · 災外 37 : 59–67(그림 5), 1994에서 개정〕

● 고령사회

고령사회가 문제가 되는 이유는 고령자는 분명히 젊은 사람에 비해 요통을 일으키는 경우가 많기 때문이다. 특히 여성의 경우에는 연령과 함께 그 빈도가 증가한다(그림 I–1). 그 이유의 하나는 골다공증이 있는 사람의 증가에 있다고 생각된다. 골다공증의 진행에 따라 골절이 일어나고 급성 통증이 발생한다. 또한 그에 따라 발생한 척추의 변형이 허리나 등의 근육에 과중한 부담을 주어 그 결과 근육에 유래하는 만성 요통이 야기되는 것이라고 생각된다. 때로는 시간이 지나면서 하지마비나 직장 · 방광 장애가 발생하는 경우도 있다.

● 요통 환자의 증가

고령인구의 증가는 요통을 호소하는 환자의 증가로 바로 연결된다. 일본 정형외과학회에 의한 조사에 따르면 일본에서는, 남성에서는 치료를 필요로 할 정도의 요통을 약 60%의 사람이 경험하고 있다. 연령대별로 보면 20대에서는 약 40%, 30대에서 약 50%, 40대에서 약 60%, 50대에서 약 65%, 60대에서 약 60%, 70대에서 60%로 연령과 함께 증가하고 있다. 한편 여성에서는 약 50%가 경험하고 있어 연령과 함께 증가하고 있지만, 남성보다 낮은 비율이다.

다음으로 치료를 필요로 할 정도의 요통은 어느 연령대에서 일어나고 있는지를 살펴보자. 남성에서는 30~50대가 여성보다도 높은 증상 발현 비율을 나타내고 있다. 여성에서는 연령과 함께 증가하여 60, 70대의 증상 발현에서는 남성보다도 높아지고 있다. 즉 남성은 근로 연령에서, 여성은 고령자에서 치료를 필요로 할 정도의 요통을 자주 경험하고 있다는 것이 된다.

과거 1개월간 요통을 경험한 비율은 남녀 모두 약 30%이다. 남성에서는 각 연령대 모두 30% 전후로 추이하고 있다. 한편 여성에서는 20대에서는 다른 연령대에 비해 낮고, 30~60대에서 30%

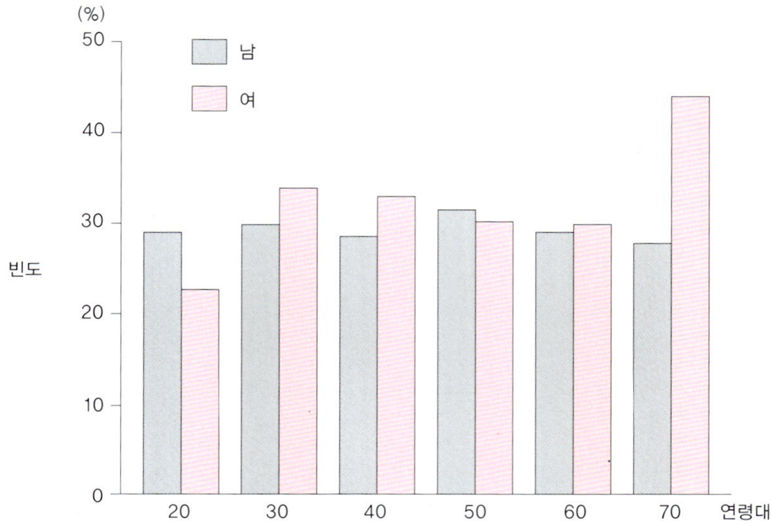

그림 I-2 요통의 유병률(일본 정형외과학회 · 전국 조사)

〔福原俊一 외 : 요통에 대한 전국 조사 보고서. 일본 정형외과학회 프로젝트 사업, p.12(표 5-1), (株)일본리서치센터, 東京, 2003에서 개정〕

전후로 추이하고, 70대에서는 약 40%가 되어 다른 연령대에 비해 증가하고 있다(그림 I-2).

또한 치료를 필요로 할 정도의 요통 경험자 가운데 약 30%의 사람이 매년 요통을 반복하고 있다. 치료를 필요로 할 정도의 요통을 경험한 후에 일이나 가사를 재개할 수 있을 때까지의 기간은 평균적으로 약 11일이다. 긴 사람은 2년 가까이 걸리는 경우가 있다. 또한 요통을 경험한 사람은 1년간 외래에서 진료를 받은 기간은 평균적으로는 약 20일, 입원기간은 7일이다.

미국에서의 대규모 조사 결과에 따르면 대부분의 사람이 일생에 한 번은 요통을 경험하고 있고, 국민의 15~20%의 사람들이 매년 요통을 호소하고 있다. 또한 미국의 취업 연령층의 50%가 매년 허리에 나타나는 증상을 보이고 있다. 사실 45세 이하의 사람들이 취업이 어려운 것은 가장 많은 이유가 요통이다.

이와 같이 요통이나 거기에 따른 장애는 일이나 가사에 계속적으로 큰 부담이 되고 있다는 것이 분명하다.

● 의료비의 상승

요통치료에 드는 비용은 치료를 받는 환자가 많으므로 환자의 수에 따라 비용이 커진다. 그러나 그 뿐만 아니라 사회에 대한 총비용(의료비, 휴업 보상비, 보충 인건비 등)은 막대한 액수가 된다. 앞에서 말한 것처럼 요통으로 쉬는 사람이 많기 때문에 그대로 의료비 증가로 이어진다.

일본에서는, 요통이 있었던 사람들 중 약 30%가 요통으로 인해 의료기관의 외래를 찾고 있고, 약 2%의 사람이 요통으로 인해 입원하고 있다. 10%를 넘는 사람이 요통으로 인해 일이나 가사를 쉬고 있다. 요통에 의해 의료기관의 외래를 찾는 사람은 남성에서는 연령이 상승함에 따라 증가하여 70대에서는 약 반수가 외래를 찾고 있고, 여성도 연령과 함께 증가하고 있다. 요통에 의한 입원은 남성은 40~70대에서 보이고, 여성은 70대에 집중되어 있다. 요통에 의해 일이나 가사를 쉬는 경우는 남성에서는 연령의 상승에 따라 증가하여 60대에서 가장 많아 일이나 가사를 쉬고 있다. 한편 여성에서는 70대가 가장 많이 일이나 가사를 쉬고 있다. 그리고 약 10%의 사람이 요통으로 인해 일을 바꾸거나 직장을 바꾸거나 하는 경험을 하고 있다. 이 점에서 직장에 있어서도 요통은 큰 부담이 되어 인건비나 제조원가의 증가로 되돌아온다.

미국에서 요통은 일차 진료(primary care)를 받는 환자가 호소하는 두 번째로 큰 이유이다. 특히 35~64세의 여성과 25~64세의 남성에서 보면 일차 진료를 받는 이유의 제1위가 요통이며, 정형외과, 뇌신경외과 또는 산업의학과를 찾는 최대의 이유도 요통이다. 환자 수가 많기 때문에 결과적으로 의료비는 상승한다. 게다가 업무에 관련된 요통에 지불되는 휴업 보상과 취업 불가능 시간을 합하면 그 비용은 의료비의 3배나 된다. 휴업 보상이라고 하는 관점에서 보면 미국의 노동 인구의 약 2%는 매년 요통으로 인해 보상을 받고 있다. 미국에서는 요통의 사회적 비용은 매년 200~500억 달러 상승한다고 추측되고 있다.

이와 같이 요통으로 인해 일을 쉬게 되어 그것이 본인이나 가족 또는 지역사회, 게다가 직장에 주는 영향을 생각하면 그 비용은 계산할 수 없을 정도로 막대한 액이 된다고 생각된다.

● 의료의 질의 편향

요통으로 인해 활동의 제한을 피할 수 없게 된 많은 환자가 적절한 치료를 받지 못하고 있는 것은 아닐까 라는 것을 시사하는 보고가 증가하고 있다. 일본에서도 국민 1인당 의료비에 지역간에 격차가 있다는 것은 잘 알려져 있다. 허리 수술의 빈도를 보면 미국의 지역별 또는 주내(州內)의 지역 간에서도 그 빈도에 큰 격차가 보인다. 추간판 수술이나 고정술에는 약 8배나 차이가 있다. 게다가 고정술은 1992년과 2000년을 비교하면 2배 이상이나 증가하고 있다. 이와 같은 격차가 있다는 것은 의사의 자유재량권이라는 것만으로는 설명이 되지 않는다. 아마 요통에 대한 생각이 통일되지 않아 그 결과 환자의 일부는 적절한 치료를 받지 못하고 있는 것은 아닐까 라는 의문이 발생한다. 이와 같은 사실을 생각하면 우리는 요통의 진료 내용을 재검토할 필요가 있는 것은 아닐까?

● EBM의 도입

EBM(evidence-based medicine)이란 「객관적인 사실에 근거한 의학」으로도 번역할 수 있다. 최신의 의료 정보 중 신뢰할 수 있는 논문을 임상의 진단이나 치료에 응용하는 방법을 말한다. EBM의 목적은 임상 판단이나 치료에 있어서의 개인이나 시설간의 격차를 시정하는 것에 있다(표 I-2). 이 관점에서 요통의 진단이나 치료를 재검토할 필요성이 지적되고 있다. 지금 우

표 I-2 진단 · 치료에 EBM의 도입

[목적]

편견(bias)이나 우연의 배제
사회에 살고 있는 생물로서의 인간으로부터 얻어진 데이터의 중시
임상 경험이나 병태 생리만을 판단 근거로 삼는 것의 배제

[수법]

마이크로(micro) 수법(분자생물학, 병태생리학 등)에서
매크로(macro) 수법(개개의 환자로부터 얻어진 데이터를 집적하여 정량화하는 임상 역학)의 중시
↓
RCT(randomized controlled trial)에 의한 논문의 메타 분석(meta-analysis)에 의한 평가

〔菊地臣一 : 요통. p.17(표 III-1), 醫學書院, 東京, 2003에서 전재〕

리는 요통의 진단이 논리성을 가지고 진행되는지, 또는 어느 치료 수단의 유효성이나 안전성을 제삼자도 알 수 있도록 설명하는 것을 강요당하고 있다. 재평가를 제대로 하기 위해서는 무엇을 알고 있고, 무엇을 아직 모르고 있는 것인지를 의료진 자신이 정확하게 파악하고 있는 것이 필수 조건이 된다.

❷ 요통을 파악하는 방법에 극적인 전환이 일어나고 있다

요통을 파악하는 방법에도 대폭적인 전환이 보인다. 첫 번째는 일차 진료 수준에서의 새로운 관점의 도입이다. 즉 기존의 「척추 장애」라는 파악 방법에서 요통을 「생물 · 사회심리적 통증증후군」이라는 개념으로 파악하려는 움직임이다. 기존에는 영상 검사를 대표로 하는 「형태학적 이상」의 탐색이 병태 파악에 중요한 역할을 해 왔지만, 지금부터는 형태 · 기능 장애로서 병태를 다시 파악하려는 움직임이다. 눈에 보이는 이상과 동시에 눈에 보이지 않는 기능 장애라는 시점에서도 요통의 병태를 파악하려고 하는 움직임이다.

사실 환자의 의식 개혁이 치료 성공의 열쇠, 만성적인 요통에 대한 소아기에 받은 학대의 영향, 불안의 제거가 치료 성적이나 만족도 향상의 열쇠, 잡담도 의사의 기술 또는 직장에서의 심리적 스트레스의 관여 등 다양한 사회심리적 인자가 요통의 악화나 만성화에 깊게 관여하고 있다는 것을 지적하는 보고가 잇따르고 있다. 게다가 그러한 영향은 우리의 일반적인 인식 이상으로 조기부터 관여하고 있다고 밝혀지고 있다.

한편 요통의 자연 경과에도 재검증이 시작되고 있다. 지금까지 우리는 횡단적 연구로부터 「요통은 자가 한정성(self-limited)으로 예후가 양호하다」고 생각하고 있었다. 최근에는 종단적 연구로부터 「요통은 생애에 걸쳐 재발을 반복하는 경우가 적지 않다」는 것을 알 수 있게 되었다. 「요통의 자연 경과」가 지금까지 생각하고 있던 것과 달라지면 당연히 환자에 대한 설명이나 요통의 치료를 선택할 때에도 다시 생각해야 한다는 것이 발생하게 된다.

또 하나의 변혁은 요통 병태의 양극화이다. 외래 환자의 대부분을 차지하고 있는 비특이적 요통(요부에 기인하는 요통이지만, 신경 증상이나 중대한 기초 질환을 가지고 있지 않다)을 특이적 요통(추간판 탈출증이나 척추관 협착증 등 요부에 기인하는 신경 증상을 가지고 있다)이나 중대한 척추 질환(감염, 종양, 골절 등)과는 구별하여 대응하는 것이 바람직하다는 생각이 나타나고 있다. 기존에는 영상에서 추간판이나 추체의 변형을 보였을 경우에는 그것들을 요통의 원인으로서 그 변형에 대한 대응을 치료를 주목적으로 해 왔다. 그러나 그 치료 효과는 반드시 만족할 수 있는 것이 아니었다. 비특이적 요통은 「care」라는 시점에서 파악하여 대응하고, 특이적 요통이나 중대한 질환에 따른 요통은 다면적인 평가나 대응을 더하면서 기존의 정형외과적 시점인 「cure」를 주목적으로 하여 치료하는 방향이 바람직하다고 생각되고 있다.

또 하나의 큰 변화는 정신의학적 평가의 중요성에 대한 인식이다. 정신의학적 문제를 합병하고 있는 환자는 우리가 생각하고 있는 이상으로 많이 존재하고, 게다가 정신의학적 문제를 합병하고 있는 환자에게는 정신과의사에 의한 치료가 효과가 있는 군과, 리에종(liaison) 정신의학에 의한 개입을 실시해도 치료가 곤란한 두 군이 존재한다. 현시점에서는 치료가 효과가 있는 군과 곤란한 군을 감별하여 치료가 곤란한 군에는 요통의 치료를 할지 어떨지도 포함하여 신중한 대응이 요구된다. 이와 같은 문제를 생각하면 정신의학적 문제가 있는 환자에 대한 치료 실시에 관해서는 informed consent(설명에 근거한 동의), 가능하다면 informed decision(설명에 근거한 환자 자신의 선택 · 결정)으로 임하는 것이 필요하다

❸ 치료를 평가하는 기준이 바뀌고 있다

(1) 치료 성적을 평가할 때의 새로운 생각

새로운 치료 성적에 대한 평가를 한마디로 말하면 「의료진의 관점과 함께 환자의 관점도 도입을」이라고 말할 수 있다. 새로운 개념의 치료 성적 평가의 포인트는 네 가지로 정리할 수 있다. 첫 번째는 평가 기준에의 생각이다. 기존의 「객관성 중시」에서 「주관성 중시」로 전환하는 것이다. 두 번째는 기존의 「의사 측에서의 평가」인 치료 성적 평가 기준에서 「환자의 시점에 선 평가」로 전환하는 것이다. 즉 치료 성적을 평가하는 경우에는 환자의 만족도나 QOL(생활의 질)에의 배려가 포함되어 있는 것이 필요하다. 세 번째로 의료진의 의료 개념의 전환이다. 즉 기존

의 「신뢰의 의료」에서 「계약의 의료」로 전환하는 것이다. 마지막으로 「대비용 효과의 제시」가 의료진에 요구되고 있는 것이다. 같은 치료 효과라면 보다 비용이 싼 치료법이 우수하다고 평가할 수 있다. 향후 다양한 치료법이 등장하는 것을 기대할 수 있지만, 그때에는 유효성과 동시에 대비용 효과의 제시도 요구된다. 물론 안전성의 평가는 지금까지보다도 엄격해지는 것은 당연한 흐름이다.

환자의 시점에서 본 평가에 관하여 설명해 보자. 환자의 QOL이나 만족도의 중시에서는 「요통의 제거」를 목적으로 하는 것이 아니라 「요통의 의미」를 물어 어떠한 장애가 있는지 하는 시점에서 본 치료의 구성이 중요하다. 즉 통증의 제거는 장애를 없애기 위한 수단인 것이다. 사실 환자가 의료기관을 방문하는 것은 아프기 때문만이라기보다 통증으로 인해 특정 활동이 제한받기 때문인 경우가 많다. 따라서 치료의 목적은 통증을 제거하는 것이 아니라 활동할 수 있도록 하는 것이다. 통증의 제거는 치료의 목적이 아니라 수단의 하나인 것이다.

또 하나는 환자의 가치관의 존중이다. 병태는 같아도 개인에 따라 다른 치료의 선택이 있을 수 있다. 치료법의 선택에 있어서는 informed consent보다도 보다 환자의 의견을 중시하는 informed decision을 채택하는 것이 바람직하다. 요통은 QOL의 증상인 만큼 이것에 우리는 좀 더 유의할 필요가 있다. 의료진이 복수의 치료법을 제시하여 그것들과 환자의 희망을 통합하는 작업이 질환에 대해서 함께 임한다는 자세를 환자에게 느끼게 한다. 그 결과 치료법 선택의 분담에 의한 공동노력이 이루어진다. 이것은 의료를 둘러싼 트러블을 방지하는 의미에서도 중요한 개념이다.

(2) 의료진의 역할이 변화하고 있다

최근의 의료계를 둘러싼 환경의 격변에 따라 의료진의 역할도 크게 변화하고 있다. 그 변화는 한마디로 말하면 「cure」에서 「care」로의 변화이다.

이것을 요통 치료 종사자에게 요구되고 있는 역할의 변화라고 하는 관점에서 생각해 보자. 기존 요통 치료 종사자에게는 골절이나 요통의 급성 발작이라는 급성적인 병태에 대한 시기를 놓치지 않는 대응이 요구되어 왔다. 이것은 「주(週)」 또는 「월(月)」 단위에서의 단기적인 치료 체계이다. 즉 「cure」의 중시이다. 한편 최근에는 요통 치료의 대상이 되는 질환과 병태는, 골다공증이나 만성 요통을 대표하는 만성기의 병태가 대다수를 차지하고 있다. 진료실에서는 이러한 만성기 질환과 병태에 대한 일차적 진료가 요구된다. 이 경우 그 치료 기간은 「월(月)」 또는 「연(年)」 단위, 또는 생애에 걸치는 경우도 드물지 않다. 즉 「care」를 중시하는 것이다. 현재와 같이 care가 요구되는 시대에서는 요통 진료 시 환자의 호소에 대해서 공감을 나타내면서 환자에게 희망을 갖게 하는 적극적인 설명과 격려가 역할로서 대두되고 있다.

❹ EBM과 NBM의 등장 — 지금이야말로 의사의 기술을 보여 주어야 할 때

컴퓨터 과학의 발달과 함께 전문적(professional) 영역인 의료 정보에 이른바 「일반인」도 접촉이 가능해짐에 따라 의료 행위에 대하여 의료비의 지불 담당자나 환자가 납득할 수 있는 근거를 제시하도록 요구받게 되었다. 또한 임상 연구에서는 병태 생리학이나 분자생물학이라는 마이크로(micro) 수법보다도 개개의 환자로부터 얻을 수 있는 데이터를 수집하여 정량화하는 임상 역학이라는 매크로(macro) 수법이 중시되게 되었다. 이와 같은 시대 배경하에서 태어난 것이 EBM(evidence-based medicine)이다.

(1) EBM이란 무엇인가?

EBM이란 임상 상의 의문에 대해서 문헌을 음미하여 최대의 유효성과 효율성을 추구하는 의료의 수단의 하나이다. 간단하게 말하면 「근거에 기초를 둔 의료」이다. EBM은 임상 경험이나 병태 생리적 관점으로서의 판단보다 사회에 살아 있는 생물인 인간으로부터 얻을 수 있는 데이터를 중시한다. 가장 신뢰도가 높은 근거가 되는 데이터를 제시하는 연구 디자인(study design)은 무작위 비교 시험(randomized controlled trial, RCT : 비교하는 두 군의 모든 조건을 똑같게 하는 방법)의 메타 분석(meta-analysis : 정량적 데이터를 통계적으로 통합하는 수법)이다(표 I-2)(8쪽).

(2) 학문적 평가에서 요구되는 조건

오늘날 자신의 프로로서의 경험을 제삼자에게 보편적인 사실로 보여주려면 EBM의 개념에 근거한 발표가 요구된다. 어떠한 일의 좋고 나쁨은 별개로 하여 「나의 경험에서는」이라는 수식어는 이미 환자나 제삼자에 대해서 그다지 설득력을 가지지 못한다. 적어도 「나의 경험」을 타인에게 납득시키려면 논리적 적합성을 가진 연구 디자인(study design)의 연구 발표로 세상에게 제시하는 것이다. 자신의 의사라는 프로적 경험과 인상을 다른 의사나 의료 관계자 이외의 일반인에게 보편적인 사실로서 인정받으려면 EBM의 개념 · 수법에 근거한 논문을 써야 한다. RCT가 초래하는 결과의 의외성에 관해서는 이미 많은 보고가 있다.

(3) EBM의 공죄

EBM를 과대평가하지 않는 것도 중요하다. 문제점의 하나는 의사, 의료진(comedical staff)의 지식과 기술, 또한 설비의 차이를 무시한 RCT는 불가능해서 의미가 없는 것이 아닌가 라는 의문이다. 또한 이와 같은 요소를 평균치로 비교하는 것의 무의미함도 지적되고 있다. 또는 비교하는 논문 질의 불균형성과 메타 분석의 신뢰성도 문제가 된다. 예를 들어 말하면 사과와 귤을 비교하고 있을 가능성 또는 좋은 사과와 썩은 사과를 같은 것으로서 비교하여 결론을 내고 있을 가능성을 부정할 수 없는 것이다. 그 밖에도 출판 편견(publication bias)에 의해 부정 재료는 논문화되지 못하는 경우가 많기 때문에 어떠한 적극적인 결론이 보다 지나치게 강조될 가능성도 부정할 수 없다.

EBM에서 0인지 100인지 결론을 내는 방법에 대한 반성이 있다. 히포크라테스(Hippocrates)가 지적하고 있듯이, 질환을 단순한 객관적 원인으로서 이해하기보다는, 개개의 「병든 사람」의 상태로 파악하여야 하며 그 중에 참된 의료(예술)가 존재한다는 개념은 이전부터 존재하고 있다. 즉 의료는 과학과 예술의 결합이라고 파악하는 방법이다. 물론 의료가 모두 과학적으로 입증된 내용으로 구성되어 있는 것은 아니다. 최근에는 현대 과학의 관점에서 보아도 치료에 있어서의 가장 강력한 심리적 효용은 의사의 개인적인 힘(인품)이다. 플라세보(placebo, 위약)도 가장 효과적인 치료의 하나이다.

치료에 있어서의 심리적 효용의 중요성은 이전부터 많은 의료인이다. 경험하고 있는 것이다. 최근에는 뇌과학에서 플라세보(placebo)에 의해 뇌에서도 분명한 활동이 보인다는 보고가 발표되고 있다. 또한 의료인과 환자와의 신뢰관계가 치료 효과나 환자의 만족도에 매우 큰 영향을 주고 있다고 밝혀지고 있다. 과학이 추구되면 될수록 개개의 진료에서는 예술적인 요소가 중요하다는 것이 밝혀지고 있다.

(4) EBM 실천상의 주의점

RCT나 메타 분석에 의한 결론은 어디까지나 평균치에 의한 결론이다. 때문에 한 명의 환자에 대해서는 효과가 있는 치료지만 버려질 가능성이 있다. RCT에 의한 결론은 60~90%의 환자에게 들어맞는 것에 지나지 않는다는 시점을 갖는 것도 중요하다. 거꾸로 말하면 EBM가 유효성을 보이고 있는 치료법은 10~40%의 확률로 효과가 없을 수도 있다. 이러한 경우 진료 가이드라인이나 EBM에 근거한 결론이 맞지 않았던 이유를 환자 측에서 생각하여 그것을 그 환자의 이후의 치료에 활용하면 좋다.

EBM 본래의 개념 · 수법은 개개의 환자에게 어떻게 외적 증거를 대조해 나가는가 하는 작업으로, 일률적인 치료를 규정하게 되는 가이드라인을 작성하거나 이 가이드라인을 개개의 환자 치료에 강요하는 것에 있는 것은 아니다. 개개의 환자에게 맞는 치료를 구성하기 위해서는 RCT의 결과를 개개의 환자에게 맹목적으로 적용시키지 않고 공통점이나 차이의 배경을 검토할 필요가 있다. 당연히 의사에게는 환자의 성격, 개인적, 그리고 사회적 배경의 고찰을 평가하는 것이 요구된다. 이렇게 함에 따라 외부 정보인 사이언스(RCT)와 의사가 가지고 있는 기술(경험)

을 결합한 진료를 실현할 수 있다. 그러므로 실제 진료 현장에서는 자신의 환자가 어느 정도 대규모 RCT로 얻어진 결론과 일치하고 있는지, 일치하고 있지 않다면 그것은 어디서, 왜 라는 사고 작업이 요구된다. 거기에 환자라는 '개인' 의 진료를 실시하는 '의사' 한 사람 한 사람의 예술이 있다고 생각한다.

여기에서 의료 기술이 과학으로서 인정되어 가는 과정에 관하여 생각해 보자. 현재 효과가 입증되고 있는 치료법도 처음에는 바다의 것인지도 산의 것인지도 몰랐다. 의학 발전의 역사는 항상 이단의 역사이기도 했다. 예를 들면 수술, 마취 또는 수혈 등 당시의 의학계의 상식에서 보면 파천황(破天荒)의, 그리고 비상식적이기도 한 행위였다는 것은 쉽게 상상을 할 수 있다. 치료 수단이 그 유효성이나 타당성을 인정받기 위해서는 의료진 자신의 노력과 논리적 성공 예의 축적이 필요하다. 의료가 의학이 되려면 「임상」이라는 경험의 시행착오가 필요하다. 이것을 착실하게 실행하기 위해서는 처음에는 소규모 시설이나 연구소에서 착실하게 증례를 쌓아 갈 수 밖에 없다.

이상과 같은 EBM의 개념이나 수법을 배경으로 향후의 우리가 파헤쳐야 할 길을 생각해 보면 우선 EBM에 합치한 수법에서의 임상 연구의 실시가 요구되고 있다. 당연히 역bias에 대한 음미도 필요하다. 게다가 자신의 전문 영역의 지식 · 기술의 습득뿐만 아니라 타영역이나 학제적인 지식이나 지혜의 흡수도 요구된다. 그리고 선인들이 구축해 온 기술(진단 확립에의 다양한 수법, 공감을 바탕으로 한 수용과 격려, 도망갈 길을 막지 않는 지도, 의료의 플라세보 효과 등)에 대한 재평가와 적극적인 활용이 바람직하다.

(5) EBM과 진료 가이드라인

EBM의 도입과 함께 그 결과적으로 수많은 진료 가이드라인이 발간되었다. 구미에서 발간되고 있는 요통 진료 가이드라인도 그 중 하나이다. 그러나 여기에 EBM의 역설(paradox)이 발생하게 된다. EBM이란 원래 개개의 환자의 문제점에 대해 의학적으로 이용 가능한 최선의 증거(evidence)를 적응하여 진료에 임한다는 개념 · 수법이다. 한편 진료 가이드라인은 60~90%의 환자에게 맞는 원칙을 정리한 내용으로 구성되어 있다. 즉 EBM은 「tailor-made medicine」, 가이드라인에 근거하는 의료는 「기성복 의료」라고 할 수 있다. 이와 같은 것을 생각하면 EBM과 가이드라인은 반대쪽 극에 위치하고 있다고 할 수 있다.

EBM의 개념에 따르면 문헌 등에서 얻을 수 있는 증거(evidence)를 개개의 환자에게 적용시키는지 적용시키지 않는지, 적용시킨다면 어떻게 적용시킬지라는 평가가 의사에게 요구된다. 진료 가이드라인은 의사에게 있어서는 어디까지나 글자 그대로 가이드라인이다. 당연히 경험이 풍부한 의사는 눈앞에 있는 환자와 진료 가이드라인의 차이와 적용 시기에 있어서의 문제, 또는 환자의 개인적 · 사회적 배경을 고려하여 진료 가이드라인을 환자에게 가장 이익이 되도록 이용하는 것이다. 지식이나 기술이나 경험이 부족한 의사에게 있어서는 진료 가이드라인은 매우 유용한 정보일지 모르지만, 숙련된 전문의에 있어서는 「가이드라인」 이상의 의의는 갖지 않는다고 할 수 있다.

여기에서 진료 가이드라인을 사용함에 따라 환자의 결과(outcome)가 정말로 개선되는지에 대한 의문이 발생한다. 이것에 대한 하나의 대답이 최근 나왔다. 그것에 따르면 기존의 치료법보다 우수하다는 결론이다. 단 진료 가이드라인은 시간의 경과나 치밀한 연구 디자인(study design)에 의한 연구의 축적과 함께 변경되어 간다. 사실 진료 가이드라인의 타당성을 유지하기 위해서는 3년에 한 번은 재평가할 필요가 있다고 지적되고 있다.

(6) EBM — 데이터 중심에서 환자 중심으로

지금 우리에게는 데이터 중심의 EBM에서 환자 중심의 EBM이라는 시점의 의료의 실천이 요구되고 있다. EBM은 제삼자가 쌓아 올린 지혜를 개개의 환자의 진료에 이용하는 수법이라고도 할 수 있다. 한편 실제의 의료 현장에서는 EBM을 적용하기 전에 「진찰」이라는 행위와 EBM에 근거한 치료 방침을 결정한 다음의 「경과 관찰」이라는 행위 중에서 환자와 의사와의 1대 1의 「대화」를 통한 의견 교환이나 교육 · 지도라는 교류가 존재한다. 일상 진료의 장에서는 의사는 환자와 신뢰관계를 쌓으면서 진료 행위 중에서 환자의 개인적, 사회적 배경을 평가하고 그것들을 배려하여 치료를 어떻게 선택하고, 어떻게 개개의 환자에게 적용할지 판단하는 것이 중요하다.

이와 같은 의료의 이상적인 방법은 NBM(narrative-based medicine)이라는 개념 · 수법이다. 실제 의료 현장에서 가장 바람직한 의료의 형태는 EBM과 NBM의 통합이다(그림 I-3). 그 수법은 대화를 통해 환자의 개인적, 사회적 배경을 평가하고 거기에 따른 배려를 하는 의료의

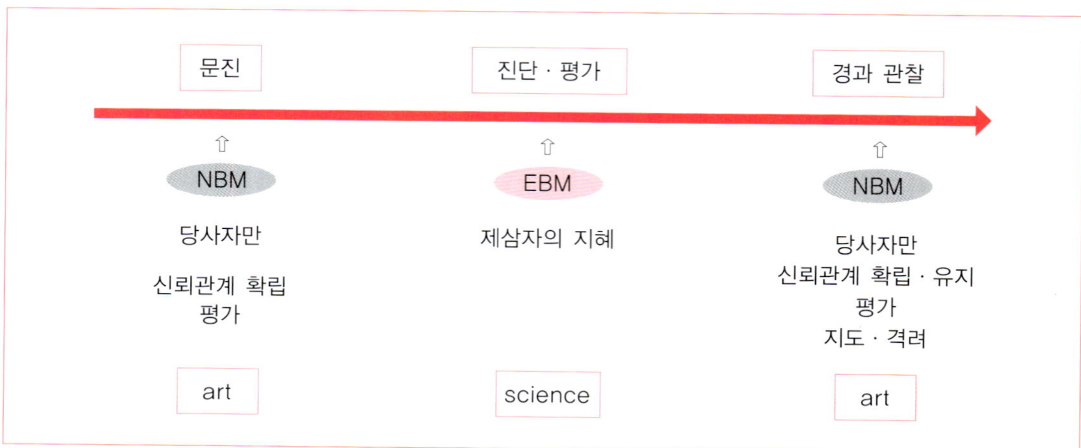

그림 I-3 진단에 있어서의 EBM과 NBM의 위치

〔菊地臣一 : 요통. p.21(그림 III-1), 醫學書院, 東京, 2003에서 개정〕

실천이다. EBM에서는 선인들의 지혜를 빌릴 수가 있지만, 그 전후의 진료 행위는 의사와 환자라는 당사자만의 세계이다. 이 부분은 수치화로 표현되지 않는 영역이라는 문제가 있어서 이것은 말로밖에 나타낼 수 없다. 여기에서야말로 NBM이 필요하다. 따라서 EBM과 NBM이 양립할 때 비로소 충실한 의료가 완성한다고 할 수 있다.

이와 같이 새로운 진료의 이상적인 방법을 생각하자면 환자의 QOL이나 만족도를 중시한 진료 체계가 요구된다. 병태는 같아도 환자의 가치관과 희망을 존중하면 환자에 따라서 치료의 선택은 달라질 것이다. 요통에 대한 진료의 장에서 의사와 환자와의 「공동협력」의 자세가 성립되면 환자와 의사의 양호한 신뢰관계를 구축할 수 있다. 그리고 양호한 관계 하에서의 환자에 대한 의사의 공감, 지지, 그리고 격려는 가장 좋은 약이 된다. 이러한 진료의 이상적인 방법이 확립되면 사소한 오해로부터 발생하는 경우가 많은 의료 상의 트러블도 크게 줄일 수 있을 것이다.

2 요통 진료에 필요한 기초 지식

❶ 해부와 생리

(1) 추간판 내압과 배근군의 근육 내압은 환자의 설명이나 지도에 유용한 정보이다

일상생활 상의 자세나 동작이 요통과 깊게 관련되어 있다는 것은 잘 알려져 있다. 일상생활 상의 자세나 동작이 어느 정도 추간판이나 허리의 근육에 부담이 되고 있는지의 지표로서 우리가 보고한 추간판 내압과 근육 내압을 소개한다.

우선 추간판 내압은 자세의 차이에 따라 크게 다르다. 엎드려서 자는 경우가 가장 낮고, 서 있을 때보다 앉아 있을 때가 높다(그림 I-4).

한편 요배근(腰背筋)군의 근육 내압을 보면 같은 패턴을 보인다. 단, 서 있을 때와 앉아 있을 때는 추간판의 내압과는 다르다. 근육 내압은 서서 앞으로 구부리면 가장 압력이 높고 엎드려서 잘 때 가장 낮은 수치를 나타낸다. 똑바로 서 있을 경우에는 근육 내압은 의자에 앉아 있는 경우보다 높은 수치를 나타내고 있다(그림 I-5). 앉아 있을 때의 근육의 압력을 보면 의자에 앉아 깊게 앞으로 구부리면 근육의 압력이 높아지는 것을 알 수 있다. 또한 무릎 꿇고 앉은 것과 비교하여 책상다리를 하면 근육의 압력이 높아진다(그림 I-6).

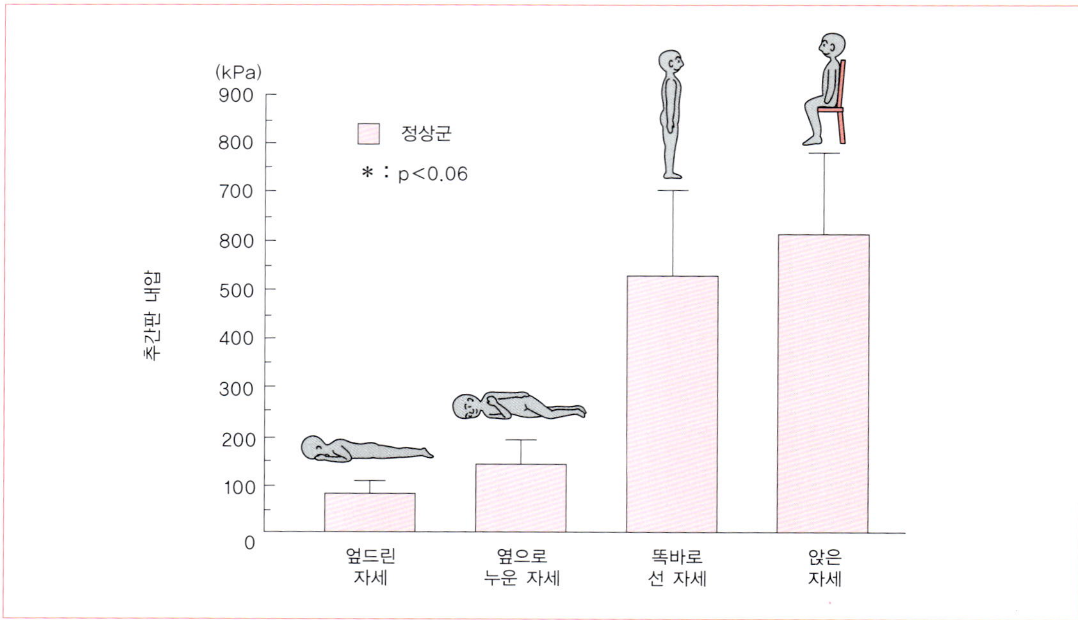

그림 I-4 자세에 따른 추간판 내압의 변동

〔佐藤勝彦 외 : 자세에 따른 추간판 내압의 변화 ; 추간판탈출증을 수반하는 추간판과 정상 추간판과의 비교. 臨整外 34 : 543-548(그림 2), 1999에서 개정〕

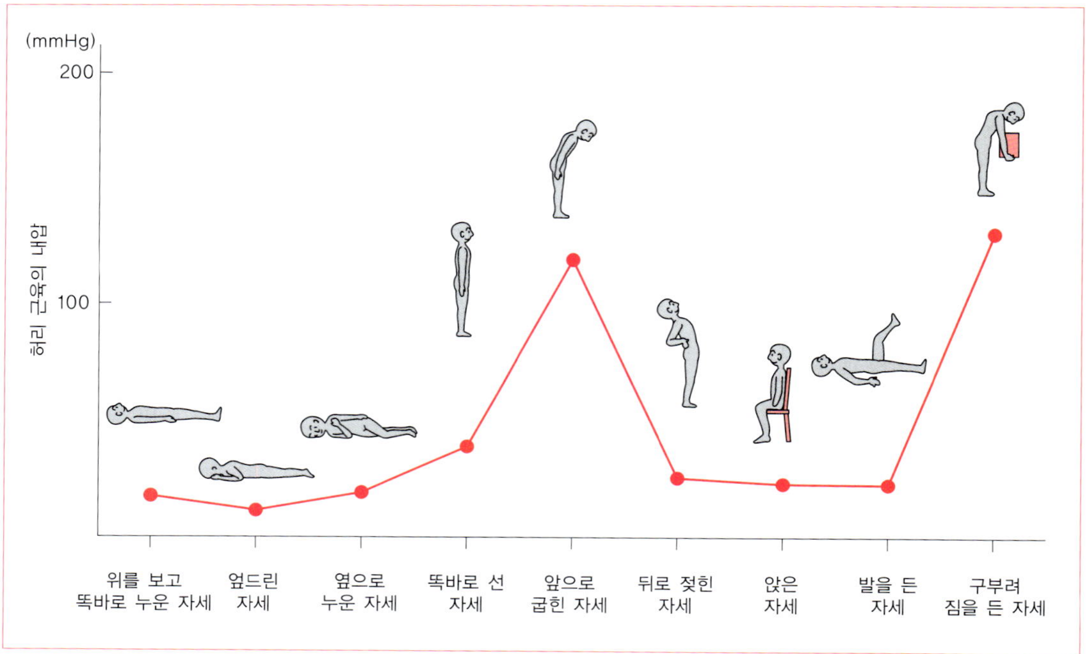

그림 I-5 자세의 차이에 따른 허리에 대한 부담

〔菊地臣一 : 요통. p.50(그림 IV-35), 醫學書院, 東京, 2003에서 개정〕

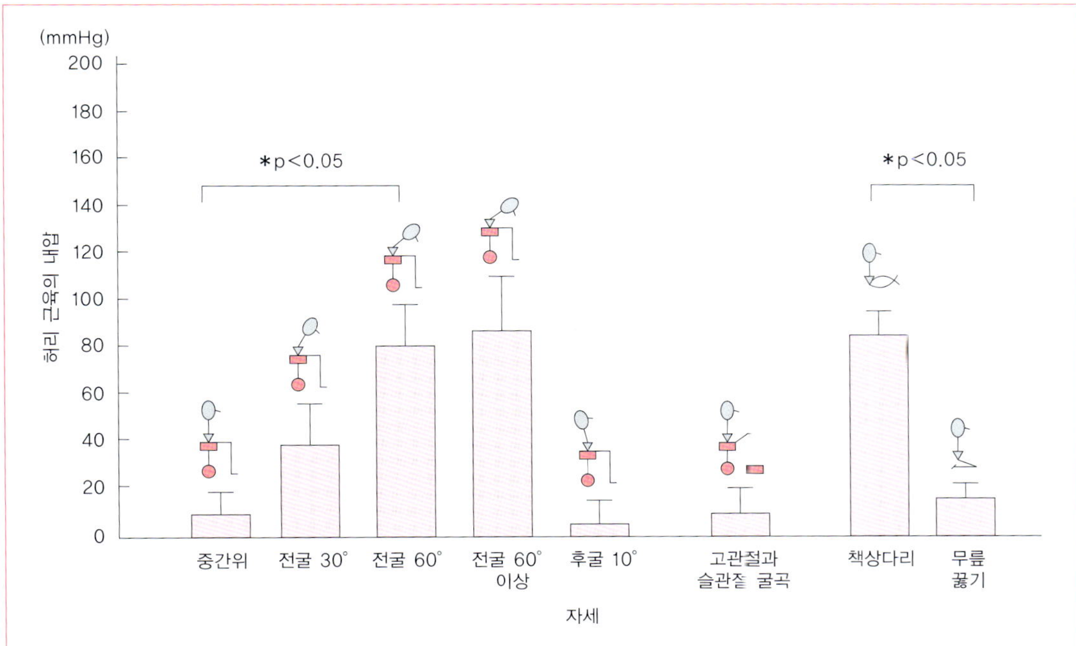

그림 I-6 요배근(腰背筋)군 근육 내압－앉은 자세

〔菊地臣一 : 요통. p.50(그림 IV-36), 醫學書院, 東京, 2003에서 개정〕

이와 같이 자세에 의한 추간판 내압이나 근육 내압의 차이를 알아두면 요통의 예방 및 치료를 지도할 때나 설명할 경우에 도움이 된다.

(2) 신경근의 주행은 목과 허리에서는 다르다

요추의 신경근은 경추의 신경근의 주행과는 달라 경막관에서 분지하여 아래를 향해 하나 아래 추간판 위쪽에 존재하는 추간공을 통과하여 척추관을 지난다. 즉 요추와 경추에서는 신경근과 추간공과의 해부학적 위치 관계가 다르다(그림 I-7). 이 해부학적 특징이 요추신경근 장애의 병상을 복잡하게 하고 있다. 제5요추신경근을 예를 들면 제5요추신경근은 L4/5 요추간판 위쪽에서 경막관으로부터 분지하여 L5/S1 요천추간판 위쪽의 추간공을 통과하여 척추관을 지난다. 즉 제5요추신경근의 주행에는 L4/5와 L5/S1 추간의 두 개의 추간판이 관여하고 있다. 제5요추신경근이 장애 · 압박을 받고 있는 경우 압박을 받고 있는 부위는 L4/5 요추간판 부위의 경우도 있고, L5/S1 추간판 부위일 경우도 있을 수 있다. 병태 파악에서는 이 해부학적 특징에 유의할 필요가 있다.

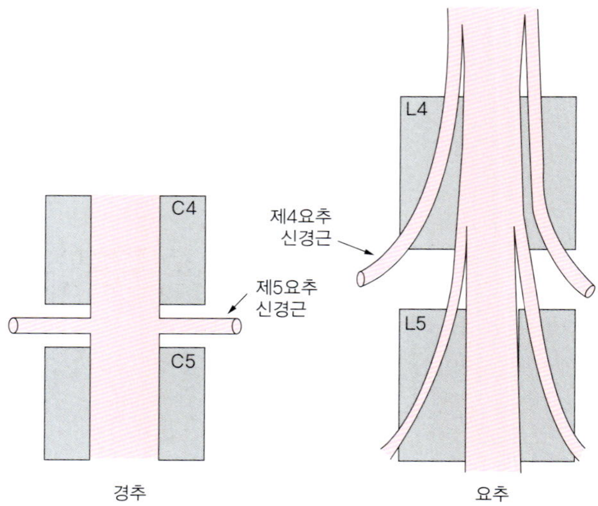

그림 1-7 신경근과 추간공과의 관계-경추와 요추의 차이

〔Kikuchi S, et al : Localisation of the level of symptomatic cervical disc degeneration. J Bone Joint Surg 63-B : 272-277(그림 8), 1981에서 전재〕

❷ 요통은 증상이지 질환은 아니다

(1) 요통 진단명의 애매함에 주의가 필요하다

「요통증」이라는 진단명을 자주 보고 듣는다. 그러나 이것은 엄밀하게는 질환명이 아니다. 아마 전술한 「비특이적 요통」과 같은 증상을 가리키고 있는 명칭이다. 요통증이든 비특이적 요통이든, 그렇게 진단하려면 제외 진단(rule out diagnosis)의 순서를 밟을 필요가 있다. 즉 하지에 신경 증상이 보이지 않는 경우, 그리고 중대한 질환이나 외상이 없는 경우의 확인이 필요하다. 일상 진료 현장에서는 일차 진료 수준에서 요통의 80~90%는 진단이 되지 않는다고 일컬어지고 있다. 보통은 분명한 신경의 압박이나 뼈의 손상이 없는 한 통증의 원인을 특정의 해부학적 소견으로 되돌리는 것은 곤란하다. 그러나 일상 진료에서는 임상적인 진단을 내려 그 진단에 근거하여 치료를 하고 있다. 문제는 추간판 탈출증이나 척추관 협착증과 같이 일정한 정의나 개념이 확립되어 있는 질환이나 병태는 별개로 하여 요통 진단의 상당수는 심근경색이나 당뇨병과 같이 병리학적인 객관적 개념에 근거하고 있는 것이 아니라 임상의의 생각을 나타내고 있는 경우가 많다는 것에 있다. 이러한 편의상의 진단이 결과적으로 의료보험의 적응 결정, 또는 노동재해 보상 청구의 근거가 된다. 즉 편의상 붙여진 진단명이 요통을 의료의 대상으로 하고 있을 가능성이 동반된다.

요통의 치료에서 명목적인 진단을 환자에게 전달하고 증상의 원인을 설명하여 환자의 불안을 진정시키는 것이 일반적이다. 그러나 이 진단명에 대한 과학적인 근거는 불충분하다고 할 수 있다. 최근에는 부정확한 분류, 예를 들면 「손상」이라는 말 등이 요통에 의한 활동 장애를 조장하고 있을 가능성도 지적되고 있다. 실제로 미국에서의 요통 진료 가이드라인도 추간관절증, 변형성 척추증, 요추 추간판증, 좌상 등의 질환명과 증상과의 관련성에 관해서 과학적인 근거는 제시되어 있지 않다고 지적하고 있다. 척추증을 대표로 하는 질환은 퇴행성 변화가 증상 발현의 원인이 되고 있다. 그러나 이 퇴행성 변화는 노화에 의한 변화이기도 하여 이 노화 변화로서의 퇴행성 변화와 통증과의 관계를 진료 현장에서 올바르게 평가하는 것은 쉽지 않다. 추간판이나 척추의 손상이라든지 추간판의 돌출이라는 말이 환자에게 「병적인 변화」나 「외상」 등이라는 인상을 주어 불필요한 불안을 돋우고 있을 가능성이 있다는 것은 부정할 수 없다. 그리고 환자는 그러한 진단명이 요통의 원인이라고 그대로 받아들일 수도 있다. 사실 MRI의 소견을 상세히 알게 된 환자의 치유 호전 양상이 좋지 않다는 것도 보고되고 있다. 따라서 이와 같은 환자의 불안 증대를 피하기 위해서 영국의 진료 가이드라인이 권하듯이 요통 환자에게는 긍정적인 조언을 하며 비관적인 설명을 피하도록 하려는 제안은 하나의 해결책일지도 모른다.

(2) 「허리」나 「요통」의 정의는 사람이나 나라에 따라 다양하다

허리의 범위나 요통의 내용은 개인에 따라 다르다. 요통 진료에 큰 혼란이 있는 이유의 하나는 요통의 정의가 사람에 따라 다양하다는 것이다. 또 하나의 이유는 허리의 범위에 관한 혼란이다. 허리가 어느 범위를 가리키고 있는지는 나라에 따라, 그리고 개개인에 따라 차이가 나는 점이 혼란에 박차를 가하고 있다(그림 I-8). 본서에서는 「요통」을 「해부학적인 요천추부에 한정적으로 존재하는 통증으로, 신경근에 유래하는 하지통이나 마미(cauda equina) 유래의 하지 증상을 포함한다」라고 정의하고 있다. 다음으로 요천추부의 범위는 어디인가 하는 문제에 관해서는 해부학적으로는 척추관에 포함되어 있는 신경조직에 척수를 포함하지 않는 L2/3 요추간판 위치 이하부터 천골부까지를 요천추부라고 정의하고 있다.

❸ 요통의 자연 경과는 병태에 따라 다르다

요통을 치료하는 사람에게 요통의 자연 경과는 지식으로서 알고 있을 필요가 있다. 왜냐하면 치료 효과는 자연 경과의 대비(對比)로 밖에 그 유효성을 검증할 수 없기 때문이다. 그러나 현실적으로는 전혀 치료를 받지 않은 환자의 시간적 추이를 관찰하는 것은 불가능하다. 여기에서는 보존 요법 후나 치료를 하지 않고 방치한 예를 장기간 추적 조사한 보고에 기초를 두고 소개한다.

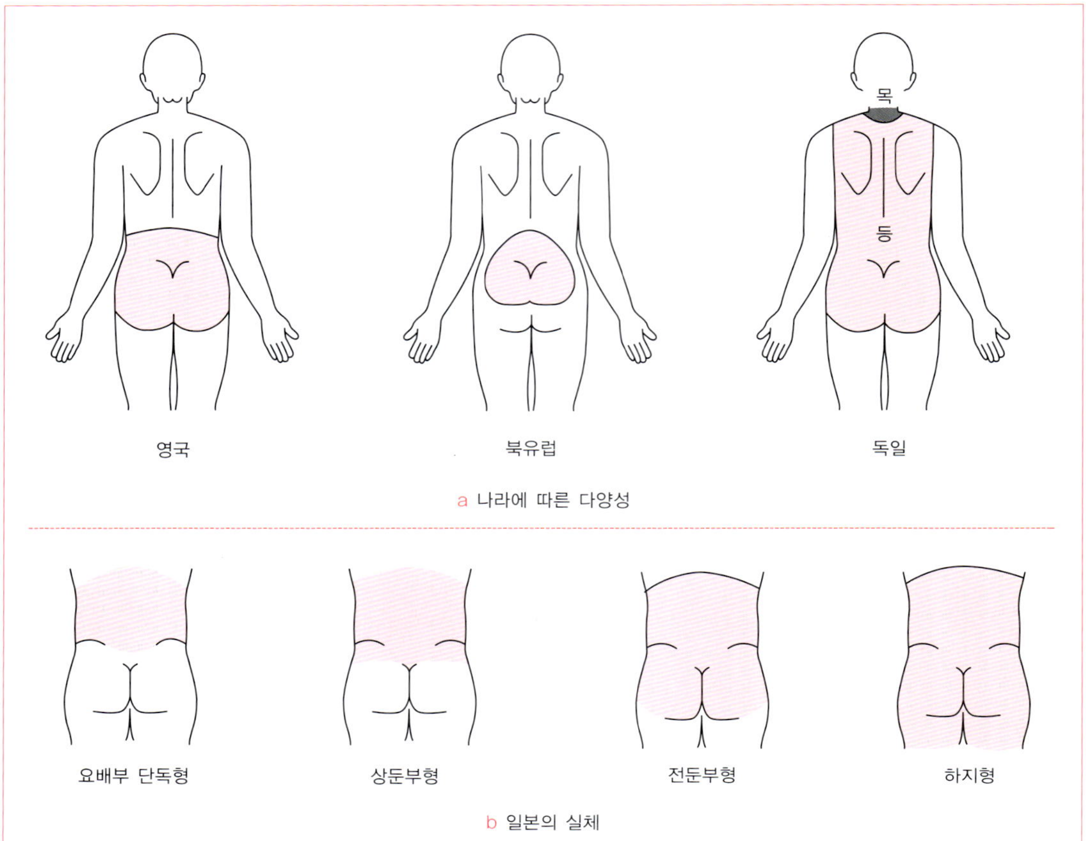

그림 I-8 요통이 한정적으로 존재

〔a : Croft P, et al : Back pain. Bailliére's Clin Rhemat 9 : 563-583, 1995, b : 松本 浩 외 : 요통이란 어느 부위의 통증을 말하는 것일까 ; 환자, 정형외과의에 대한 앙케트에 의한 조사. 日本腰痛會誌 7 : 49-54(그림 3), 2001에서 개정〕

(1) 급성 요통의 예후는 생각하는 것만큼 좋지 않다.

요통의 의사나 환자는 요통은 곧 좋아진다고 생각하고 있다. 한 번 한 번의 요통 발작은 대다수의 환자에서 금방 좋아진다. 그러나 한 환자의 일생이라는 관점에서 보면 요통은 생애에 걸쳐서 재발을 반복하거나 만성적인 경과를 취하는 경우가 적지 않다. 또한 치료에 따라 자연 경과가 장기간에 걸쳐 개선된다는 증거도 없다.

환자는 요통의 진단보다도 그 예후를 알고 싶다고 생각하여 의료기관을 찾고 있는 것이 보통이다. 즉 「나의 요통은 치료하지 않으면 점점 나빠지는 것인가」, 또는 「나의 요통은 안해도 괜찮은가, 수술이 필요한가」 등에 대한 대답을 듣고 싶은 것이다. 환자에게 요통의 예후에 관하여 올바른 정보가 주어지지 않으면 환자의 불안이 확대되어 결과적으로 환자의 일이나 일상 활동이 위축되게 된다. 예를 들면 환자가 의사로부터 「이 요통은 곧 회복한다」라고 들었다고 하자. 한편 재발하는 경우가 많고, 좀처럼 좋아지지 않는 환자가 있는 경우도 사실이다. 1주일 사이에 회복한다고 기대하고 있었는데 1개월이 지나도 치유되지 않고 더 증상이 지속하고 있는 환자도 적지 않다. 그러한 경우 환자는 초조해져서 다른 의료기관을 찾거나 또는 수술이나 다른 치료법을 더욱 찾게 될 수 있다. 그와 동시에 환자는 결과적으로 우울한 상태가 되어 일상 활동이나 일에의 복귀가 늦어 그것이 환자의 활동의 의욕도 빼앗아 악순환에 빠지게 된다.

급성 요통은 표 I-3에 나타낸 것처럼 대다수의 환자는 단기간에 경감하지만, 요통이 수개월에 걸쳐 계속되는 경우가 있다. 대부분의 환자에게서 재발이 보인다. 그러나 재발이 악화를 의미하고 있는 것은 아니다. 네 명 중 한 명에서 요통이 1년 후에도 지속된다. 이와 같은 사실을 정확하게 환자에게 전달하여 요통의 예후에 과도한 기대를 가지거나 또는 불필요할 정도로 비관적으로 생각할 필요도 없다는 것을 설명하는 것이 중요하다.

(2) 만성 요통은 반드시 완치되는 것은 아니다, 완벽하게 좋아지지 않아도 괜찮지 않은가?

급성 요통 환자의 25%에서는 12개월 후의 시점에서 계속 증상이 지속되고 있다는 것이 보고되고 있다. 급성 요통의 예후는 반드시 우리가 생각하고 있는 것만큼 양호하지는 않다. 그렇다면 만성 요통 환자의 예후는 어떨까? 여기에서 만성 요통의 「만성」의 정의가 문제가 된다. 만성

표 I-3 일차 진료 환자에게 보이는 급성 요통의 예후에 관한 정확한 성명
(Accurate Statements About the Prognosis for Acute Back Pain Among Primary Care Patients)

1. 대부분의 환자는 1~2주 이내에 대폭으로 경감한다. 단 경도의 불쾌 증상이 그보다 길게(1~3개월이 대부분) 계속되는 경우가 있다.
2. 대부분의 환자는 그 후의 경과 관찰 중에 요통의 재발을 보인다. 재발은 일반적인 것으로, 척추가 다시 손상을 초래하거나 상태가 악화하거나 한다는 것을 의미하지는 않는다.
3. 환자의 네 명 중 한 명 정도에서 1년 후에도 요통이 지속된다. 불쾌한 요통이 지속되는 경우에는 보통의 활동과 규칙적이고 올바른 운동의 재개가 중요하다.
4. 보통의 활동을 재개한 요통 환자는 이러한 활동을 제한한 환자보다도 자기의 건강 상태를 높게 평가하고 있어 약물의 사용량이나, 심리적 스트레스가 적다.

* 1995년 시애틀에서 실시된 요통에 관한 국제 포럼의 Michael Von Koff 박사의 발표에서(The Back letter 10(11) : 124, 1995)

〔菊地臣一(감수) : THE BACK LETTER. No. 6, p.12, 1996에서 전재〕

요통은 시간적인 구분으로 결정하고 있다. 즉 만성이란 3, 4 또는 6개월 이상 지속되는 요통으로 여겨지고 있다. 그리고 만성 요통은 만성 지속성 요통과 만성 재발성 요통으로 나뉘어져 있다. 만성 재발성 요통은 급성 요통을 반복하는 것이므로 그 치료는 급성 요통에 대한 것과 거의 같아진다. 이 경우 만성 지속성 요통에서 보이는 취업 장애나 기분 장애는 수반하지 않는다.

문제는 만성 지속성 요통이다. 만성 지속성 요통 환자의 경우 대부분의 치료는 효과가 없는 것이 현실이다. 게다가 수술을 했다고 해서 반드시 좋아지는 것도 아니다. 일부 환자에서는 어떠한 치료를 해도 개선하지 않는 것이 실정이다. 이러한 경우 쓸데없는 수술을 포함하여 다양한 침습적인 치료를 해도 효과가 없기 때문에 cure가 아니라 care의 시점에서 진료에 임하는 것이 필요하다. 비록 완전하게는 치유되지 않아도 2, 3주에서 한 달에 한 번 의료기관에 다니고, 그에 따라 그 사람의 라이프 사이클(life cycle)이 돌고 있다면 그렇게 생활을 유지한다는 생각도 할 수 있지 않을까?

허리의 재수술을 계획하는 경우에도 그 실시의 타당성을 신중하게 생각할 필요가 있다. 재수술이 성공할 확률은 반드시 높지 않다. 수술을 거듭할 때마다 치료 성적이 내려간다. 따라서 재수술이 효과적이라고 판단하는 충분한 근거가 있는 경우에만 수술을 실시해야 한다.

허리의 수술을 반복해도 좋아지지 않는 이유로서는 사회심리적인 문제를 합병하고 있는 경우, 보상 청구의 문제가 있는 경우, 유착성 지주막염을 합병하고 있는 경우, 이전 수술에서 압박인자가 모두 제거되지 않았던 경우 등이 생각되고 있다. 어쨌든 재수술을 생각하는 경우에는 재수술의 성공률은 반드시 높지 않다는 것을 환자에게 이야기한 후 환자가 선택하는 것이 재수술의 조건이 된다.

(3) 질환별 · 병태별로 본 예후

추간판 탈출증(disc herniation) : 결코 나쁘지 않다

요추 추간판 탈출증은 대부분의 환자에게서 그 예후는 양호하다. 우리의 연구에서는 요추 추간판 탈출증으로 입원하여 보존 요법을 받은 환자를 5년 후에 추적 조사 해 보면 증상이 남아 있고, 일상생활에서 곤란을 겪고 있는 증례는 8%에 지나지 않았다. 또한 추간판 탈출증이었던 정형외과의사 자신에게 물어 본 결과가 있다. 증상 발현 후 5년 이상 경과한 정형외과의사의 예후를 보면 증상이 있어 일상생활에 지장이 있는 증례는 약 11%였다.

또 하나의 데이터를 소개한다. 입원하여 보존 요법을 시행했지만 치료 효과가 없어 내가 수술을 권한 추간판 탈출증 환자 가운데 수술을 거부하여 나를 떠난 환자를 약 10년 후에 추적 조사를 해 보면 대부분의 환자에서 양호한 치료 성적을 관찰할 수 있었다.

이와 같은 결과로부터 추간판 탈출증의 치료에 있어서는 「통증이나 마비의 정도로부터 수술이 필요하다고 생각되는 환자이더라도 그 장기적인 예후는 양호하다」라는 사실을 의사는 치료 방침 결정 시에 염두에 둘 필요가 있고, 환자에게도 이와 같은 정노를 충분히 설명하는 것이 필요하다. 물론 적응증만 정확하면 수술은 장기적으로 걸쳐 양호한 성적을 나타내고 있다는 것이 많은 보고나 가이드라인에서 지적되고 있다. 게다가 환자의 희망이나 사정을 근거로 하여 치료 방침을 환자와 서로 이야기해서 결정하는 것이 바람직하다고 할 수 있다.

척추관 협착증 : 증상에 따라 다르다

척추관 협착증은 고령자에게 많고, 위험성(risk)이 높은 환자가 적지 않다. 너무 위험성이 높아 수술을 하는 것을 망설이게 되는 환자도 가끔 있다. 척추관 협착증의 자연 경과를 아는 것은 치료 계획을 세우는 데에도 중요하다. 척추관 협착증의 자연 경과는 신경 장애 형식에 따라 다르다. 즉 마미(cauda equina) 장애에는 경감하는 경향은 보이지 않으며 환자는 여러 생각을 하면서 일상생활을 보내고 있다. 이에 비해 신경근 장애는 시간이 경과함에 따라 경감하는 경향을 나타낸다. 또한 증상의 중증도에 따라 치료의 예후도 다르다. 안정 시 증상, 특히 족저부의 저림증은 설령 수술을 해도 좀처럼 경감되지 않는다. 이에 비해 보행으로 인해 나타나는 증상은 수술 직후부터 소실한다. 의사는 이러한 자연 경과와 수술을 포함한 치료를 해도 제거되는 증상과 제거되기 어려운 증상이 있다는 것을 치료 전에 환자에게 충분히 설명하여 동의를 얻어두는 것이 필요하다. 이러한 설명에 의해 환자와 의사 사이의 치료 후의 불필요한 트러블이나 불신감을 피할 수 있다.

척추분리증 · 척추분리성 전방전위증 : 연령에 따라 다르다

분리증만 있고, 전방전위가 없는 환자는 요통으로 생겼을때 그 요통은 시간의 경과와 함께 서서히 경감한다. 장기적으로는 요통이 소실되는 환자도 적지 않다. 최종적으로는 반 이상의 환자에게 요통이 잔존하지만, 그 정도는 가벼워 일상생활에 지장을 초래하는 경우는 거의 없다. 즉 분리증 환자의 기능적 예후는 양호하다고 할 수 있다.

다음으로 척추분리성 전방전위증 환자에서 초진 시에는 요통을 주로 호소하지만, 하지방사통을 수반하고 있는 경우도 있다. 그 후에는 처음에는 요통만을 호소하는 환자도 시간의 경과와 함께 새롭게 하지 또는 관절통을 합병하고 있는 경우도 있으며 일단 발병하면 장기적으로 본 기능적 예후는 좋지 않다고 할 수 있다.

퇴행성 척추전방전위증(degenerative spondylolisthesis) : 수술의 가능성도 생각한다

퇴행성 척추전방전위증은 40세가 넘은 여성에게 많은 질환이다. 게다가 마미성(cauda equina) 간헐적 파행을 나타내는 경우가 많은 척추관 협착증의 대표적 질환의 하나이다. 마미 장애 그 자체의 자연 경과는 시간과 함께 좋아지는 경우는 없다. 그런 만큼 이 질환 자체의 자연 경과는 치료 방침을 결정하는데 매우 중요한 정보가 된다.

수술을 하지 않고 10년 이상 경과한 환자를 추적한 결과에 따르면 전방전위는 시간의 경과와 함께 증가하고 있었다. 초진 시에 요통만을 호소하는 환자의 약 절반은 장기 경과 후에 요통이 완전히 소실되고 있었다. 그러나 초진 시에 하지에 어떠한 증상을 가지고 있던 환자는 그 후에도 그 증상이 지속하는 경향에 있었다. 물론 마미 증상을 가지고 있던 환자는 단기간에 수술을 시행하였다. 이렇게 보면 전방전위라는 X선 소견은 그다지 중요하지 않아 증상으로서 요통만을 호소하고 있는 환자는 그 후에도 그다지 문제가 되는 경우는 없다고 할 수 있다. 그러나 하지에 어떠한 증상이 있는 환자는 그 후에도 증상이 좋아지는 것은 그다지 기대할 수 없다고 할 수 있다.

불안정 요추 : 영상에 현혹돼서는 안 된다

단순 X선 사진에서 보이는 요추의 불안정성은 환자에 있어서도 알기 쉬운 소견인 만큼 치료하는 측에 있어서는 빠뜨릴 수 없는 소견이다(그림 I–9).

우리가 10년 이상의 경과를 관찰한 다수의 환자에서 불안정성 그 자체의 자연 경과를 보면 긴 세월 후에는 영상 상의 불안정성 그 자체는 약 20%의 환자에서 보이지 않게 되었다. 자각 증상에 관해서 말하면 조사 때에는 전혀 아무런 증상도 없는 환자가 약 20%나 있었다. 그리고 10년 이상 경과한 후에는 절반 이상의 환자는 일상생활에 지장이 주는 증상이 없었다. 해외의 보고에서도 X선학적 불안정성을 가지고 있는 환자가 과거 · 현재를 통해 전혀 요통을 호소하지

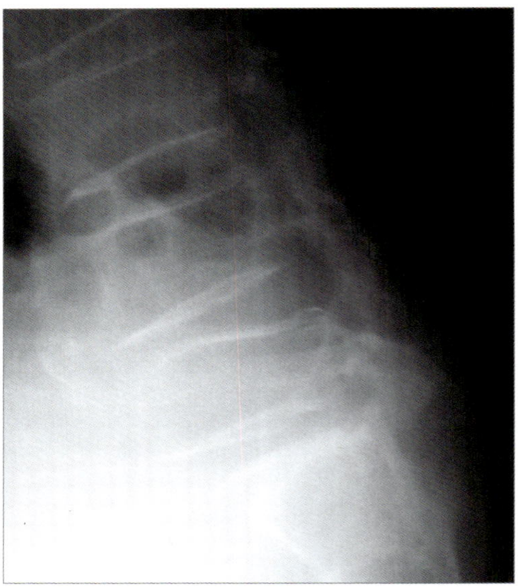

a 전굴위

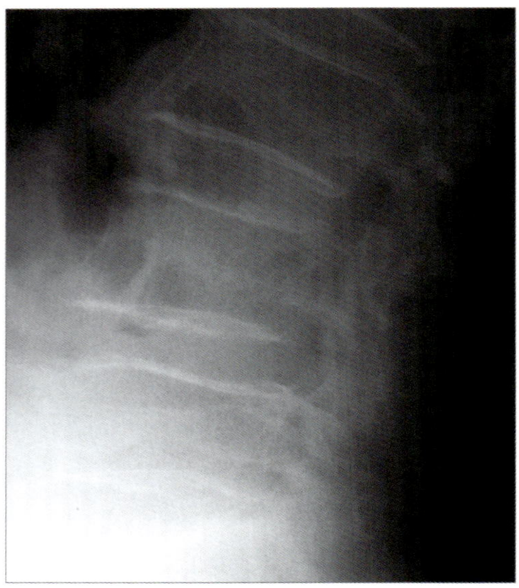

b 후굴위

그림 I–9 불안정 요추의 단순 X선 사진

않았던 사람들 중에 꽤 있다는 것이다. 이런 것을 생각하면 단순 X선 사진에서 불안정성을 보았다고 해서 곧 「이것이 요통의 원인이다」라고 단정하는 것에는 신중해야 한다.

요통이나 하지통이 존재하는 경우에 X선 사진을 촬영하여 불안정성의 소견을 보인다면 물론 의사는 이것을 통증의 원인이라고 생각한다. 그러나 같은 환자가 전혀 통증이 없을 때에 의료기관을 방문하여 이때 X선 사진에서 불안정성이 발견되면 이 소견을 우리는 어떻게 해석해야 하는 것일까? 이 물음에 대해서 현재로서는 우리는 명쾌한 해답을 갖고 있지 않다. 이렇게 보면 단순 X선 사진에서의 불안정성 그 자체는 지나치게 걱정하지 않아도 된다고 할 수 있다.

퇴행성 요추 측만증(degenerative scoliosis) : 「고령사회의 요통」에서의 향후의 큰 과제이다

퇴행성 요추 측만증(degenerative lumbar scoliosis)은 고령사회인 현재에는 요통 진료의 현장에서는 자주 보이는 X선 소견이다(그림 I-10). 게다가 여성에게 많은 질환인 퇴행성 척추전방전위증에 합병하고 있는 경우가 많기 때문에 더욱 자주 보인다. 퇴행성 요추 측만증이라는 척추 변형을 수반한 요통이나 신경근성 통증 환자를 어떻게 치료할지는 아직 통일된 견해를 얻

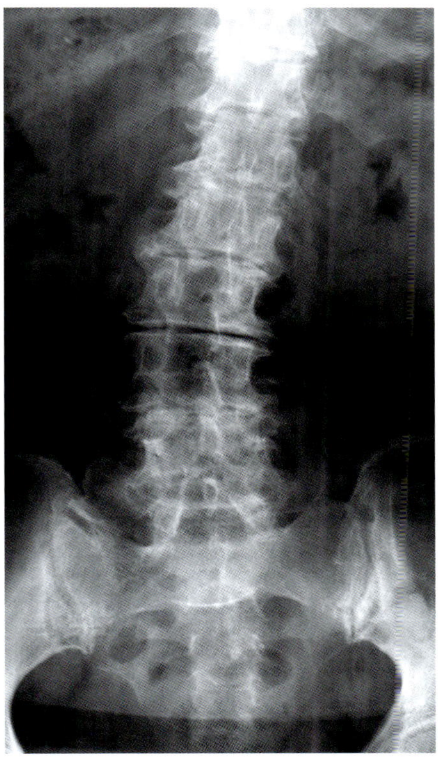

그림 I-10 퇴행성 측만(72세, 여성)

을 수 없어 앞으로 중요한 해결 문제의 하나이다.

10년 이상의 자연 경과를 관찰한 결과에서 퇴행성 요추측만증의 발생 빈도는 약 20%로, 성별에 의한 차이는 없다. 또한 퇴행성 요추측만증이 10년이라는 시간의 경과 중에서 발생하는 환자는 발생하지 않는 환자와 비교하여 의료기관을 찾았을 때에 고도의(일상생활에 지장을 초래하는) 요통을 가지고 있을 빈도가 높다. 게다가 그 후의 결과 중에도 요통을 가질 빈도가 높다. 단 퇴행성 요추측만증이 발생하여도 하지 증상은 빈도나 그 정도에서 퇴행성 요추 측만증이 발생하지 않았던 환자와 유의한 차이는 없다. 이러한 것을 생각하면 퇴행성 요추측만증과 밀접한 관계가 있는 임상 증상은 요통이라고 할 수 있다.

❹ 요통에 대한 단순 X선 사진의 진단 가치는 높지 않다

단순 X선 사진은 외래 진료에서 많이 이용되는 영상 검사의 하나이다. 그렇다면 요통 진단에 대한 단순 X선 사진의 위치는 어느 정도에 있는 것일까? 결론부터 말하면 단순 X선 사진은 비특이적 요통의 진단에는 그다지 의미가 없다고 할 수 있다. 현시점에서의 퇴행성 질환의 진단에 대한 단순 X선 진단의 가치는 한정적으로, 감염성 질환 등을 포함한 척추염, 골절, 또는 종양과 같은 중대한 병태를 아닌것을 보기 위해서 있다고 해도 좋다고 생각한다. 참고로 단순 X선 사진으로 촬영하는 것이 좋다고 생각되는 경우를 열거해 둔다(표 I-4).

서구의 진료 가이드라인을 보아도 단순 X선 사진 검사는 급성 요통의 환자에 대해서 1개월 정도까지는 기본 검사로서 촬영하는 것은 권하고 있지 않다. 이러한 점을 생각하면 요통 환자를 진찰하는 경우에는 환자의 호소에 귀를 기울여 환자의 안도감이나 만족도를 높이는 것이 중요하고, 그러한 진료 태도가 결과적으로 단순 X선 사진 촬영의 빈도를 줄이는 것과 연결된다고 생각된다.

또 하나, 단순 X선 사진 촬영에 관해서 잊지 말아야 할 문제는 방사선 노출이다. 최근 낮은 용량의 X선에서도 DNA 손상이 장기간 축적된다는 지적을 시작으로 많은 보고가 이 문제의 중요성을 지적하고 있다. 따라서 X선 검사에 있어서는 이해 손실을 생각하여 필요하다고 판단했을 경우에 실시할 필요가 있다.

❺ 요통의 치료에는 cure와 함께 care의 개념도 필요하다

요통의 진료 현장에서는 만성 요통의 환자가 증가하고 있다. 그리고 그 치료에 고심하는 경우도 적지 않다. 일상의 외래에서 보는 요통 환자의 대부분은 비특이적 요통(통증은 요부 척추에

표 I-4 단순 X선 사진 촬영의 적응

1. 외상 후에 고도의 요통이 발생
2. 안정 시에 있어서의 고도의 요통이나 하지통
3. 골다공증이나 전이성 척추종양 등을 의심하게 하는 기왕이나 증상을 가진 증례
4. 스테로이드 복용자, 알코올 다음자(多飮者) 및 암의 기왕이 있는 예에서 외상이 없이 갑자기 요통이나 하지통이 발생한 경우
5. 촬영을 희망하는 증례(과도하게 신경질적인 환자 등은 단순 X선 촬영을 실시하지 않으면 충분한 진료를 받지 못했다고 오해할 가능성이 있다)
6. 교통사고나 노동재해로 보상이 관계하고 있는 증례
7. 강직성 척추염을 의심하게 하는 기왕력이나 이학적 소견을 가진 증례(천장관절도 촬영한다)
8. 척추 소견에서 분명하게 척추 변형이 의심되는 증례
9. 고도의 척추 소견(현저한 경직성과 운동범위 제한)이나 신경 장애가 보이는 증례(전이성 척추종양을 제외 진단하는 경우가 요구된다)
10. 원인 불명의 급격한 체중 감소
11. 높은 발열(38℃ 이상)

〔菊地臣一 : 요통. p.172(표 VIII-3), 醫學書院, 東京, 2003에서 전재〕

기인하지만, 하지에 신경근이나 마미 유래의 신경 증상을 수반하지 않고, 또는 중대한 척추 질환이나 외상을 가지지 않음)이다. 비특이적 요통의 환자 중에는 만성 요통으로 지속적으로 통증을 호소하고 있거나, 또는 만성 재발성이 강한 요통으로 인해 장기간 의료기관에 통원하고 있는 사람이 많이 있다. 이와 같은 환자를 진찰하는 경우, 일반적으로 「속전속결」이 좋은 의료라고 의학 교육을 받아 온 의사는 환자가 언제까지나 외래에 다니고 있는 것 자체가 자신의 의료의 패배라고 생각하기 쉽다. 통상 정형외과에서는 「cure」의 시점에서만 환자를 진찰해오는 경우가 간혹 있었을 것이다. 외래에 장기간 통원하고 있는 환자를 진찰하는 경우에는 「cure」가 아니라 「care」라는 시점에서도 환자를 진찰하면 또 다른 대응도 있지 않을까 라는 생각이다.

예를 들면 만성 요통 환자는 1주일, 또는 1개월에 한 번 정도의 비율로 외래를 찾는 것이 보통이다. 이러한 경우 「또 왔다!」라고 생각하지 말고, 「환자의 이야기를 들어 주는 것 자체가 치료이다」라고 생각하고 대응한다는 방식도 있다. 이와 같이 진료를 한 결과 환자의 라이프 사이클이 순조롭게 돌 수 있다면 그것으로 좋지 않을까 하는 생각이다. 요통 진료의 종사자는 적극적인 공격의 치료를 실시하는 진료가 아니라 정기적인 통원으로 그것이 장기에 걸치더라도 환자가 일상생활을 그 나름대로 영위하고 환자 자신이 그것을 납득하고 있으면 그것은 그것으로서 하나의 의료적 선택이라는 생각을 받아들여 진료를 실시하는 것도 또 하나의 관점으로서 갖고 있어도 좋다고 생각한다.

Chapter II

요통 진찰의 포인트

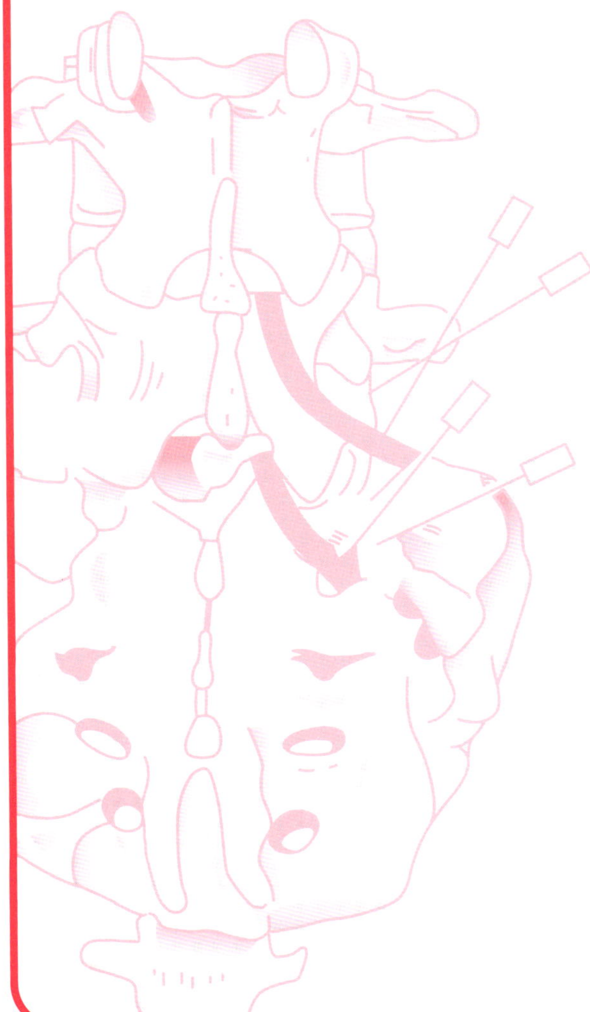

II 요통 진찰의 포인트

요통 진찰에서 우선 증상의 경과를 문진으로 확인한 후 간단한 검사를 시행한다. 이로써 우선 요추 이외의 다른 장기 원인의 요통을 배제할 수 있다. 그리고 신경 증상(신경근이나 마미 유래의 증상)이 아니라는 것을 확인한다. 만약 요추 원인이라도 중대한 질환이나 외상이 의심되거나 신경 증상을 합병하고 있는 경우에는 신경학적 소견을 자세하게 평가할 필요가 있다. 가끔 척수 원인의 증상이 있는 환자도 있다는 것에 유의해야 할 필요가 있다.

아래에 진찰 상에서 주의해야 할 항목을 들어 보자.

1 요통의 원인은 허리에만 있는 것이 아니다. 원인을 정확히 알아야 정확한 치료가 가능해진다

요통 진단의 핵심은 감별 진단에 있다. 요통은 질환이라기 보다 증상이다. 앞에서 소개한 것처럼 요통을 초래하는 병태는 다양하여 요부 척추의 퇴행성 질환은 그 일부에 지나지 않는다(표 I-1, 4쪽). 물론 요통을 초래하는 원인으로서 요부 척추의 퇴행성 질환은 그 대부분을 차지하고 있는 것은 틀림없다. 진찰하여 병태를 파악할 수 있으면 대략적인 예후를 예측하는 것은 가능하다. 즉 병태에 의해 예후는 정해져 있다고도 할 수 있다. 예를 들면 요부 척추의 퇴행성 질환 가운데 그 대부분을 차지하는 비특이적 요통(통증은 요부에 기인하지만, 하지에 신경근이나 마미 유래의 신경 증상을 포함하지 않고, 중대한 기초 질환이나 외상을 가지고 있지 않음)에서는 일단은 좋아져도 반복하여 통증을 일으킬지도 모르지만, 점점 나빠진다는 것은 아니라는 것을 환자에게 설명할 수 있다. 이 설명에 의해 환자에게 안도감을 주고 진료에 임하면 그 후의 대화나 처치가 원활해진다. 한편 중대한 질환이나 외상, 또는 마미나 신경근 장애의 합병을 보였을 경우에는 빠른 템포로 환자와의 의사소통을 도모하여 수술이나 예후를 설명하여 납득하게 하고 신속하게 치료를 실시할 필요가 있다.

요통을 초래하는 다양한 질환이나 병태 중에서 주의해야 할 것이 세 가지 있다. 하나는 심각한 사태를 초래하는 타과 질환이다. 그 대표적인 예가 박리성 복부 대동맥류이다(그림 II–1). '몇 시 몇 분에 증상 발현' 이라고 환자가 정확한 증상 발현 시간의 신고를 할 수 있는 격통을

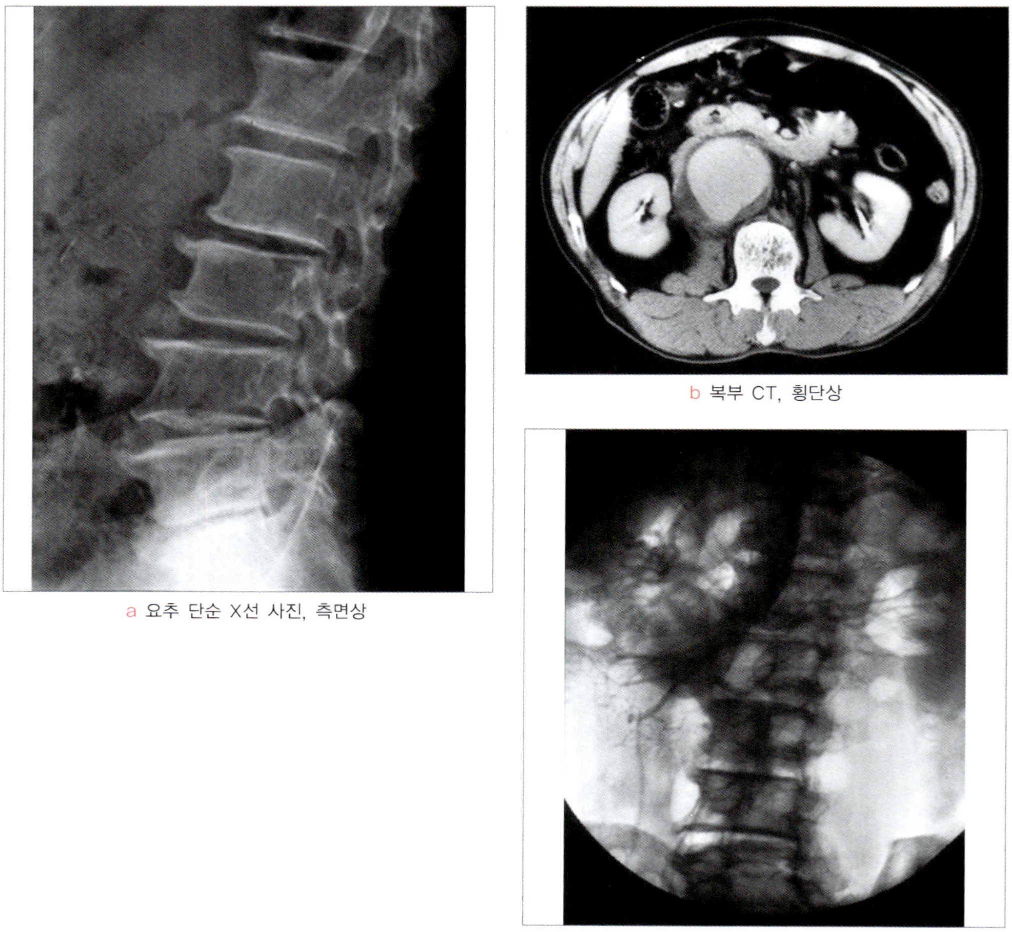

a 요추 단순 X선 사진, 측면상

b 복부 CT, 횡단상

c 복부 대동맥 조영, 전후상

그림 II–1 요통을 호소한 박리성 복부 대동맥류(65세, 남성)

격렬한 요통을 호소하여 구급차에 실려 내원하였다. 당초 '급성 요통증' 으로 진단하여 정형외과의 의뢰를 받았다. 통증의 내용으로 상기 병명을 의심하여 진단을 확정하여 목숨을 살렸다.

〔菊地臣一 : 요통. p.166(그림 VII–15), 醫學書院, 東京, 2003에서 전재〕

보이면 우선 이 질환을 의심해야 한다. 두 번째는 다방면의 협진적 의료를 필요로 하는 환자이다. 사회심리적 인자의 영향이 큰 만성 요통 환자가 여기에 해당한다. 호소하는 것이 막연하거나 이중성이 있을 경우, 또는 호소하는 내용이 일관되지 않은 경우에는 사회심리적 인자의 관여가 큰 요통을 의심할 필요가 있다. 이 경우에는 상당히 치유되기 어려울 가능성이 크므로 「care」의 개념에서 경과를 볼 필요가 있다. 마지막으로 시간적 추이에 따른 새로운 병태의 발생이다. 퇴행성 질환의 치료 중에 새롭게 척추의 전이성 종양, 화농성 척추염, 또는 요추의 추체골절이 발생하는 경우가 드물지 않다. 그렇기 때문에 장기에 걸쳐 같은 의사에게 진찰을 받고 있는 환자의 경우에는 증상의 변화의 유무에 관계없이 정기적인 체크가 필요하다. 환자와 의사 사이에 신뢰 관계가 깊은 경우야말로 빠지기 쉬운 진단의 함정이 있을 수 있다.

2 환자가 진찰을 받는 목적을 파악하자

진찰에서는 우선 환자가 왜 진찰을 받는지를 분명하게 할 필요가 있다. 즉 진찰 목적의 명확화이다. 이것을 의사가 정확하게 파악하지 않고 있으면 환자는 진료에 불안을 느끼거나 정확한 진단에 이르는 순서에 지장이 생길 수 있다. 나아가서는 환자의 의사, 또는 의료기관에 대한 만족도가 저하하게 된다.

요통을 호소하는 환자가 진찰을 받는 목적은 세 가지로 크게 나눌 수 있다. 우선 「진단」이 목적인 환자이다. 이 경우 중대한 질환이 아니라면 치료는 희망하지 않는다는 환자가 존재한다. 두 번째는 「치료」를 목적으로 하여 진찰을 받는 환자이다. 이 경우 진단은 뭐든지 좋으니까 어쨌든 통증을 없애 달라는 것이 환자의 진찰 목적이다. 이와 같은 환자의 경우에는 일시적이더라도 우선 통증을 제거하는 것이 중요하다. 이와 같은 환자는 진통이 환자의 의료에 대한 신뢰를 확립하기 위한 첫 걸음이 된다. 마지막은 「고독의 치유」를 목적으로 하여 진찰을 받는 환자이다. 여기에 속하는 환자는 진찰을 받는 동료나 의료 제공자와 이야기를 주고받음에 의한 평온함을 추구하여 진찰을 받고 있다. 이와 같이 진찰을 받는 목적 하나에도 환자에 따라 크게 차이가 있을 수 있다. 따라서 진찰을 받는 목적을 정확하게 파악하여 거기에 대응함에 따라 환자가 진찰을 받는 목적은 달성된다. 이것에 의해 환자의 만족도가 향상하는 것을 기대할 수 있다.

진찰을 받는 목적을 분명히 하는 것이 중요한 이유가 또 하나 있다. 그것은 다른 의료기관에서 진료를 받고 있음에도 불구하고 자신이 있는 곳을 찾는 환자의 경우이다. 이와 같은 환자 중에는 다른 의사의 의견(second opinion)을 듣고 싶어 찾는 경우도 있을 것이다. 그러나 그 대부분은 다른 의료기관이나 의사의 진료 내용 등에 불만을 갖고 있기 때문에 다른 의사를 찾는

다는 것이 일반적이다. 그러한 경우에는 자신이 진료할지, 먼저 진료한 의사에게 돌려보낼지, 또는 적당한 다른 의료기관이나 의사를 한 번 더 소개할지에 대한 판단을 해야한다. 의사가 어떻게 할지를 판단하기 전에 확실히 해 두어야 하는 것이 있다. 그것은 환자에게 있어 먼저 진료한 의료기관, 또는 의사의 무엇이 불만인가를 확인하는 것이다. 이번 진찰을 자신에게 받는 것은 자신이나 자신이 근무하고 있는 의료기관을 신뢰하여 온 것이다. 그런 만큼 그 대응에는 더욱 신중함이 요구된다. 만약 먼저 진료한 의사나 의료기관에 대한 환자의 불만의 원인이 「갈때마다다른 선생님의 진찰이다」라고 하는 경우에는 「큰 병원의 진료 시스템에서는 요일에 따라 의사가 바뀌는 것은 어쩔 수 없는 것이다」라고 설명하고 같은 선생님에게 진료를 받고 싶으면 같은 요일에 진찰받든지, 예약 제도가 있다면 예약하여 진찰받으라고 설명한다. 필요하다면 그 선생님에게 의뢰서를 작성하여 되돌려 보내는 것도 좋은 대응의 하나라고 생각한다. 만약 「충분한 설명이 없다」라는 것이 불만이라면 자기 자신이 그것을 설명할 수 있다고 생각하면 자신이 진료를 하기로 한다. 외래가 바쁘거나 자신의 의료기관의 시스템 상 그렇게 하는 것이 곤란한 경우에는 자세하게 설명함으로써 환자로부터 신뢰를 얻고 있는 의사를 소개하기도 한다. 이와 같은 경우 먼저 진료한 의사에게 반드시 불신감을 갖고 있는 것은 아닌 경우가 많기 때문에 자신이 호소하고 싶은 것이나 묻고 싶은 것을 메모를 해서 단시간에 묻는 요령을 지도해 주는 것도 하나의 대응책이라고 생각된다. 마지막으로 환자 자신이 희망하는 치료를 받으려고 의사를 찾고 있는 경우에는 상당한 주의가 필요하다. 이 경우에는 상황에 따라서는 적극적인 치료를 하지 않고 이야기를 들어 주기만 한다든지, 다른 의료기관을 소개하는 것이 필요할 수도 있다.

3 의사는 왜 진찰하는 것인가? 그 목적을 의식하자

의사가 진찰을 하는 목적은 두 가지로 볼 수 있다. 하나는 특정 질환이나 병태(신경 증상 합병, 중대한 질환이나 외상)를 정확하게 배제하는 것이다. 또 하나는 환자의 불안을 경감하는 것이다. 이 목적을 위해서 요통을 병태 별로 분류할 필요가 있다. 즉 비특이적 요통, 중대한 질환 · 외상의 존재, 그리고 신경 증상 합병(마미, 신경근)의 세 가지이다. 이 분류에 따름에 따라 EBM에 근거한 타당한 진료가 가능해진다.

4 요통 진단은 문진이 전부이다. 문진은 환자가 진찰을 받는 목적과 병태를 밝혀 준다. 그리고 환자와의 신뢰관계를 확립시켜 주는 기법이기도 하다

문진이라는 행위를 잘 실시할 수 있는지에 따라 그 후의 진료가 원활하게 진행될지, 올바른 진단에 도달할 수 있을지가 정해진다(그림 II-2). 여기에서 진단의 순서에 있어서의 문진의 위치에 관하여 확인해 둔다. 요통의 진단에서는 정확한 문진을 하는 것이 올바른 진단의 전제로, 이학적 소견이나 영상 소견은 진단된 질환이나 병태의 확인 수단이라는 것을 인식해 둘 필요가 있다. 이 반대가 절대로 아니다. 영상에서 형태학적 이상이 보였다고 해서 그것이 곧 요통의 원인이 되지는 않는다. 따라서 진찰의 순서는 문진을 상세하게 실시하여 문진의 결과로부터 생각되는 질환이나 병태를 진단하여 거기에 대응한 이상 소견이나 형태학적 변화의 유무를 이학 소견과 영상 소견에 요구하는 흐름이 옳을 것이다. 문진을 세심하게 실시하는 것은 환자와의 커뮤니케이션을 도모하여 환자와의 신뢰관계 확립을 위해서도 중요한 수단이다. 적어도 「제가 묻는 것에만 대답해 주세요」라는 의사의 대사는 금기이다. 젊은 의료인들이 바쁜 외래에서 정확한 대답이 돌아오지 않는 환자에게 이 대사를 말해 버려서 환자와의 신뢰관계를 잃는 경우를 종종 볼 수 있다.

요통에 대한 문진이나 다음에 설명하는 이학적 소견의 의의를 정리해 보자. 우선 첫 번째로 문진이나 이학적 소견의 평가는 병태 파악에 중요한 정보를 준다. 두 번째로 문진이나 이학적

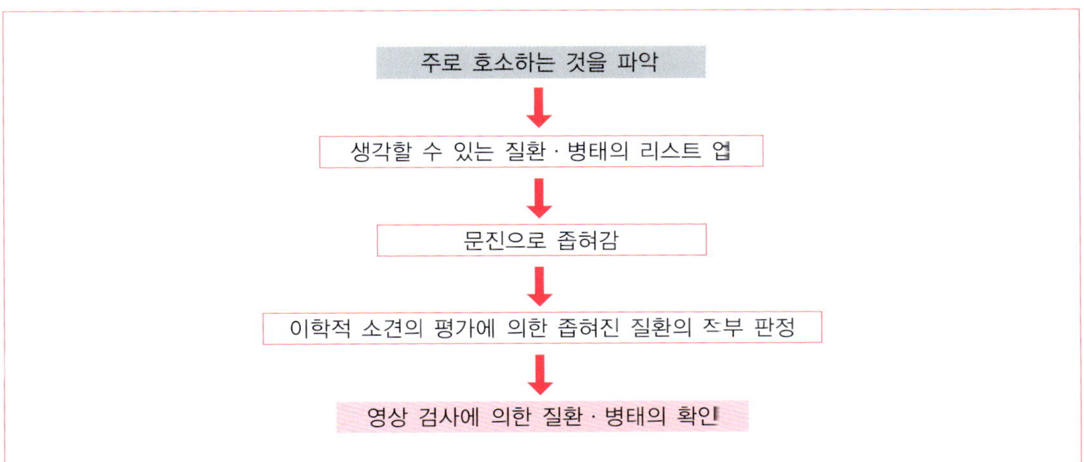

그림 II-2 진찰의 흐름

〔菊地臣一 : 요통. p.171(그림 VIII-1), 醫學書院, 東京, 2003에서 개정〕

소견의 평가는 그 행위 자체가 환자와의 신뢰 관계에 도움이 되고 있을 가능성이 높다. 그리고 세 번째는 다음 진찰 순서인 영상 진단이나 임상 검사를 의의가 있는 검사로 하기 위해서도 문진이나 이학 소견의 상세한 평가는 필수이다.

5 환자의 증상이나 병태는 시간의 경과와 함께 변한다.

시점만의 정보에 의한 판단에는 다양한 위험이 도사리고 있다. 앞에서 말한 것처럼 「시간적 추이」에 오진의 함정이 있다(그림 II-3, 4). 현시점에서의 증상이나 소견에 의한 진단에서 먼저 진료한 의사의 진단의 타당성을 가볍게 판단하거나 먼저 진료한 의사를 비판하는 것은 환자나 다른 의료 관계자와 불필요한 트러블을 초래하는 시초가 된다. 예를 들면 초진 시에는 영상에서는 퇴행성 변화 이외의 이상 소견이 보이지 않아 비특이적 요통이라고 진단했다고 하자. 그러나 그 후에 시간의 경과와 함께 임상 검사 소견이나 영상에 이상 소견을 나타내 처음으로 중대한 질환의 존재를 진단할 수 있는 경우도 적지 않다. 그러한 경우 다음에 두 번째 진찰한 의사가 「어째서 이와 같은 이상을 못 보고 지나쳤을까?」라고 생각하거나 무심코 그것을 환자의 앞에서 조심성 없이 말해버림 따라 결과적으로는 먼저 진료한 의사를 비판하게 된다. 그 시점에서의 자료를 토대로 비로소 진단이 가능했을 것이며, 먼저 진료한 의사가 얻었던 정보만으로는 본인도 같은 진단 밖에 할 수 없었을 것이다. 현시점의 정보만으로 판단하는 위험성이 지식이나 경험의 부족과 오진이나 의사(醫事) 분쟁에의 길로 연결될 수 있다.

「말굽소리를 듣고 전공의는 얼룩말을, 전문의는 말을 먼저 머리 속에 떠올린다」처럼 경험이 부족한 의사는 기침을 들으면 진료의 제일선에서는 빈도가 낮은 폐암을 가장 먼저에 의심하기 쉽고, 한편 경험이 풍부한 의사는 가장 환자들에서 흔한 감기를 먼저 처음으로 생각한다. 병태를 분석해 가는 데는 우선 common disease부터 생각하는 것이 진단의 정석이다. 후방의 의료기관에서는 의뢰를 처음 받는 초진 시부터 상당 시간이 경과된 경우가 많다. 시간의 경과와 함께 기침이 심해지거나 미열이 나타난다든지, 다양한 증상이 나타나게 된다. 이와 같은 상태에서 진찰을 하면 누구라도 폐암이나 폐렴을 의심할 것이다. 허리의 진찰에서도 같다. 요통만을 호소하여 내원한 환자에게 처음부터 마미 종양을 의심하여 영상에서 그것을 발견했다고 해서 그 의사를 명의라고는 하지 않는다. 이것은 땅볼 타구로 홀인원을 해 버린 골퍼와 같다. 결코 칭찬받을 이야기가 아니다.

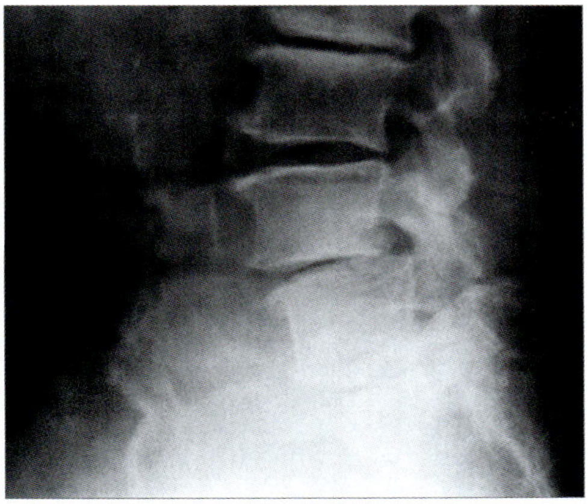

a 초진 시. 단순 X선 사진, 측면상

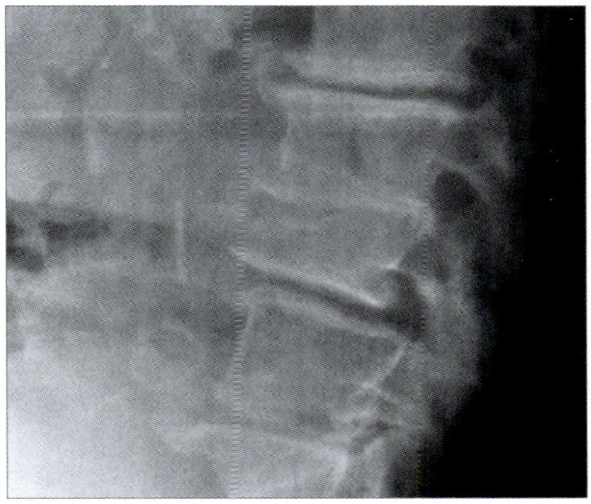

b 1년 6개월 후. 측면상

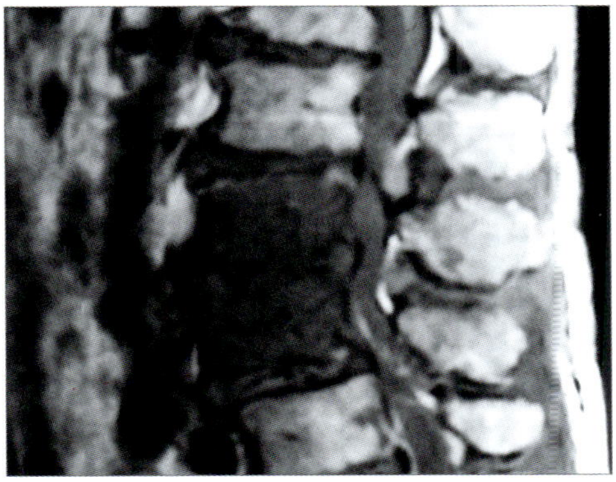

c 1년 6개월 후. MRI 시상면상

그림 II-3 시간의 경과에 따라 병태가 변화한 환자 : 제4요추 퇴행성 전방전위증에서 화농성 척추염의 합병

제4요추 퇴행성 전방전위증에 의한 요통으로 진단되어 치료를 받고 있었다. 환자나 그 가족과 의료진과의 신뢰관계는 양호하고, 노인성 치매의 합병도 있어 외래 경과 관찰에서의 평가가 소홀해졌다. 통증이 고도로 증가되어 영상 검사를 실시한 결과 화농성 척추염이 발생했다는 것이 밝혀졌다.

〔菊地臣一 : 요통. p.137(그림 VI-2), 醫學書院, 東京, 2003에서 전재〕

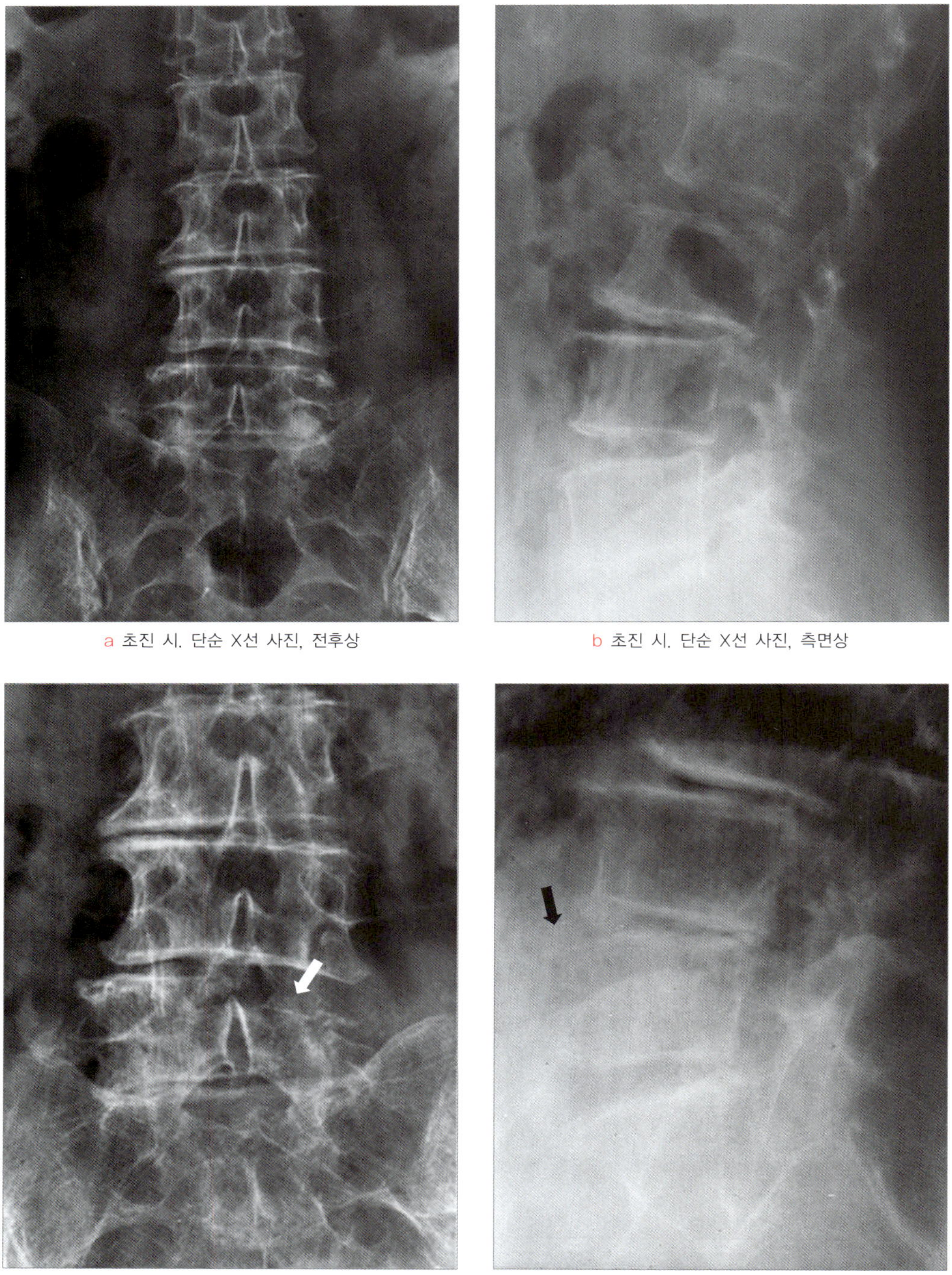

a 초진 시. 단순 X선 사진, 전후상

b 초진 시. 단순 X선 사진, 측면상

c 1년 후. 전후상

d 1년 후. 측면상

그림 II-4 시간의 경과에 따라 중대한 병태가 밝혀진 환자 ; 자궁암의 요추 전이

요통과 하지통을 호소하여 외래에서 신경근 블록 등으로 치료했다. 치료 효과는 일시적으로, 1년 경과 후의 단순 X선 사진에서 제5요추의 골파괴 형상이 나타났다. 1년 전 사진에서는 골파괴 형상은 보이지 않았다.
〔菊地臣一 : 요통. p.136(그림 VI-1), 醫學書院, 東京, 2003에서 전재〕

6 원활한 진료와 올바른 진단을 위한 전제조건은 환자와 의사와의 신뢰관계가 있어야 한다

진찰에서 환자를 평가하는 것도 중요하지만, 그보다 우선 의사가 환자가 호소하는 것을 받아들이는 것이 더욱 중요하다. 환자에게 공감을 나타내고 환자에게 「자신은 받아들여지고 있다」라는 인식을 갖게 하는 것이 신뢰관계 확립의 첫걸음이다. EBM의 도입과 함께 의사와 환자와의 신뢰관계가 진료 행위를 실시하는 데 매우 중요하다는 것이 인식되고 있다. 진료 행위는 환자가 진찰실에 들어 왔을 때부터 시작되는 것이다. 인사를 하지 않고 진료를 개시하거나 진료기록 카드나 영상을 보고 환자와 회화를 하거나 하는 것은 환자와의 신뢰관계 구축의 기회를 스스로 저버려서 그 후의 진료를 수행하는데 마이너스가 된다.

환자가 진찰실에 들어오면 그 환자가 몇 분, 또는 몇 시간 기다린 것에 관계없이 의사의 「기다리게 해서 죄송하다」의 한마디가 진찰실의 공기를 누그러지게 한다. 또한 요통을 호소하고 있는 경우에는 많든 적든 심리적 부담이 있는 것이 당연하다. 그렇기 때문에 심리적 부담을 과대하게 평가하는 것은 피해야 한다. 동시에 그것을 과소평가하는 것도 또한 오진의 계기가 된다. 또한 환자가 의사의 지시에 잘 따라 주도록 하려면 일방적으로 지시를 하는 것만으로는 불충분하다. 의사는 환자와의 커뮤니케이션에 신경쓰고 친절하고 정중하게 반복하여 지시를 해야 환자가 의사를 신뢰하며 지시에 따르게 된다.

여기서 신뢰관계 확립을 위한 의사의 기술인 노하우(know-how)를 소개한다. 한마디로 말하면 「듣는 기술」을 익히는 것이다. 선조들은 이를 위해 다양한 궁리를 거듭해 왔다. 아래에 그에 대한 몇 가지 사항을 소개한다.

❶ 환자에 대한 공감의 제시

의사가 환자와의 원활한 신뢰관계를 확립하기 위한 노하우가 몇 가지 있다. 최대의 포인트는 의사는 환자에게 「나는 당신에게 관심을 갖고 있다. 나는 당신을 공감을 가지고 받아들이고 있다」라는 것을 명확한 태도나 말을 통해서 전달하는 것이다. 교통사고나 노등재해로 보상 문제가 배경에 있는 환자나 만성 요통 환자가 의료기관의 직원에게 「아직도 치유되지 않았는가?」, 「또 왔다」 또는 「투덜거리며 불평이 많은 환자다」라고 보이고 있다고 느끼는 것은 환자의 고통을 더해 주위에서 이해를 받지 못하는 것에 대한 분노가 증상을 오히려 악화, 또는 장기화하게 된다.

요통 환자에게 진찰을 시작하기 전에 「아파서 괴롭지요」라든지, 「여기까지 온 것이 힘들었지

요」라고 공감을 나타내는 한마디로 환자의 마음을 잡을 수 있다. 이것이 의료인이 나타낼 수 있는 공감의 제시이다.

또한 환자가 침대 위에 눕거나 일어나거나 하는 경우에는 환자가 스스로 가능한가 불가능한가에 관계없이 어깨에 손을 얹어 지탱해 준다. 또는 슬리퍼나 신발을 벗었을 경우에는 그것을 자연스럽게 침대 옆에 가지런히 해 둔다. 이러한 의료진의 자연스러운 동작이나 자세가 환자의 마음을 잡는다. 때로는 환자의 업무 환경 등을 묻고 그에 대해 맞장구를 치거나 질문을 하거나 하는 것도 신뢰 관계를 양성하는 데에 도움이 된다. 이것이 의료진의 특수한 기술이다.

❷ 환자의 관심사에 대한 질문

진료의 장에서는 의사는 환자와 1대 1의 관계, 즉 같은 관심을 가지고 있다는 것을 명확하게 나타내는 것이다. 진찰하는 의사에 있어 환자는 여러 환자중에 한 명이다. 한편 환자에게 있어서는 의사는 오직 혼자만을 위한 의사의 존재이다. 이 관계를 가능한 한 접근시킬 필요가 있다. 엄밀하게 같이 하는 것은 불가능하므로 적어도 환자에게 의사가 오직 혼자만을 위한 의사로서 대응해 주고 있다는 생각을 안겨 줄 필요가 있다.

예를 들면 고령의 환자가 「손자를 만나러 간다」라는 이야기를 진찰하고 있는 의사에게 말했다고 하자. 그 경우 의사는 그것을 진료 기록 카드에 비망록으로서 기록해 둔다. 훗날 환자가 다시 진찰을 받으러 왔을 때 「손자는 많이 컸습니까?」라든가 「손자는 잘 지내지요?」라는 말을 건다. 그것을 들은 환자는 「선생님은 나를 기억하고 있구나」라고 생각한다. 이와 같은 의료와 관계가 없는 것에 관한 대화가 환자와 의사와의 신뢰관계의 끈을 굵게 한다.

❸ 환자의 안도감 획득

일상 진료 상에서 환자와 의료진이 단시간 동안에 신뢰관계를 확립하는 것은 반드시 쉽지는 않다. 때로는 끝까지 환자와 의료진의 사이에 신뢰관계가 확립되지 않아 결국 환자가 다른 의료기관이나 민간요법시설로 옮기는 경우도 드물지 않다. 초진 시 또는 진찰 후 얼마 되지 않은 시기에는 환자는 의료기관이나 의료진을 신용해도 좋은 것인지 알지 못하고 불안감을 갖고 있다. 이러한 상태에서 둘 사이에 감정적인 엇갈림이 있으면 비록 그것이 사소한 일이더라도 큰 트러블로 발전하여 인간(의료진)이나 조직(의료기관 · 시설)에 대한 불신감이 생겨 결과적으로 의료에 대한 불신감으로 이르게 되는 경우도 있다. 따라서 의료진은 신속하게 환자에게 「이 선생님을 만나게 돼서 다행이다」 또는 「이 병원에 오게 돼서 다행이다」라는 기분을 갖게 해 주도록 노력하는 것이 중요하다. 그것을 신속하게 달성하기 위해서는 환자에게 얼마나 안도감을 주고 있는지 이다. 첫 대면 시에 의사는 환자 쪽을 향하여 인사하고 있는가? 환자의 수발을 드는 사람에 대한 인사(「수고하십니다」 등)나 있을 곳에 배려하고 있는가? 그리고 「기다리게 해서 죄송합니다」의 한마디를 잊지는 않았는가?

예를 들면 약제를 처방하는 경우에 자신의 주머니 안이나 책상 쪽에 약제를 놓아두고 부작용이나 합병증의 설명을 자연스럽게 이야기하면서 「저도 사용하고 있어요」라든지 「대다수의 환자가 사용하고 있는 약제입니다」라고 말해 한마디 덧붙이는 것이 환자에게 큰 안도감을 준다. 수술이 필요하다고 판단된 환자에게는 병동이나 외래에 같은 질환으로 수술을 경험한 환자가 있는 경우에는 만나서 이야기를 들어 보는 것을 권하는 것도 하나의 방법이다. 또한 진료 행위 중에서 의료와는 관계가 없는 이야기를 해서 그 안에서 환자가 무엇에 불안을 느끼고 있는지를 찾아내어 그 불안감을 해소하기 위한 설명이나 대응을 하는 것이 환자가 신속하게 의료진이나 의료기관에 안도감을 갖게 하기 위한 요령의 하나이다.

또 하나는 환자가 이해할 수 있는 것과 할 수 없는 것은 별개로 하여 의사가 왜 그렇게 판단했는지에 관하여 문진이나 이학 소견, 그리고 영상이나 검사 소견으로부터의 판단 근거를 간단하게 설명하는 것이 환자를 안심시키는 것에 도움이 된다. 이것은 시간으로 따져 보았을 때 3분도 걸리지 않는다. 그러나 많은 환자는 「이렇게 자세하게 설명해 준 적은 없다」라고 감격을 받는다. 이것도 의사의 약간의 예술이라고 생각한다.

마지막으로 환자가 진료를 끝내고 돌아갈 때 의사나 간호사 등의 의료인으로부터 「무슨 일이 있으면 언제라도 연락해 주세요」라는 한마디가 환자를 안심시킨다. 실제로 그렇게 전달해도 현실적으로 환자로부터 연락이 오는 경우는 1%도 안 될 것이다. 그러나 「무슨 일이 있으면 의지할 수 있는 곳이 있어요」라는 것을 전달하는 환자에게로의 이 짧은 메시지는 환자에게 안도감을 주게 된다. 게다가 환자와 의료진의 신뢰관계 확립에 크게 도움이 된다.

④ 환자의 의욕을 끌어낸다

치료 성적이나 수술 후 재활의 목적 달성에는 환자의 의욕이 크게 관여하고 있다. 의료진은 환자의 의욕을 끌어내기 위해서 환자의 병태, 심리, 또는 성격에 따라 치료 목표를 설정하는 것이 요구된다. 치료 과정에 있어서의 환자의 작은 변화에도 주목하여 그 변화를 지적해 주거나 환자가 목표를 달성했을 경우에는 그것을 칭찬하고 함께 기뻐한다. 의료진이 환자의 치료에 대한 의욕에 주목하고 있다는 것을 명확한 메시지로서 환자에게 전달함으로써 환자의 치료 효과나 만족도는 향상한다.

예를 들면 환자가 복장을 바꾸어 내원했거나 걷는 모습이 건강해졌다는 것에 의료진이 깨달았다면 적극적으로 그것을 환자에게 말하는 것이 중요하다. 의료에서는 「한마디 많다」가 환자와의 관계가 잘 유지되는 경우가 많다는 생각이 든다. 필자는 이전에 하루에 약 150명의 외래환자를 진찰하고 있었을 때에 어떻게 하면 단시간에 진찰을 끝낼 수 있을까에 신경을 쓰지 않을 수 없었다. 그때 유의했던 것은 환자의 그날의 변화를 찾아내 말하는 것이었다. 「그렇게 자세가 좋아진 것이라면 주사는 맞지 않아도 괜찮습니다」라든지 「한 번 약을 끊어 봅시다. 통증이 다시 악화되면 언제라도 약을 드릴 테니까」라고 몸을 만지면서 이야기했다. 「3분 진료」 이하의 상태였지만 환자가 불만을 병원에 호소하거나 환자가 오지 않게 된 경우는 다행히 경험하고 있지 않다. 의료진은 외래에 있어서의 경과 관찰에서는 끊임없이 행동요법적인 접근(approach)으로 환자를 대할 필요가 있다.

요통의 예후는 환자 자신이 가지고 있는 다양한 요소와 병태의 내용으로 거의 결정된다고 해도 과언이 아니다. 그런 만큼 우리 의료진의 역할은 예후를 바꾸는 노력을 하는 것이 아니라 환자의 질환에 대한 싸우는 의욕이나 적응력의 향상에 힘을 주는 것이다. 환자에게 가장 용기를 주는 것은 환자에 대한 의료진이 나타내는 공감이다.

❺ 희망의 등불을 끄지 않는다

고령자의 경우 많든 적든 퇴행성 변화가 나타난다. 그 경우 「퇴행성 변화가 요통의 원인이다. 퇴행성 변화는 원래대로 되돌릴 수 없다. 따라서 요통은 치유되지 않을지도 모른다」라는 원론적인 말투로 환자에게 설명하면 환자는 절망적인 기분에 빠지게 된다. 절망적인 기분은 환자의 미래에 대한 불안감을 부추겨 우울한 기분으로 만들게 된다. 그러한 심리 상태가 요통의 병태를 한층 더 복잡하게 하여 요통의 만성화의 원인이 되어 버린다. 따라서 환자에게 병의 원인을 설명하는 경우에는 「퇴행성 변화=증상의 원인」이라는 설명을 피하고 퇴행성 변화 그 자체는 변할 수 없어도 증상은 반드시 좋아진다는 것, 그리고 증상이 재발해도 그것이 결코 병세가 악화한다는 것을 의미하고 있는 것은 아니라는 것을 설명하여 환자에게 회복에 대한 희망을 잃지 않도록 설명하는 것이 중요하다.

골다공증을 수반한 요통 환자를 진료하는 경우에도 주의 깊게 설명하는 것이 필요하다. 정기적인 영상 사진의 소견이나 골대사 지표(marker of bone metabolism)의 수치를 설명하는 경우에 「변화가 없다」고 무기적으로 말한다든가, 또는 「다행이네요. 나빠지지 않았어요」라고 플러스 지향적으로 설명함으로써 환자가 받아들이는 방법은 전혀 달라진다. 항상 적극적인 설명을 하도록 우리는 유의할 필요가 있다.

❻ 의학적으로는 맞아도 의료로서는 잘못된 경우가 있다

의학적으로는 올바른 결론이어도 의료를 실천하는 데 환자와 의료진과의 관계를 생각하지 않고 그것을 성급하게 적용시키는 것은 원활한 치유에의 길을 방해하는 경우가 있다. 예를 들면 「마미 장애는 저절로 호전되지는 않는다. 따라서 확실한 치료는 수술 밖에 없다」라는 것은 의학적으로는 맞다. 그러나 그것을 환자의 심리, 성격, 배경 등을 전혀 모른 채 초진 시에 본인에게 전달한다고 하자. 초진 시 환자에게는 그와 같은 혹독한 선고에 대한 마음의 준비가 되어 있지 않다. 한편 의료진은 그와 같은 이야기에 대한 환자의 반응을 환자의 배경을 모른 것만큼 전혀 예측할 수 없을 것이다. 하물며 환자와의 신뢰관계는 아직 성립하고 있지 않다. 그 결과 환자는 의사를 어떻게 믿어야 좋을지 알지 못해 그 의료기관에서 진찰을 받는 것을 그만두게 된다. 결과적으로 질환에 대한 불안과 공포로부터 그 환자는 다양한 의료기관의 진찰을 반복하게 되어 적절한 치료 시기를 벗어나게 될 수도 있다. 따라서 치료 방침의 결정이나 설명은 의료진과 환자의 신뢰관계 확립을 도모하면서 환자의 배경이나 환자의 마음의 움직임을 읽고 진행시켜 나갈 필요가 있다.

또 하나 예를 들면 급성 요통 환자를 진찰했을 경우 의사는 우선 그 요통이 중대한 질환에 의한 것인지가 신경이 쓰인다. 다행히 자각 증상의 내용이나 타각(他覺) 소견, 그리고 영상으로부터 중대한 질환이 부정되면 의사는 「급성 요통의 대부분은 3주 이내에 치유됩니다. 따라서 이대로 상태를 봐도 괜찮습니다. 통증이 있다면 진통제를 드리겠습니다」라고 대응하기 쉽다. 이 대응은 의학적으로는 논리적이고 올바른 대응이다. 그러나 의료적으로는 틀렸다. 왜냐하면 환자는 통증에 의한 고통과 중대한 질환은 아닐까 하는 불안을 안고 내원하고 있다. 따라서 진찰하는 경우 의사는 환자의 아픈 곳을 만져 보고 그 부분을 눈과 손으로 확인할 필요가 있다. 그것을 확인했다고 해서 진단이 달라지는 것은 아니다. 급성 요통의 병태는 문진에 의해 대략적인 짐작은 할 수 있기 때문이다. 그러나 보고, 만져 봄에 따라 환자는 「의사가 충분히, 그리고 제대로 진찰해 주었다」라는 안도감을 갖게 된다. 그 다음에 의사는 환자에게 「중대한 병이 아니라 다행이네요. 수술이나 입원은 필요 없어요」라고 말을 걸면 환자는 의사의 적절하고 친절한 대응에 안도감과 만족감을 기억할 것이다.

플라세보 효과(placebo effect)가 크다고 생각되는 국소 주사에도 같은 것을 말할 수 있다고 생각한다. 허리나 둔부에 주사를 놓아도 최종적인 예후가 바뀌지는 않는다. 그러나 환자가 바라고 있었을 경우 그것을 하지 않았던 경우의 실망이나 플라세보 효과를 생각하면 국소 주사를 하는 것이 좋다고 할 수 있다.

이와 같이 의학적인 자신의 진찰 순서나 그것에 기초를 둔 판단과 의사가 얼마나 적절히 대응하고 있을지를 환자에게 어떻게 전달하는지에 대한 문제는 완전히 다른 차원이라는 것에 주의할 필요가 있다.

❼ 도망갈 길을 막지 않는다

통증을 호소하고 있지만 영상에서는 특별히 퇴행성 변화를 나타내는 소견 이외에는 보이지 않는 경우에 의사는 「어째서 아픈 것인지 모르겠습니다. 그러나 중대한 질환은 눈에 띄지 않기 때문에 조금 있으면 좋아지겠지요」라고 병상 설명을 했다고 하자. 그러면 환자는 「내가 무엇인가 거짓말을 하고 있다고 생각하고 있는 것은 아닌가」, 또는 「선생님은 나를 믿지 못한다」라고 의심을 하기 시작하면 모든 것이 의심스러워지는 경우가 있다.

교통사고나 노동재해에 의한 요통 환자의 경우에는 특히 주의가 필요하다. 상해에 대응하는 소견이나 영상이 눈에 띄지 않는다고 듣게 되는 것은 환자에게 있어서는 꾀병이라고 의사로부터 선고 받는 것과 같은 것이다. 우선 「요통은 존재한다」는 것을 의사가 받아들이고 있다는 것을 환자에게 명확하게 나타낼 필요가 있다.

또는 어떠한 심리적 갈등이나 인간관계로부터의 도피로서 요통을 호소하고 있는 경우 의사로부터 「통증의 원인은 허리에 없다」라고 듣게 되면 의학적으로는 그렇다고 해도 환자는 의사로부터 고립되는 것 같은 심경이 된다. 그 결과 환자는 「요통이라는 피난소」로 도망칠 수 없게 된다. 이렇게 되면 요통의 내용을 더욱 더 복잡하게 한다. 이와 같은 경우 의사가 우선 통증이 있는 것 자체는 받아들이고 「통증은 있겠지만, 다행히 생명에 지장을 주거나 점점 악화되어 중대한 상태가 되어 수술을 피할 수 없게 되는 것 같은 상태는 아니기 때문에 안심하셔도 되겠습니다」라고 설명을 하면 환자에게 있어서는 심리적 구원도 되고 의사에게도 받아들여지고 있다는 느낌을 갖게 되어 이후의 진료 행위가 원활해진다.

이상과 같이 의료진은 환자(병든 사람)와의 신뢰관계를 확립하기 위해서는 진료 행위에서 세심한 배려가 요구된다.

❽ 외래에서의 「경과 관찰」은 아무것도 하지 않는 것이 아니다

요통의 환자의 상당수는 외래에서 진료를 받고 있다. 게다가 그 대부분은 장기간의 통원을 하고 있는 것이 보통이다. 그 경우 진료 기록 카드에 「경과 관찰」이라고 그냥 쓰고 끝나 버리는 것이 간간히 있다. 그러나 이 외래에서의 경과 관찰은 아무것도 하지 않는다는 것이 아니다.

최근에는 이 「경과 관찰」이라는 말이 또 다른 문제를 일으키고 있다. 그것은 의료 과오와 관련된다는 것이다. 구체적으로 무엇을 보고, 무엇이 있었는지, 또는 없었는지를 기재해 두지 않으면 뒷날 의료 트러블이 발생했을 때에 「쓰지 않은 것은 하지 않았다」고 판단되어 버리는 경우가 있다. 당연히 의료 트러블은 예기치 않을 때에 예기하고 있지 않는 환자와의 사이에서 발생하므로 기재한 의사도 그때의 일을 극명하게는 떠올릴 수 없는 것이 보통이다.

이 경과 관찰에는 환자에 대한 행동요법적인 질문과 그 추적이 필요하다. 예를 들면 지난번의 진찰 시에 지시한 목표의 달성도 또는 지난번과의 어떠한 차이를 지적해 줌에 따라 환자에게는 희망을 줄 수가 있다. 그와 같은 의사의 행위에 의해 환자는 자신이게로의 의사의 관심의 존재를 확인할 수 있다. 그와 같은 것을 원활히 실시하기 위한 수단으로서 「② 환자의 관심사에 대한 질문」에서 서술한 것처럼 진료 기록 카드를 의사의 비망록으로서 개인정보를 통한 회화를 곧바로 할 수 있도록 준비해 두면 도움이 된다. 이것에 의해 환자와 의사 사이의 신뢰관계는 매우 좋아질 것이다.

7 중요한 것은 적극적인 설명

진찰 결과, 비특이적 요통이라고 진단했다고 하자. 외래 환자의 대부분은 이 비특이적 요통에 속한다. 이 경우 이 사실을 환자에게 어떻게 전달할지가 환자와의 신뢰관계 확립을 위해서는 매우 중요하다. 왜냐하면 비특이적 요통에 대해 전달하는 방법을 궁리하지 않은 채 「특별히 통증의 원인이 될 것 같은 병리현상은 발견할 수 없습니다. 따라서 어디에 통증이 있는지 모르겠습니다」라든지 「아프다면 투약이나 블록 요법을 시행합시다」라는 말투로는 환자의 불안 해소나 또는 충분히 진찰을 받았다는 기분이 들지 않기 때문이다. 물론 「비특이적 요통입니다」라는 설명은 설명조차 되지 않는다.

이러한 경우 적극적인 설명이 필요하다. 예를 들면 「다행이네요. 수술을 받아야 할 정도의 중대한 원인은 눈에 띄지 않습니다. 반드시 좋아질 것입니다. 지금 중요한 것은 이 통증을 어떻게 일상생활이나 일에 지장을 주지 않도록 할지를 생각하는 것입니다」. 이와 같이 설명하면 환자는 안심하고, 게다가 앞으로의 치료에 희망을 가질 수 있다. 중요한 것은 부정적인 설명은 피하는 것이다. 그리고 항상 발전적인 말투가 되도록 유의하며 설명하는 것이다.

Chapter III

진찰 순서

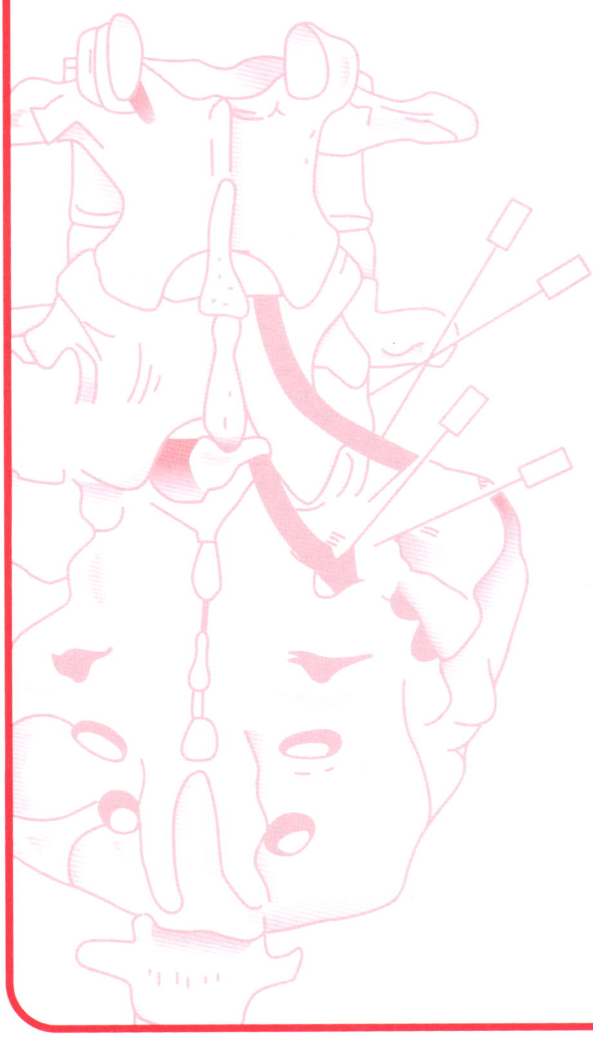

III 진찰 순서

1 심리적 문제를 어떻게 평가할 것인가 — BS-POP의 이용

요통의 병태를 생물 · 사회심리적 통증증후군으로서 파악하려고 할 때 신체적 평가는 기존의 방법으로 가능하다. 또한 사회적 인자의 평가는 의사가 의식하여 문진하거나 필요하다면 관계자로부터 청취하면 가능하다. 그러나 심리적 측면으로부터의 평가에서 간편한 방법이 없다. 외래 환자에게는 필요성은 적지만, 입원 환자에 대해서 수술을 포함한 침습적인 치료를 생각하는 경우에는 그 예후나 만족도를 점치는 데에도 정신의학적 문제의 평가는 빠뜨릴 수 없다. 환자에서의 정신의학적 평가의 수단으로서 BS-POP(정형외과 환자에 있어서의 정신의학적 문제에 대한 간이 질문표 ; Brief Scale for Psychiatric Problems in Orthopaedic Patients)가 있다.

BS-POP는 환자의 정신의학적 문제를 선별(screening)할 수 있는 표이다. 이 BS-POP는 바쁜 정형외과 외래에서도 이용할 수 있도록 소수의 질문 항목으로 정신의학적 문제의 유무와 그 내용을 파악하기 위해서 만들어져 있다. 이 평가 척도는 치료자가 환자를 평가하기 위한 「치료자에 대한 질문 항목」(표 III-1a)과 환자가 자기 평가하는 「환자에 대한 질문 항목」(표 III-1b)의 두 가지로 구성되어 있다. 각각의 질문 항목에서는 정도에 따라 병리성이 심할수록 점수가 높도록 1점에서 3점까지의 3단계로 평가점을 배치하고 있다. 따라서 치료자에 대한 질문 항목은 8항목 있기 때문에 총 평가점은 최소가 8점, 최고가 24점이 된다. 한편 환자에 대한 질문은 10항목 있기 때문에 총 평가점은 최소가 10점, 최고가 30점이 된다. 각각의 질문 항목에서의 평가뿐만 아니라 각 질문 항목의 평가점을 합계한 총 평가점으로 정신의학적 문제의 유무나 정신병리 정도를 종합적으로 판단할 수가 있다.

BS-POP에서 MMPI(Minnesota Multiphasic Personality Inventory)의 히스테리 척도와 심기증 척도와는 강한 상관관계가 있고, BS-POP에서 환자용 총 득점은 히스테리 척도, 심기증 척

표 III-1 간이 질문표(BS-POP)

a : 치료자에 대한 질문 항목

질문 항목	회답과 점수			평가점
1. 통증이 끊이지 않는다.	1 그렇지 않다	2 가끔 끊어진다	3 거의 항상 통증이 있다	
2. 환부를 나타내는 방법에 특징이 있다.	1 그렇지 않다	2 환부를 가리킨다	3 지시가 없는데도 옷을 벗고 환부를 보여준다	
3. 환부 전체가 아프다(저린다).	1 그렇지 않다	2 가끔	3 거의 항상	
4. 검사나 치료를 권했을 때 불쾌감, 화를 내거나 또는 쓸데없이 모든 일에 이유를 댄다.	1 그렇지 않다	2 약간 거부적	3 매우 거부적	
5. 지각 검사에서 자극하면 지나치게 반응한다.	1 그렇지 않다	2 약간 지나친 반응	3 매우 지나친 반응	
6. 병상(病狀)이나 수술에 관하여 반복하여 질문한다.	1 그렇지 않다	2 가끔	3 거의 항상	
7. 치료 담당자에 대해서 사람을 보고 태도를 바꾼다.	1 그렇지 않다	2 약간	3 현저하다	
8. 대단치 않은 증상에 이것만 없다면 이라고 신경을 쓴다.	1 그렇지 않다	2 약간 신경을 쓴다	3 매우 신경을 쓴다	
			총 평가점	

b : 환자에 대한 질문 항목

질문 항목	회답과 점수			평가점
1. 울고 싶어지거나, 울거나 하는 경우가 있습니까?	1 아니요	2 가끔	3 거의 항상	
2. 항상 비참한 생각이 듭니까?	1 아니요	2 가끔	3 거의 항상	
3. 항상 긴장되고 초조합니까?	1 아니요	2 가끔	3 거의 항상	
4. 대단치 않은 일에 울화가 치미는 경우가 있습니까?	1 아니요	2 가끔	3 거의 항상	
5. 식욕은 보통입니까?	3 아니요	2 가끔 없어진다	1 보통	
6. 하루 중에서 아침이 가장 기분이 좋습니까?	3 아니요	2 가끔	1 거의 항상	
7. 왠지 모르게 피곤합니까?	1 아니요	2 가끔	3 거의 항상	
8. 항상 변함없이 일을 할 수 있습니까?	3 아니요	2 가끔 할 수 없다	1 할 수 있다	
9. 수면에 만족합니까?	3 아니요	2 가끔 만족 못한다	1 만족한다	
10. 통증 이외의 이유로 잠이 잘 안 옵니까?	1 아니요	2 가끔	3 거의 항상	
			총 평가점	

도, 우울증 척도와 강한 상관관계가 있다. 또한 BS-POP는 환자의 성, 연령, 통증의 정도에는 영향을 받지 않는다. BS-POP 의사용에서 11점 이상(민감도 64%, 특이도 70%)이고, 한편 환자용에서 15점 이상(민감도 90%, 특이도 40%)의 환자는 정신의학적 문제를 가지고 있을 가능성이 높다고 판단할 수 있다.

BS-POP의 이용은 정신과를 소개하는 계기도 된다. 환자가 이것을 기입하면 자신의 통증에 심리적 스트레스가 관여하고 있는 것은 아닌지 의사에게 스스로 물어 보는 경우가 적지 않다. 그러한 기회를 잡아 일상생활에서의 갈등이나 스트레스 또는 우울증이나 불안이 통증의 악화나 만성화에 관여한다고 하는 「통증 발생의 메커니즘」을 환자에게 설명하면 환자는 정신과에서 진찰을 받는 것을 납득하게 된다. 또한 수면 장애가 있는 경우에, 수면 장애의 치료 전문가는 정신과 전문의라고 설명하면 비교적 순조롭게 정신과와 연결할 수 있다.

약제 처방의 계기로도 이 BS-POP는 이용할 수 있다. 자가 평가에 의해 우울증이나 불안을 본인이 찾아내는 경우가 적지 않다. 환자에 대해서 그 결과를 설명하고 통증의 치료와 병행하여 심리적 문제에 대한 약물 요법의 필요성을 설명하면 환자는 비교적 받아들이기 쉽다.

치료에 대한 환자의 만족도를 예측하는 것도 이것을 이용하면 가능하다. 특히 치료자가 환자 평가를 실시함에 따라 치료에 대한 환자의 만족도를 어느 정도 예측할 수 있다. 왜냐하면 요하지통에 대한 치료에서 치료자의 환자에 대한 환자 총 평가점과, 치료 후의 환자 자신에 대한 만족도에서 전자의 점수가 높을수록 후자의 만족도가 저하한다는 역의 상관관계가 보이기 때문이다. 특히 치료자의 치료 전 환자 평가점이 12점 이상이면 치료에 대한 환자의 만족도는 극단적으로 낮아진다. 만성 요통이나 만성 통증은 치료가 곤란한 경우가 적지 않다. 따라서 BS-POP 점수가 높은 환자에 대해서는 위험성(risk)이 높은 치료법을 피하고 보존 요법으로 바꾸는 것도 좋은 선택이다.

아울러서 사회적 인자의 유무나 그 관여의 정도는 BS-POP에서는 평가할 수 없다. 이는 필요하다면 추가로 환자, 가족 또는 직장의 동료에게 듣는 것이 중요하다.

2 문진에 의한 병력 작성

문진에 의한 병력 작성으로 대략적인 진단은 할 수 있으므로 문진은 중요한 진찰 기법이다. 아래에 문진 시에 꼭 알아내야 할 필요가 있는 포인트와 그 이유를 서술한다(표 III-2).

표 Ⅲ-2 필요한 문진 항목

■ 증상은?

통증, 저림, 근력 저하, 경직 등은 어떻습니까?
증상은 주로 허리입니까? 하지입니까? 모두입니까?
통증은 지속적입니까? 간헐적입니까?
아플 때는 어떻게 합니까?

■ 이 증상으로 어느 정도 제약을 받고 있습니까?

몇 시간 정도 앉거나, 서거나, 걷거나 할 수 있습니까?
일이나 가사에 지장은 있습니까?

■ 지금의 증상은 언제 시작되었습니까?

어느 정도 행동이 제약 받고 있습니까?
4주 이상 계속되고 있습니까?
이전에 비슷한 증상이 있었습니까?
이전에 검사 또는 치료를 받은 적이 있습니까?
좋아졌습니까? 나빠졌습니까?

■ 오늘의 방문 목적은 무엇입니까?

〔菊地臣一(감역) : 성인의 급성 요통 ; 그 진단과 치료. p.7, Excerpta Medica, 1995[Acute Low Back Problem in Adults : Assessment and Treatment, US Department of Health and Human Services, AHCPR Publication, 1944]에서 개정〕

전술(Chapter II)한 것처럼 우선 환자가 왜 의료기관을 방문했는지를 분명히 할 필요가 있다. 환자의 진찰 목적이 밝혀지면 진단이 목적인지, 치료가 목적인지, 고독을 달래는 것인지 또는 이전에 진료해 준 의사에 대한 불만인지에 따라 그 후의 진찰 방법도 달라진다.

❶ 필요한 문진 사항 — 부정확한 통증 분석은 오진의 시초

(1) 통증이 국소적으로 존재—통증은 어디에 있는 것인가?

일반적으로 허리의 진찰을 희망하여 방문하는 환자가 호소하는 것은 통증이다. 이 「요통」이라는 말이 진료에 혼란을 초래하는 시초가 되어 오진의 원인으로조차 되고 있다. 우선 요통의 범위는 그림 I-8(20쪽)에 나타낸 것처럼 사람 또는 지역에 따라 차이가 난다. 따라서 허리가 아파서 고생한다고 호소하는 환자에게 통증이 있는 범위를 손가락으로 직접 또는 그림 위에 구체적으로 가리키게 하는 것이 중요하다. 통증 부위나 범위로부터 그 통증이 연관통(referred pain, 본래의 병변부로부터 발생하는 통증과는 달리 위치적으로 신경근적 관계가 없는 곳에 발생하는 통증), 요추 추간판에서 일어난 통증(대퇴 후면의 통증으로서 나타나는 것이 대표적)인지 또는 신경근이 장애를 받아 발생한 통증인지를 판정할 수 있다. 신경근 유래의 통증은 하지 외측 또는 하퇴 후면에서 발끝까지 방사된다. 여기저기가 아프거나 통증 부위를 확실히 지시할 수 없는 경우에는 사회심리적 요소의 관여의 정도가 큰 것은 아닌가라는 것을 추측할 수 있다.

다음으로 「요통」이라고 해도 하지의 통증을 그렇게 표현하고 있는 경우가 있다. 게다가 둔부의 통증은 글자 그대로 요통을 의미하고 있는 경우와 하지의 통증을 의미하고 있는 경우로 부위 표현은 다양하다(그림 III-1). 때로는 저림을 통증이라고 표현하고 있는 환자도 있으므로 주의를 필요로 한다.

세 번째로 하지에 통증이 있는 경우 그것이 신경근성 통증인지의 판단도 중요하다. 일반적으로 신경근 유래의 통증(이른바 좌골신경통)에서는 통증은 슬하까지 미치는 것이 보통이다(그림 III-1). 통증의 정확한 부위에 관해서는 환자에게 구체적으로 묻지 않는 한 환자는 자신의 입으로 이야기하지 않는다. 대퇴 후면의 통증으로 그것이 무릎보다 위에 머물고 있다면 많게는 연

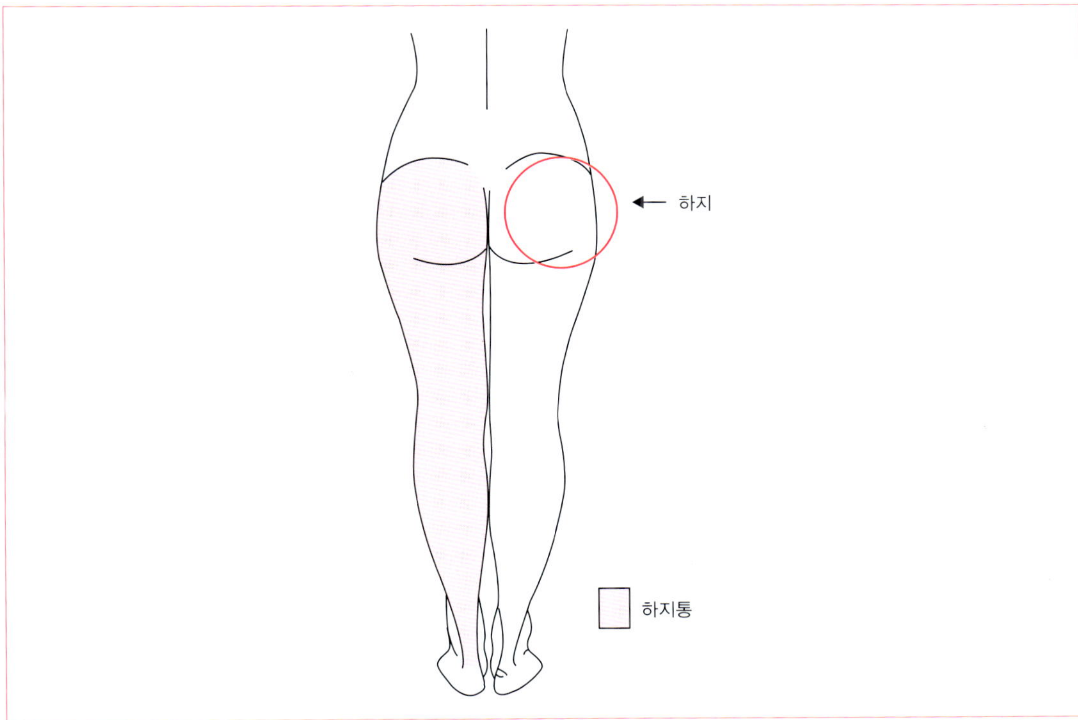

그림 III-1 둔부는 "하지"에 포함된다

책임 신경근	L4	L5	S1
증상 유발 부위	L3/4	L4/5	L5/S1
척추 소견	후굴 제한	전굴 제한	전굴 제한
신경근 긴장 징후 SLR 검사 FNS 검사	 음성 양성	 양성 음성	 양성 음성
지각 장애	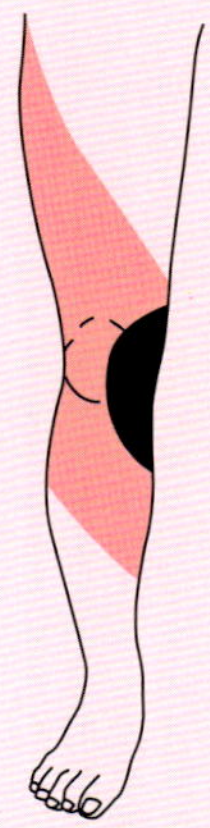	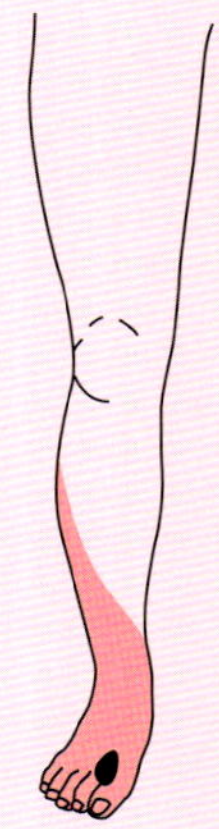	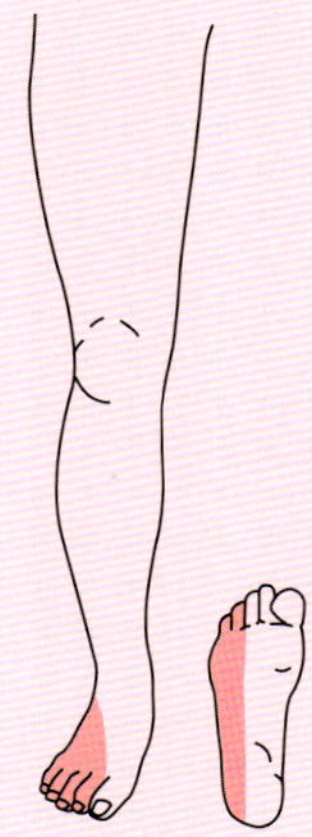
근력 저하	대퇴사두근	장무지신근, 전경골근	장무지굴근, 비복근
심부 반사	슬개건 반사		아킬레스건 반사
근위축	대퇴	비복근	비복근

그림 III-2 척수신경의 지배 영역

〔菊地臣一 : 요통. p.162(그림 VII-8), 醫學書院, 東京, 2003에서 전재〕

관통으로 신경근에서 온 통증이 아니다. 또한 신경근의 통증이라고 한다면 그 통증이 어느 신경근에서 온 것인지는 통증의 분포위치나 신경학적 소견에 의해 쉽게 결정할 수 있다(그림 III-2). 제1 또는 제2요추신경근의 장애에 의한 통증은 서혜부 부근으로 방사된다. 때문에 고관절 질환과 자주 오인하기 쉽다. 제3 또는 제4요추신경근의 압박에 의해 생기는 통증은 대퇴 전면부터 슬내측으로 방사된다. 제5요추신경근이나 제1천추신경근 장애에 의한 통증은 하퇴 외측부터 족배나 족배 외측에 걸쳐 호소한다. 그러나 제5요추신경근이나 제1천추신경근과의 통증의 감별은 통증의 부위만으로는 반드시 쉽게만 되지는 않는다.

네 번째로 체간부나 하지에 밴드모양의 통증을 호소하는 경우에는 주의가 필요하다. 헤르페스(herpes)에 의한 대상포진의 전구 증상 또는 전이성 척추종양의 초기 증상의 가능성을 생각하여 진찰을 진행시키는 것이 필요하다.

(2) 안정 시 통증의 유무—가만히 있어도 통증이 있는 경우는 요주의

안정 시 통증의 유무는 문진에서 필수 질문 사항이다. 안정 시 통증의 유무는 퇴행성 질환에 의한 병태와 감염을 포함한 염증이나 종양(전이성 척추종양 등)을 감별하는 유력한 단서가 된다. 퇴행성 질환에 의한 통증은 동작이나 자세에 따라 통증이 변화한다. 일반적으로는 환자는 요통이 경감하는 동작이나 자세를 인식하고 있다. 추간판이나 추간관절이라는 허리 구조의 퇴행성 변화에 유래하는 통증은 활동에 의해 악화되고 바닥에 엎드리면 편해진다. 또한 입욕에 의해 경감한다면 퇴행성 질환에 따른 가능성이 높다. 반면 염증이나 종양이라는 중대한 질환이 요통의 원인인 경우에는 안정을 취해도 통증은 경감하지 않는다. 안정 시 통증이 중대한 질환을 시사하는 민감도는 높지만, 그 특이도는 낮다. 즉 중대한 질환을 가지고 있는 경우에는 안정 시 통증을 수반하고 있는 경우가 많지만, 중대한 질환이 없어도 안정 시 통증이 있는 경우는 간혹 있다는 것이 된다.

안정 시 통증의 유무를 확인하는 경우에 「안정 시 통증은 있습니까?」라는 문진방법으로는 바라는 해답을 얻을 수 없다. 환자에게 「통증이 강할 때 어떻게 합니까?」, 「편해지는 자세는 있습니까?」, 「자세에 따라 통증은 변합니까?」, 또는 「날씨나 입욕은 통증과 관계가 있습니까?」, 「야간에 수면을 방해할 정도의 통증이 있습니까?」 등의 질문 방법을 궁리함에 따라 안정 시 통증의 유무를 정확하게 평가할 수 있다. 기침이나 재채기 또는 화장실에서 힘을 주었을 때에 하지통이 나타나거나 병세가 악화되거나 하는 경우〔데제린 징후(Dejerines sign)〕에는 신경근이 압박을 받고 있을 가능성이 크다고 판정한다. 또한 여성의 경우에는 생리와 통증이 관계하고 있는지를 확인해 두는 것도 감별 진단에 유용한 정보가 된다. 생리와 일치하여 요통이 악화되거나 경감한다고 하는 관계가 있다면 자궁내막증에 따른 요통을 의심해야 한다.

안정 시 통증의 유무를 확인할 경우에 통증을 악화시키는 자세나 동작도 물어 두면 참고가 된다. 앞으로 구부리거나 엉거주춤한 자세를 취했을 때 통증이 있다면 퇴행성 질환에 따른 통증이라고 짐작할 수 있다. 높은 곳의 물건을 잡으려고 등을 뒤로 젖힐 때 요통이 악화한다면 척추증성 요통이라고 판정할 수 있다.

시간적 인자도 통증의 원인을 찾는 중요한 요소이다. 걷기 시작하거나 아침에 요통이 강하고, 움직이는 동안에 좋아진다면 척추증성 변화에 따른 요통이라고 추정할 수 있다. 반대로 저녁에 상태가 좋지 않다면 피로성 요통을 의심한다.

(3) 수반 증상의 유무—환자는 묻지 않으면 이야기하지 않는 경우도 있다.

수반 증상의 유무를 묻는 것도 필요하다. 간헐적 파행을 가진 환자에서 하지에 냉감을 동반하고 있거나 또는 자세를 바꾸어도 하지의 증상에 변화가 없는 경우에는 척추관 협착증이 아니라 폐색성 동맥경화증이 의심된다. 척추관 협착증은 보행에 의해 나타나는 자각 증상과 진찰 소견으로부터 세 가지 형태로 분류할 수 있다(표 III-3).

표 III-3 척추관 협착증에 의한 신경성 간헐적 파행의 기능

	자각 증상	진찰 소견
마미형	저림	복수 신경근성 장애
신경근형	통증	단일 신경근성 장애
혼합형	저림+통증	복수 신경근성 장애

〔菊地臣一 : 요통. p.157(표 VII-2), 醫學書院, 東京, 2003에서 전재〕

척추관 협착증에서 간헐적 파행으로 보이는 마미(cauda equina) 장애에서는 회음부(양측의 좌골결절, 후방의 미골, 전방의 치골 결합부를 연결하는 영역) 증상(화끈거림, 저림, 작열감 등), 직장 방광 장애(배뇨 지연, 잔뇨감, 요실금, 변비 등) 또는 성기능 장애(보행에 의한 음경 발기)가 자주 보인다. 회음부 증상, 직장 방광 장애 또는 성기능 장애에 관해서는 의사가 적극적으로 문진하지 않는 한 환자가 이야기할 것은 없다고 생각하는 것이 좋을 것이다. 또한 잔뇨에 관해서는 100mL 이상 잔뇨가 있어도 환자가 자각하지 못하고 있는 경우가 보통이므로 마미 장애를 의심하게 하는 증상이 있었을 경우에는 반드시 잔뇨의 측정이 필요하다.

직장 방광 장애를 평가하는 경우 남성의 변비도 특별한 경우를 제외하고 비정상 현상일 가능성이 있다. 직장 방광 장애가 조금이라도 의심된다면 잔뇨 검사를 실시하여서, 용이하게 방광 기능을 평가할 수 있다. 단 남성의 경우에는 전립선 비대에 따른 잔뇨감이나 배뇨 곤란도 자주 보이므로 설령 잔뇨가 있더라도 요부 척주관 협착에 따른 다른 마미 증상이 없는 경우에는 비뇨기과에서의 검사가 필요하다. 또한 여성이 요실금을 보였을 경우에는 복압성 요실금(기침, 힘주기, 뛰기 등의 복압이 갑자기 상승하는 동작과 동시에 소변이 새는 상태 : 골반저근군의 이완이 원인으로 여겨지고 있다), 남성 · 여성을 불문하고 염증에 따른 절박성 요실금(요의를 느껴 화장실에 가기까지 참지 못하고 소변이 새는 상태 : 여성에서는 방광염, 남성에서는 전립선염이 원인으로 여겨지고 있는 경우가 많다)을 의심할 필요가 있다.

반대로 척수 장애가 의심되거나 보행 장애가 있음에도 불구하고 방광 직장 장애가 보이지 않고 지각 장애가 확실치 않은 경우에는 운동신경 질환(motor neuron disease)을 생각해 볼 필요가 있다. 즉 직장 방광 장애의 유무는 척수나 마미의 병변인지 운동신경 질환인지가 중요한 감별점이다.

허리 통증 외에 아침에 손발이나 허리의 경직을 호소하는 경우에는 남성에서는 강직성 척추염, 여성에서는 류마티스 관절염을 의심할 필요가 있다. 또는 고령자에게 허리가 경직되어 다리가 잘 움직이지 않는다든가 허리나 둔부의 넓은 범위에 통증을 호소하는 경우에는 초기 파킨슨병을 생각할 필요가 있다. 사실 간헐적 파행을 호소하여 정형외과를 찾는 파킨슨병 환자도 가끔 보인다.

지각 장애를 주로 호소하는 경우는 척수 장애나 마미 종양의 존재를 생각할 필요가 있다. 만약 당뇨병을 합병하고 있는 환자가 양쪽 하지의 저림을 호소하는 경우에는 당뇨병에 합병한 다발성 신경염을 생각할 필요가 있다. 근력 저하만을 주로 호소하는 경우에는 일반적으로는 척추의 퇴행성 질환에 따른 증상에는 자각 증상으로서의 저림을 포함시키면 지각 장애가 없는 환자는 거의 없다고 생각해도 좋기 때문에 운동신경 질환의 가능성도 염두에 두고 진찰할 필요가 있다. 보행 장애를 주로 호소하는 경우에는 척수 장애를 생각할 필요가 있다.

(4) 성에 특유한 질환의 상정—성별에 따라 의심되는 질환은 다르다

성에 특유한 질환의 상정도 문진을 실시하는 데에는 중요하다. 예를 들면 생리에 동조한 요통이라면 자궁내막증(자궁내막이 자궁 외, 특히 골반이 수하한 영역이나 난소 내에서 비정상으로 증강한 상태로, 통증은 월경의 며칠 전부터 출혈이 적어질 때까지 계속되어, 이상 출혈이나 속발성 월경곤란증의 원인이 되고 있는 경우가 많다)을 생각할 필요가 있다. 자궁내막증은 요통 외에 이상근증후군에 의한 좌골신경통을 일으키는 경우도 있다. 또한 출산을 계기로 허리의 통증이 나타나고 있다면 골반 고리(pelvic ring) 불안정증을 생각해야 한다. 여성이 폐경 후에 요통을 호소하고 있는 경우 급성이라면 골다공증에 따른 추체의 골절을, 만성적인 통증이라면 척추 변형(후만 · 둥근 등)에 따른 근피로성 요통을 의심할 필요가 있다. 증상 발현의 초기로 간과하기 쉬운 것이 남성에서는 강직성 척추염, 여성에서는 류마티스 관절염이다.

(5) 증상 발현 유인의 유무—요통 증상 발현 계기의 유무는 그다지 참고가 되지 않는다

증상 발현에 대한 유인의 유무도 문진을 통해 확인해 두는 것이 필요하다. 외상이 유인으로서 있는 경우에는 그 외상에 업무나 사고 등 경제적인 문제가 관계하고 있는지를 확인하여 기록해 두는 것이 필요하다. 왜냐하면 증상 발현 원인에 금전적인 보상이나 배상이 관련되어 있는 경우에는 가끔 난치성 요통으로 발전될 경우가 있기 때문이다.

추락이나 엉덩방아 등의 외상이 있다면 추체골절이나 추간판 손상 등을 상정하여 문진을 진행시킬 필요가 있다. 무거운 물건 들기 등의 동작을 계기로 발병하고 있는 경우에는 추간판 탈출증 등을 생각할 수 있다. 허리를 비트는 동작으로 강한 요통이 일어났다면 골다공증이나 전이성 척추종양에 따른 추체의 병적 골절을 생각할 필요가 있다. 추간판 탈출증 증상 발현의 위험인자로는 앉은 자세에서 업무, 스포츠, 무거운 물건 들기 등이 지적되고 있다. 그리고 척추관 협착증은 중노동자에게 많이 보인다. 단, 급성 요통과 외상과의 관계에 관해서는 급성 요통은 반드시 외상을 계기로서 발병하는 것은 아니라고 지적이 되고 있다.

급성 요통과 외상과의 관계에는 명확하지 않은 것이 많다. 예를 들면 요추 손상이란 몇 분 또는 수 시간 이내에 증상을 일으키는 것을 말하는 것인가? 그렇지 않으면 증상이 좀 더 서서히 나타나는 경우도 포함되는 것인가? 또한 환자는 요통의 발단이 되는 동작을 왜 정확하게 기억하고 있는 것인가? 진찰하는 측도 환자가 요통의 원인이라고 생각하고 있는 동작을 왜 아무런 의심도 없이 요통의 원인이라고 받아들이고 있는 것인가? 이러한 의문에 대해서 우리는 명확한 대답을 할 수 없다. 따라서 「요통은 외상 등 분명한 원인이 없어도 일어날 수 있다」라는 인식도 가지고 진찰에 임하는 것이 필요하다.

다만 실제 진료 현장에서는 환자 자신이 「요통은 외상이 계기가 되어 일어난다」고 인식하고 있으므로 계기가 되는 외상, 예를 들면 중량물을 들어 올리거나 침대에서 일어나거나 도로에서 미끄러져 넘어지거나 하는 계기가 없이 증상이 발현하고 있는 경우에는 전이성 척추종양을 포함한 중대한 질환을 상정하여 문진을 진행시키는 것이 필요하다.

(6) 증상의 경과의 평가 — 시간의 경과에 따른 증상의 변화는 예후를 점치는 중요한 요소이다

증상의 경과를 확인하는 것도 중요하다. 증상이 시간의 경과와 함께 증강하고 있는지, 또는 경감하고 있는지를 확인할 필요가 있다. 퇴행성 질환에 의한 통증의 경우에는 시간의 경과와 함께 경감하는 것이 보통이다. 반대로 점점 진행되거나 재발을 빈번하게 반복하고 있는 경우에는 중대한 질환이나 수술을 할 가능성을 염두에 두고 문진을 진행시킨다.

또한 치료를 받고 있는 경우에는 일시적이더라도 치료에 반응하는지를 확인한다. 이것은 염증이나 종양과의 감별 외에 특이적 요통(추간판 탈출증 등의 요통의 원인이 되는 질환에 의해 일어난 요통)이나 비특이적 요통 또는 사회심리적 인자가 깊게 관여하고 있는 비기질적 요통인지를 감별하는 경우에도 도움이 된다. 비특이적 요통의 원인이 되는 경우가 많은 퇴행성 질환의 경우에는 보존 요법은 일시적으로는 효과를 나타내는 것이 보통이다. 사회심리적 인자가 깊게 관여하고 있는 요통에서는 일반적으로 치료에 반응하지 않는다. 한편 중대한 질환에서는 퇴행성 질환에 이용하는 것 같은 보존 요법은 효과가 없다. 게다가 시간이 경과하여도 통증이 지속하고 있는지도 수술을 고려할 때에는 하나의 중요한 기준이 된다.

(7) 간헐적 파행의 유무와 감별—환자는 간헐적 파행이라는 말과 그 의미도 모른다

고령자가 많이 호소하는 질병 중 하나인 간헐적 파행(어떠한 증상이 나타남에 따라 보행을 할 수 없게 되어 휴식 후에 다시 걸을 수 있게 되는 상태)의 유무도 문진에서 확인이 필요하다. 원래 환자는 간헐적 파행이 있어도 그것이 간헐적 파행이라고는 깨닫지 못하는 것이 보통이다. 따라서 간헐적 파행의 유무를 확인하려면 문진의 방법에 배려가 필요하다. 예를 들면 「오래 걸을 수 있습니까?」, 「쉬지 않으면 걸을 수 없습니까?」, 「허리를 굽히지 않으면 걸을 수 없습니까?」라고 질문하면 환자가 이해를 할 것이다. 환자는 왜 오래 걸을 수 없는지를 모르고 있기 때문에 스스로 「나이 탓이다」라든지, 「심장이 나쁘기 때문에」라든지, 「담배를 너무 피워」서 걷는 거리가 짧아졌다고 생각하고 있는 것이 진찰 현장의 실체이다. 이렇게 생각하고 있는 환자는 처음부터 스스로 허리 문제를 이야기하지는 않을 것이다.

보행에 의해 하지 증상의 발현이나 악화가 보이는 경우에는 척추관 협착증이나 하지의 폐색성 동맥경화증을 생각할 수 있다. 고령화 사회를 맞이한 현재 간헐적 파행을 호소하여 정형외과를 찾는 환자 중에 혈관성 병변이 관여하고 있는 환자가 증가하고 있는 것에 주의가 필요하다. 척추관 협착증의 신경근형과 폐색성 동맥경화증은 모두 통증을 호소한다. 게다가 호발 연령이 겹치고 있다. 최근 두 증상을 합병하고 있는 환자가 증가하고 있다. 이 감별에 족배동맥(dorsalis pedis artery)으로 대표되는 말초동맥의 박동이 있는지, 또는 요통을 합병하고 있을지는 정확한 감별점이 되지 못한다. 유일한 감별점은 자세요인(postural factor, 자세의 변화에 따라 하지 증상이 경감한다)이 있는지 이다. 척추관 협착증에서는 전굴 자세를 취함에 따라 신속하게 하지통의 호전을 얻을 수 있다(그림 III-3). 이것에 대해서 폐색성 동맥경화증에 의한 통증은 자세에 관계없이 멈추어 서는 것에 의해 증상이 신속하게 호전된다. 두 증상을 감별하는 객관적 지표로서 ABPI〔ankle brachial pressure index : 동맥경화 등에 의한 협착이나 폐색을 진단하는 지표, 발목 최고혈압/상지 최고혈압(좌우 높은 쪽)의 측정치가 0.9 이하의 경우는 혈류장애가 있다고 판정〕가 유용하다. 단 이 계측은 신뢰성을 높이기 위해서는 익숙해지기까지 숙련을 위한 노력이 필요하다.

또한 척추관 협착증에 따른 간헐적 파행의 경우 보행에 의한 자각 증상의 출현이나 변화로부터 신경장애 형식(마미형, 신경근형 및 혼합형)이나 증상 유발 부위를 추정하는 것이 가능하다(표 III-3, 56쪽).

드물게는 간헐적 파행을 나타내지만, 신경학적으로는 이상 소견을 나타내지 않고 자세요인(postural factor)도 없지만 폐색성 동맥경화증을 수반하고 있는 증례가 요통을 호소하고 있는 경우에는 이 요통이 혈관성일 가능성이 있다는 것에 주의를 요한다(혈관성 요통). 이와 같은 증례에서는 말초동맥 박동의 유무는 반드시 감별 포인트는 되지 못한다. 따라서 간헐적 파행은 있지만, 보행을 해도 하지에는 아무런 증상도 나타나지 않고, 하지에 신경학적 이상 소견도 보이지 않고, 자세요인(postural factor)을 수반하지 않는 환자를 보았을 경우에는 허리의 근육 유래나 혈관 유래의 간헐적 파행을 의심한다. 허리를 신전하여 요통이 없어진다면 근육 유래의

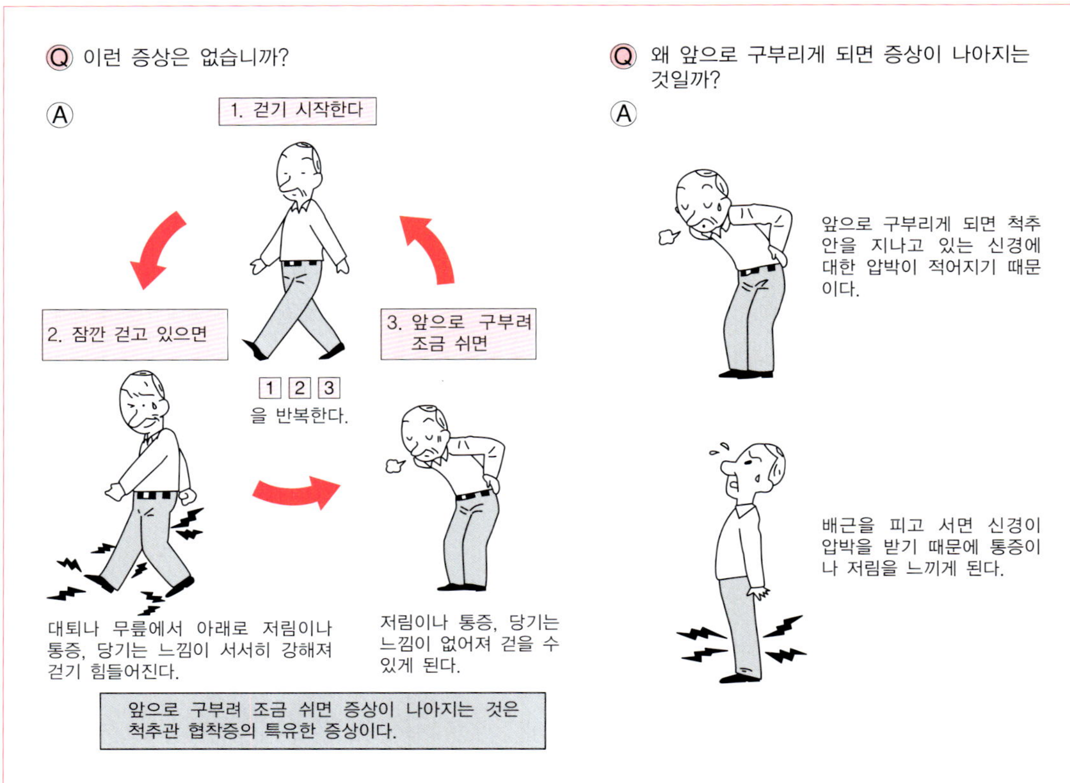

그림 III-3 요추 척추관 협착증 Q&A

〔菊地臣一(감수) : 즐겁게 걷자!! pp1-2, (주)Interscience, 東京, 2002에서 전재〕

요통〔요부의 구획증후군(compartment syndrome)이나 요부 배근군의 피로〕이다. 자세를 바꾸어도 요통에 아무 영향도 없고, 게다가 동맥경화가 있는 경우에는 한 번은 혈관성 요통의 가능성을 생각하여 혈관 외과의와 상담할 필요가 있다.

❷ 기왕력이나 타과 진료의 파악은 통증의 원인 탐색에 중요한 정보가 된다

기왕력이나 타과 진료의 유무를 확인하는 것은 환자의 배경에 있는 질환을 분명히 한다는 점에서 중요하다. 현재 치료 중인 타과 질환 또는 기왕 질환이 현재 호소하고 있는 질환과 관계하고 있는지를 생각할 때 단서가 된다. 불충분한 조사는 본인에게는 고지되어 있지 않을 가능성이 있는 악성 종양 또는 본인이 숨기고 있을 가능성이 있는 정신과적 질환을 간과해 버릴 가능성이 있다. 또한 결핵, 류마티스 관절염, 간경변, 당뇨병, 피부 질환, 위절제의 기왕 등의 존재는 요부 척추에도 병변을 야기하거나 요부 척추 유래의 증상과 비슷한 증상을 나타내거나 또한 피부 증상에 척추의 병변을 합병하고 있을 가능성을 생각하게 한다. 요통의 진찰을 할 경우에 「요통의 원인은 다양하다」라는 인식이 결여되면 오진을 초래할 가능성이 있으므로 주의를 요한다. 복약 상황도 물어 둘 필요가 있다. 부신피질 호르몬, 항경련제 또는 면역억제제의 복용 등은 골다공증을 초래하거나 감염에 대한 저항력을 감약시켜 척추 감염의 원인이 될 가능성이 있다.

3 이학 소견의 평가 — 보고, 만지는 것

이학 소견의 평가는 시진 · 촉진, 척추 소견, 신경학적 소견, 그리고 감별 기법으로 실시한다. 이학 소견의 진찰에 있어서의 위치 설정은 문진으로 상정된 병태를 한층 더 압축하거나 또는 확인하기 위한 수단이다. 평가 항목의 간과를 없애기 위해서 단시간에, 게다가 필요한 소견의 체크를 빠짐없이 할 수 있도록 자신의 진찰 패턴을 만들어 두는 것이 중요하다. 또한 이학 소견의 평가는 양성 소견뿐만 아니라 음성 소견을 포함하여 확인하는 것이 중요하다. 왜냐하면 음성 소견도 기재해 두지 않으면 나중에 특정 진찰 기법의 소견을 평가했는지를 알지 못하게 되어 증상 발현 시기의 특정이나 진단에 곤란을 초래하는 원인의 하나가 되기 때문이다. 드물게는 의료 트러블에 연루되었을 때 의료기록에 없는 내용은 시행하지 않은 내용이 되므로 주의가 필요하다. 또한 소견의 기재는 「불량」, 「정상」 또는 「양호」 등 아매한 표현은 피하고 가능한 한 구체적으로 기재해 둘 필요가 있다. 왜냐하면 명확하게 기록하지 않으면 시간의 경과에 따른 변화의 유무나 그 정도를 비교할 수 없게 되기 때문이다.

① 시진, 촉진

시진이나 촉진을 충분히 실시하기 위해서 원칙적으로 속옷만을 착용하는 것이 시진이나 촉진에서의 간과를 방지할 수 있다. 특히 촉진은 NBM의 관점에서 의료진은 좀 더 중요시해야 한다. 요통 전문가는 둔부나 하지 외측의 통증이라고 호소하면 그것은 요추신경근 유래의 통증이라고 판단한다. 해부학적으로는 타당한 생각이며, 대부분의 경우 틀린 것은 없다. 그러나 드물게는 둔부통의 원인이 둔부의 종양이거나 비골(fibula)의 피로 골절이기도 하다. 촉진에는 국소 병변의 간과를 방지한다는 목적과 함께 '스킨십'에 의해 환자에게 안도감을 준다는 또 하나의

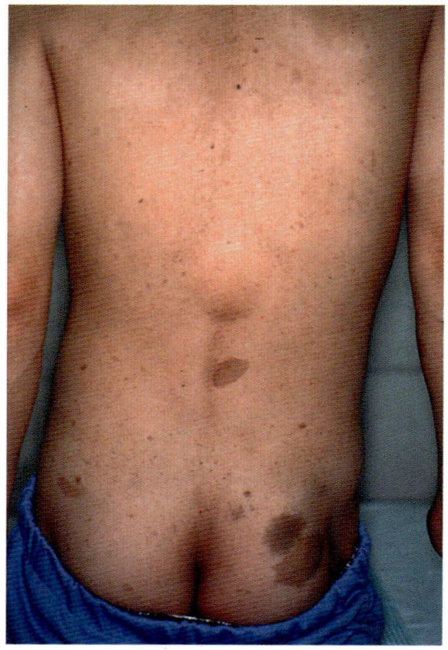

그림 III-4 담갈색 반점(cáfe au lait spot)

외관상의 이상은 속옷의 그늘에 가려져 보이지 않는 경우가 있으므로 주의가 필요하다.
〔菊地臣一 : 요통. p.159(그림 VII-3), 醫學書院, 東京, 2003에서 전재〕

효용도 있다는 것을 잊어서는 안 된다. 여성을 진찰하는 경우에는 여성 간호사를 동석시키거나 진찰복을 준비하여 환자의 프라이버시를 배려할 필요가 있다.

시진에서는 폰레클링하우젠병(Von Recklinghausens disease)에 합병하는 피부의 담갈색 반점(café au lait spot)(그림 III-4), 신경섬유종(그림 III-5) 또는 척추전방전위증으로 보이는 계단모양 변형(그림 III-6)이 일상적인 진료에서 가끔 보인다. 이 계단모양의 변형은 척추분리성 전방전위증에서는 L5/S1 요천추간에서 제5요추가 전방으로 전위되는 것이 가장 많이 보인다. 이 경우 제5요추의 극돌기는 그대로 후방에 남아 있어 전방으로 이동한 제4요추 극돌기와 제5요추 극돌기 사이에서 계단 모양으로 움푹 들어간 것을 촉지(觸知)할 수 있다. 한편 40세 이후의 여성에게 많은 퇴행성 척추전방전위증은 L4/5 요추간에서, 제4요추가 전방으로 전위되고 있는 것이 일반적이다. 이 경우 전방으로 전위되고 있는 추체는 제4요추로, 후방에 남아 있는 제5요추 극돌기와의 사이에 움푹 들어간 것을 볼 수 있다. 이 계단모양 변형은 환자가 서 있을 때나 엎드렸을 때에도 쉽게 촉지할 수 있다.

척추의 자세는 반드시 봐 둘 필요가 있다. 처음에 자세를 뒤〔관상면(coronal plane)〕와 옆〔시상면(sagittal plane)〕에서 본다. 우선 뒤에서 보고 측만(관상면에서 척추가 측방으로 만곡한 상

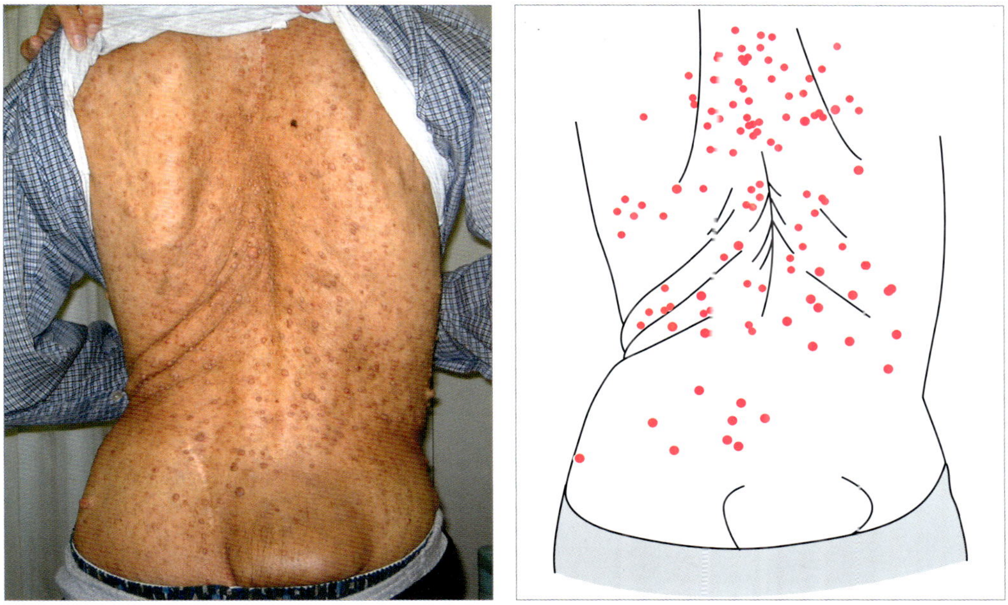

그림 III-5 신경섬유종

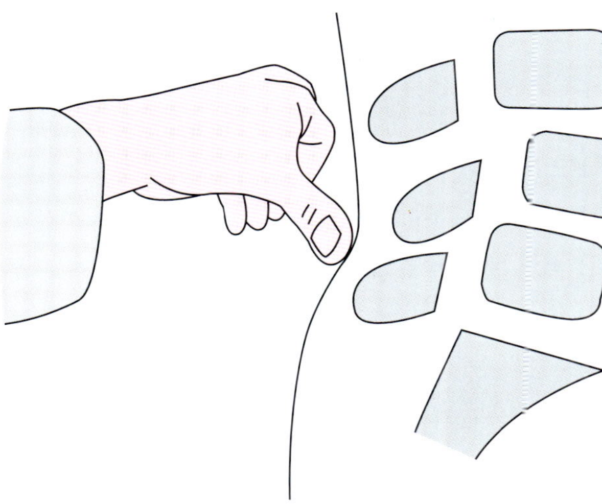

그림 III-6 제4요추 퇴행성 전방전위증에 수반하는 L4/5 요추간 극돌기 틈의 움푹 들어간 현상

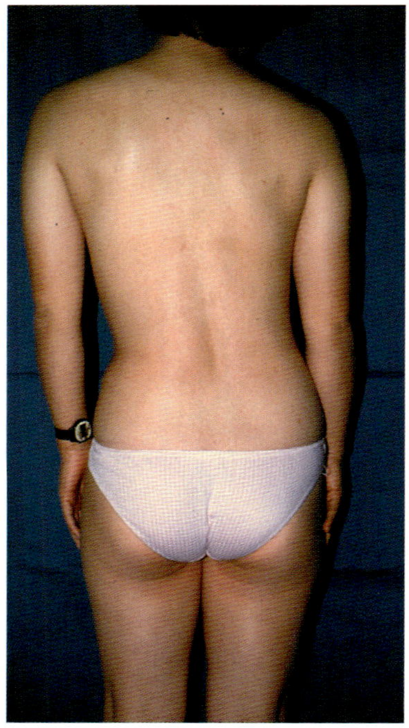

그림 III-7 추간판 탈출증에 수반하는 통증성 측만

〔菊地臣一 : 요통. p.160(그림 VII-6), 醫學書院, 東京, 2003에서 전재〕

태)의 유무를 확인한다. 통증성 측만(측만의 원인을 제거하면 측만이 소실하는 기능성 측만 가운데 통증이 원인으로 일어나는 측만)은 추간판 탈출증(그림 III-7)나 급성 요통(그림 III-8)에서 자주 보인다. 추간판 탈출증으로 인해 고도의 좌골신경통이 있는 환자는 요추의 전만은 소실하고 통증을 피하도록 측만을 나타내고 있다. 그리고 환자는 자주 좌골신경의 긴장을 이완시키도록 환측(患側)의 고관절과 슬관절을 조금 구부려서 서고, 하지는 이상근에 의한 좌골신경의 압박을 피하도록 외회전 자세를 취하고 있는 것을 볼 수 있다(그림 III-9). 사춘기의 여성에서는 가끔 구축조적 측면〔추체의 변형이나 염전(twist)을 수반하여 자가 교정이 불가능한 측만, 그림 III-10〕을 볼 수 있다. 다음으로 옆에서 본 자세를 평가한다. 자주 보이는 것은 고령 여성의 후만 변형(그림 III-11)이다.

그 밖에도 이상 발모, 피부 함요(dimple), 피부 팽륭(그림 III-12)은 척추 · 척수의 형성 이상의 존재를 의심하게 한다. 또한 하지통에 따른 둔근(gluteus muscle)이나 하지근의 위축을 보인다면 추간판 탈출증의 존재를 의심한다(그림 III-13). 하지에 위축이 있는지를 확인하려면, 대퇴부의 위축의 경우라면 환자의 몸을 눕혀 위를 향하게 했을 때 특히 대퇴사두근의 내측광근부(vastus medialis muscle, 대퇴부, 슬상의 내측부)의 위축이 눈에 띈다. 이 위축은 변형성 슬

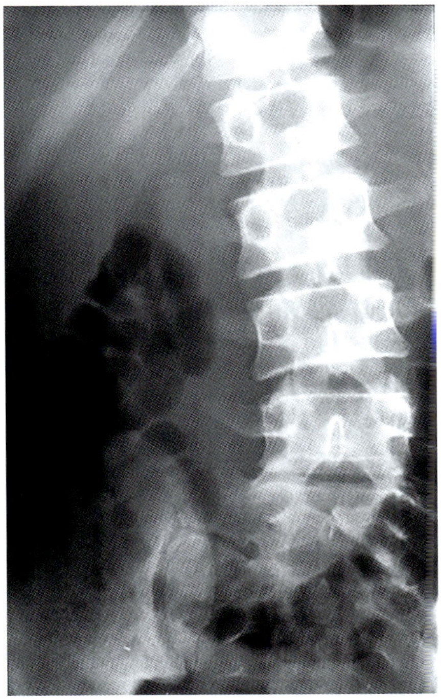

그림 III-8 급성 요통에 의한 통증성 측만의 단순 X선 사진, 전후상

기능성 측만에서 추체에는 변형이나 염전(twist)은 보이지 않는다.

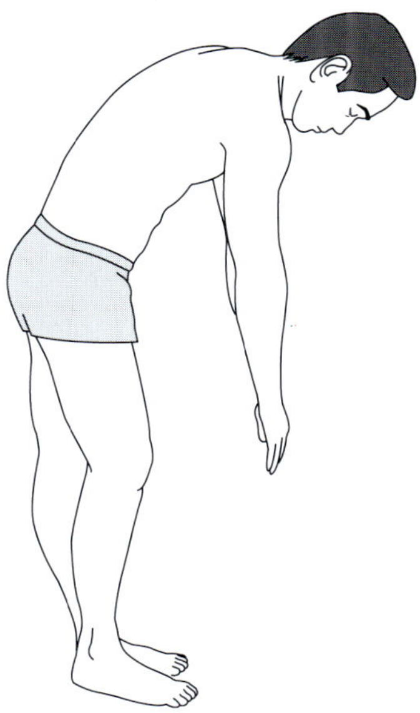

그림 III-9 좌골신경 환자가 전굴할 경우의 전형적인 자세

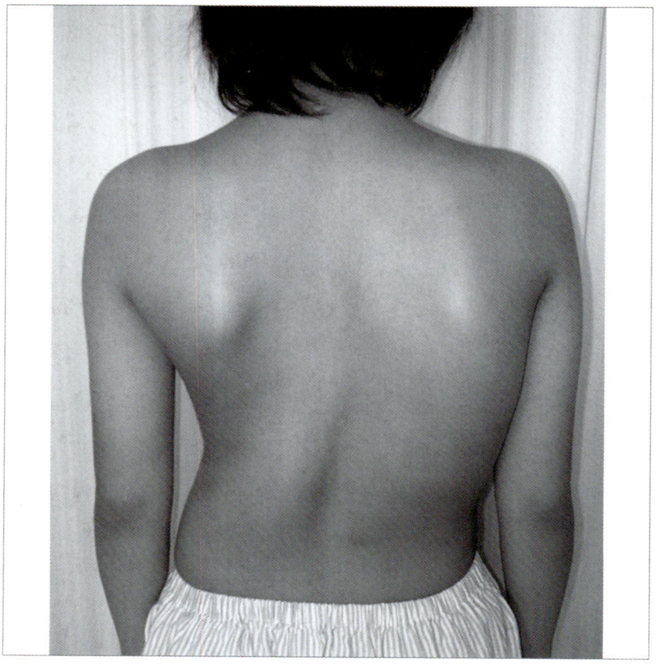

a 입위 배면 외관

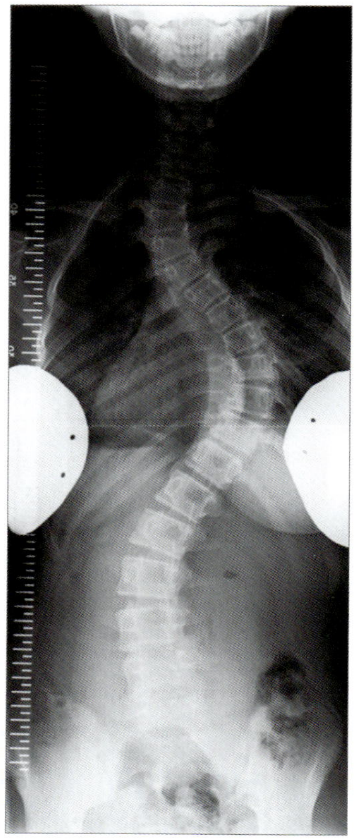

b 단순 X선 사진, 전후상

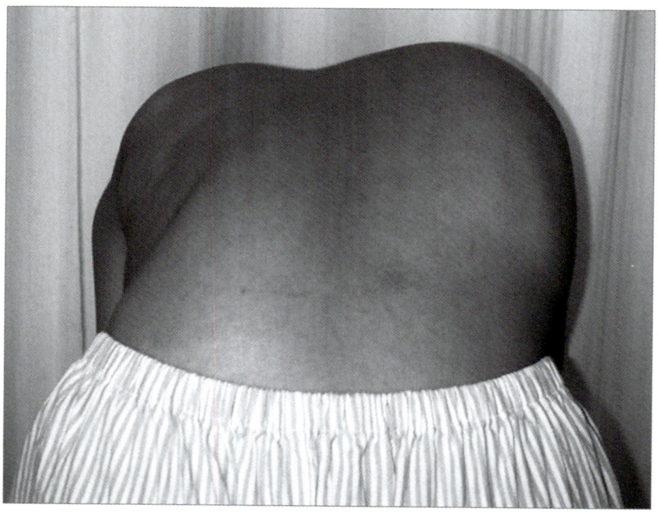

c 전굴 시의 늑골 융기(rib hump)

그림 III-10 특발성 측만증의 척추 변형(13세, 여성)

뒤에서 보면 극돌기의 배열이 흐트러져 있는 것을 알 수 있다. 머리를 숙이게 하여 보면 등의 비대칭성을 보다 확실하게 볼 수 있다.

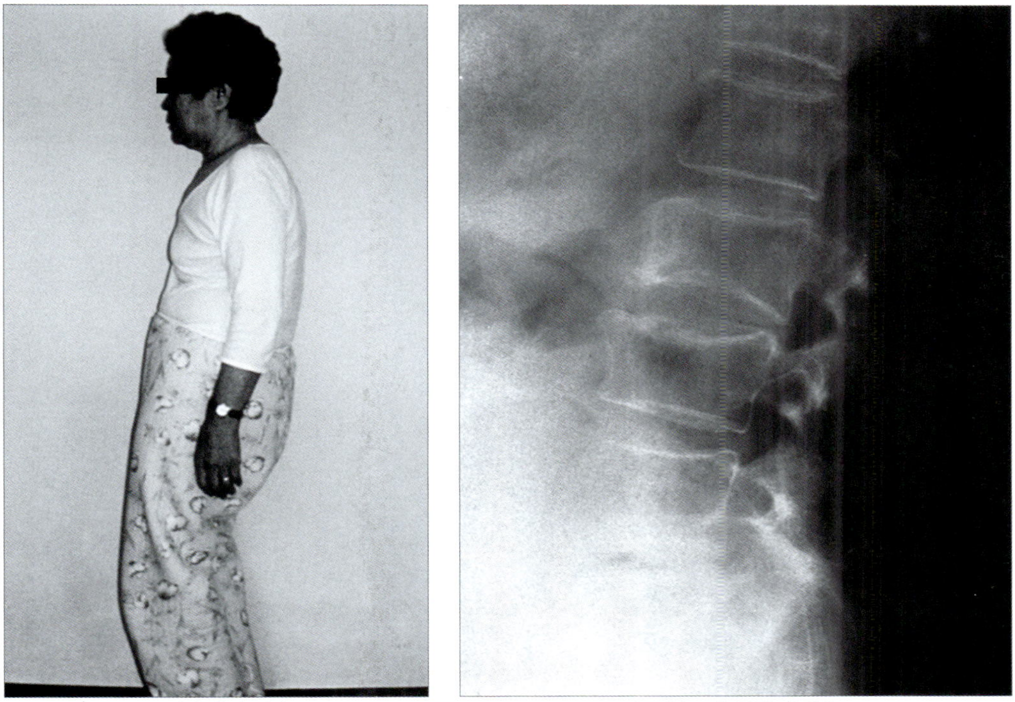

a 입위 측면 외관　　b 단순 X선 사진, 측면상

그림 III-11 척추의 후만(round back) 자세(57세, 여성)

옆에서 보면 생리적인 요추의 전만(시상면에서 본 전방으로 튀어나온 완만한 만곡)이 소실되어 요부 척추의 배열이 직선상으로 된 것을 외관으로나 X선 사진으로 알 수 있다. 이 자세의 변화를 대상하여 서는 자세의 균형을 잡기 위해 무릎을 약간 굽히고 고관절은 신전위를 취하고 있다. 이 자세는 고령자에게 자주 보이는 요통성 간헐적 파행(만성 요통의 일종, 46쪽)을 호소하는 환자에게 특유한 자세이다.

〔菊地臣一 : 요통. p.289(그림 IX-17), 醫學書院, 東京, 2003에서 전재〕

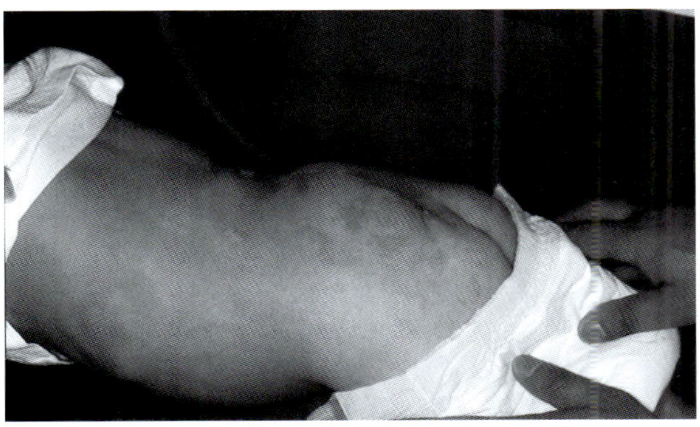

그림 III-12 척추 파열에 수반하는 수막류(meningocele, 지방종)의 피부 팽융(1세, 여아)

요천추부에 연한 피부의 팽융이 보인다.

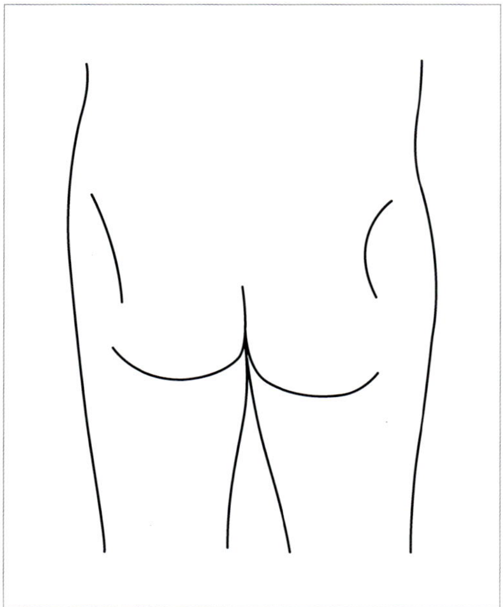

a 둔부의 외관

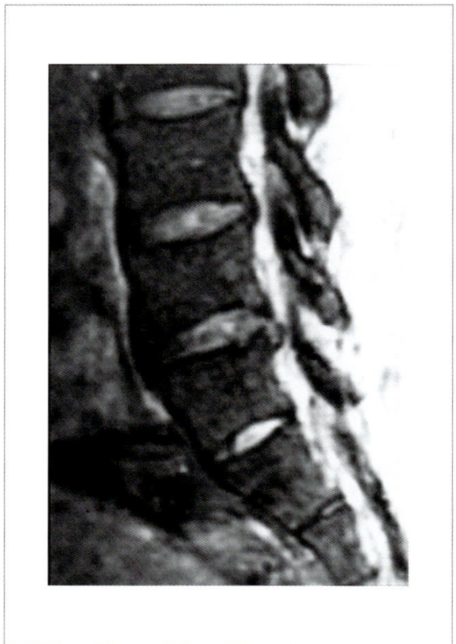

b MRI 시상면상

그림 III-13 추간판 탈출증(제4요추-이행성 척추)에 수반하는 우측 둔근의 위축(51세, 남성)

a : 우측 둔열(anal cleft)의 하강과 우측 둔부 위축을 볼 수 있다.
b : 제4요추-이행성 척추 추간에 후방 돌출을 보인다.
〔菊地臣一 : 요통. p.159(그림 VII-4), 醫學書院, 東京, 2003에서 개정〕

관절증 또는 제4요추신경근 장애가 원인인 경우가 일반적이다. 필요하다면 대퇴의 주위 직경을 계측한다. 하퇴의 위축이라면 환자가 엎드려 있을 때 비복부(regio suralis)를 보면 한쪽으로 위축이 있는 경우에는 하퇴부가 가늘게 되어 있으므로 쉽게 찾을 수 있다. 필요하다면 하지의 주위 직경을 측정한다. 이와 같이 둔부부터 하퇴에 걸친 시진은 중요한 정보를 주므로 빠뜨릴 수 없는 진찰 순서의 하나이다.

또한 둔부를 촉진함에 따라 종류(腫瘤)나 경결(硬結)을 찾을 수 있다면 좌골신경종양 또는 결절종(ganglion) 등을 찾을 수 있는 경우가 있다(그림 III-14). 둔부나 대퇴 후면의 종류(腫瘤)의 촉지는 엎드린 상태에서 상둔신경(superior gluteal nerve)의 압통의 유무를 평가를 할 경우에 실시하면 용이하게 확인할 수 있다. 일상 진료 상에서 잘 보이는 둔부의 압통은 장골릉(iliac crest)의 대둔근 부착부에 있는 경결이다. 이 통증은 국소마취제의 주사에 의해 신속하게 일시적으로 소실한다. 그리고 드물지만, 증상 발현 시각이 뚜렷한 허리의 격통을 호소하는 고령자를 보았을 경우에는 박리성 복부 대동맥류를 의심하고 복부를 촉진하여 복부 대동맥의 박동을 확인할 필요가 있다.

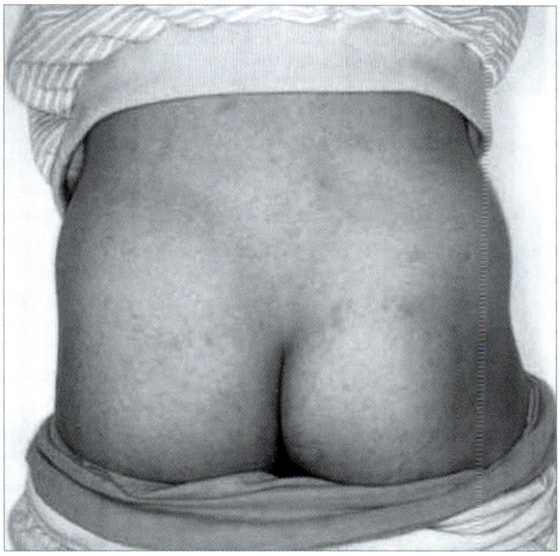

a 둔부의 외관

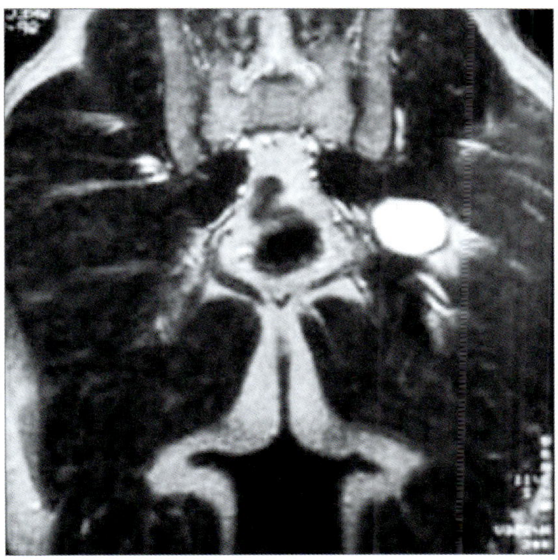

b 골반부 CT, 관상면

그림 III-14 좌골신경 결정종(ganglion)에 수반하는 둔근의 위축(36세, 남성)

촉진에 의해 우측 둔부의 심부에 종류(腫瘤)가 만져진다. 우측 둔부의 올라온 것이 좌측과 비교하여 조그맣게 관찰된다. CT에서 둔부에 종류가 보인다. 이 환자는 긴 시간 둔부통의 원인이 불분명하여 의료기관을 전전했던 환자이다.

〔菊地臣一 : 요통. p.160(그림 VII-5), 醫學書院, 東京, 2003에서 전재〕

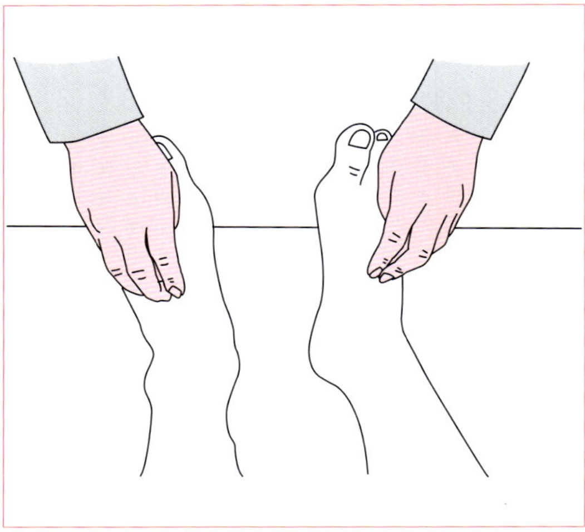

그림 III-15a 족배동맥의 박동의 촉지

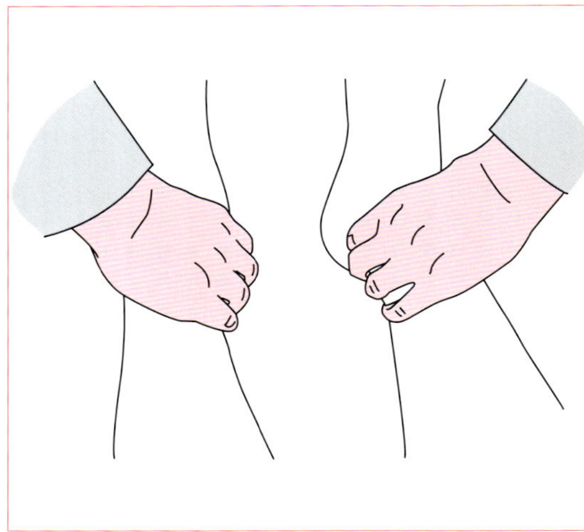

그림 III-15b 후경골동맥의 박동의 촉지

압통이나 고타통〔叩打痛 : 타진(打診) 시 통증〕은 생략되는 경우가 많은 진찰 기법의 하나이다. 그러나 압통이나 고타통은 고령자에서 골다공증에 의한 추체 압박 골절의 급성기를 감별하는 데는 필수적인 진찰 기법이다. 왜냐하면 무증상인 추체 변형은 일상 진료에서 극히 보통으로 보이는 영상 소견이며, 이 무증상의 추체 변형과 급성 압박 골절을 감별하는 것은 유일하게 압통이나 고타통의 존재이기 때문이다. 이와 같이 압통 · 고타통은 특히 고령자에 있어서는 압박 골절의 감별을 하는 데 매우 중요한 기법이다. 한편 젊은 사람에게서는 운동에 의해 요통을 일으킨 경우에 장골릉의 요배근 부착부에 압통이 자주 보인다. 장골 골단선(iliac apophysis) 상의 압통이다. 이 통증은 운동을 피함으로써 단기간에 좋아진다.

시진, 촉진의 중요한 기법의 하나로서 하지에 있어서의 말초동맥 박동〔족배동맥과 후경골동맥(posterior tibial artery)〕의 확인이 있다(그림 III-15). 이 기법은 신경학적 소견을 평가하는 전후에 실시하는 것이 보통이다. 그러나 생략되는 경우가 많다. 족배동맥을 보아도 후경골동맥까지는 보지 않는다는 경우가 많은 것 같다. 하지만 족배동맥보다는 오히려 후경골동맥의 박동을 중시해야 한다. 말초동맥 박동의 확인은 간헐적 파행의 감별 진단을 하는 데 매우 중요해서 자신의 진료 기법의 순서에 짜 넣어두면 좋을 것이다. 환자가 위를 향해 누었을 때에 확인하도록 습관을 들여 두면 진찰 시의 간과하지 않을 수 있다.

말초동맥의 박동에 소실이나 좌우차가 보였을 경우에는 간헐적 파행의 유무에 관하여 문진으로 확인해 둘 필요가 있다. 그러나 전술한 것처럼 말초동맥 박동의 소실이 폐색성 동맥경화증에 의한 간헐적 파행을 의미하는 것은 아니라는 것에 유의할 필요가 있다. 말초동맥 박동의 소실이나 좌우차를 보였을 경우에는 하지에 냉감, 교액감(絞扼感, 조르고 누르는 느낌), 저림 등 허혈(ischemic)에 따른 수반 증상이 있는지를 환자에게 확인할 필요가 있다. 또한 통증이 한정

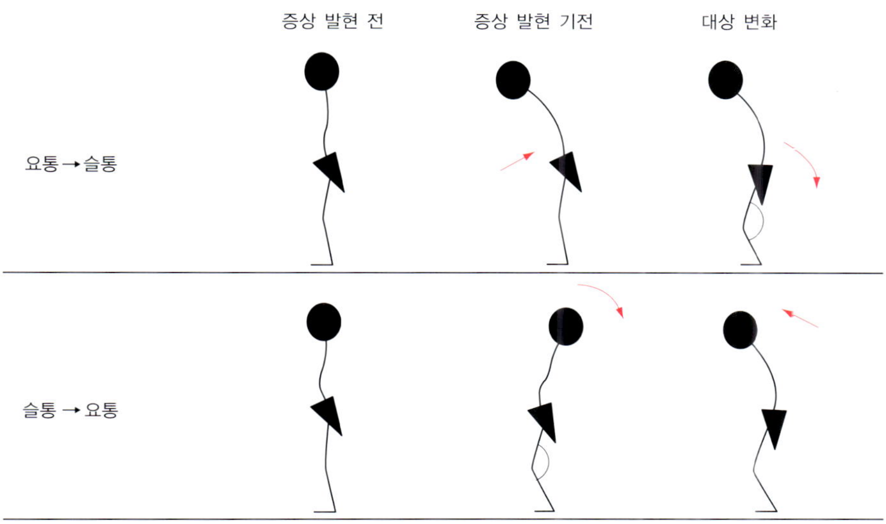

그림 III-16 Knee-spine syndrome에 이르는 과정

〔菊地臣一：요통. p.108(그림 IV-91), 醫學書院, 東京, 2003에서 전재〕

적으로 존재하는 것에 관하여 무릎에서 말초에만 통증이 존재하는 경우에는 혈관성 간헐적 파행이라고 하고 있지만, 반드시 그렇다고는 할 수 없다. 따라서 통증이 어디에 있을지는 간헐적 파행이 신경성일지 혈관성일지의 감별 포인트는 되지 못한다. 단, 족배동맥의 촉지에 관해서는 정상 예에서도 약 1할의 증례에서 촉지할 수 없는 경우는 유의해 둘 필요가 있다. 설령 폐색성 동맥경화증에 의해 하지의 말초동맥 박동이 소실하고 있어도 측부혈행로의 발달에 의해 전혀 증상이 없는 경우가 드물지 않다는 것도 기억해 두었으면 하는 것이 사실이다.

마지막으로 시진에서 간과되기 쉬운 것이 척추 정렬(spinal alignment)의 허리나 무릎에 대한 영향이다. 척추의 정렬이 변화하면 그것이 고관절이나 무릎에 영향을 미쳐 이러한 관절에 통증을 야기하는 경우가 있다. 사실 고관절이나 슬관절 수술 후에 요통이 소실 · 경감한다는 것은 잘 알려져 있다. 따라서 허리를 진찰하는 경우에는「장기 상관(臟器 相關)」의 개념에서 척추의 정렬을 평가할 필요가 있다. 대표적인 병태로서 hip-spine syndrome(고관절과 요추가 단독으로, 또는 두 증상을 합병하여 통증을 일으키고 있는 병태, 두 증상의 장애가 통증의 발생에 관여하고 있다) 또는 knee-spine syndrome(슬관절과 요추가 단독으로, 또는 두 증상을 합병하여 통증을 일으키고 있는 병태, 두 증상의 장애가 서로 통증의 발생에 관여하고 있다)(그림 III-16)이 있다.

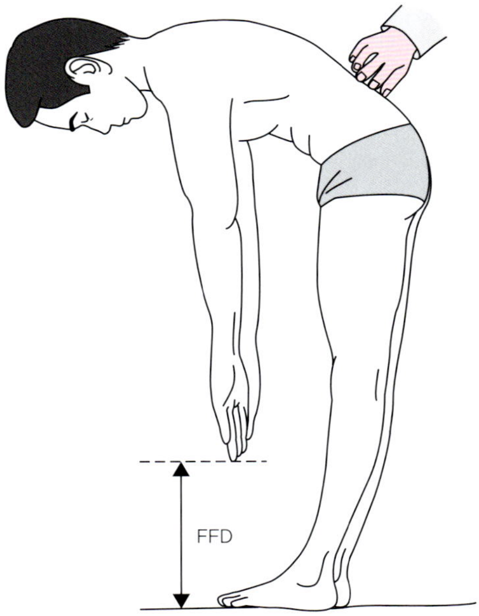

그림 III-17 전굴 시의 극돌기 틈의 넓이의 확인

❷ 척추 소견

척추 소견은 주로 전굴(앞으로 구부린다), 후굴(뒤로 젖힌다)의 운동범위와 움직임에 따른 증상 재현의 유무에 따라 평가한다. 전굴을 평가하려면 극돌기(예를 들면 제4요추와 제5요추)에 손가락 끝을 대고 전굴 시에 그 틈이 얼마나 넓은지를 본다(그림 III-17). 전굴의 평가는 환자는 슬신전위에서 가능한 한 체간을 전굴시켜 환자의 양손을 바닥에 대도록 한다. 통증이 있는 경우는 허리의 움직임은 제한되고 있는 것이 보통이다. 이때 FFD(Finger Floor Distance, 지상간 거리)를 계측해 두면 정확한 평가를 할 수 있다(그림 III-17). 동시에 척추 경직성(척추에 염증 등의 병소나 장애가 있으면 환부를 운동에 수반하는 통증으로부터 보호하기 위해 척추주위근이 반사적으로 긴장하여 척추의 움직임을 제한하고 있는 상태)의 유무를 확인한다. 현저한 척추의 경직성은 급성 요통이나 결핵성 척추염에서 자주 나타난다. 전굴 제한이 있어 하퇴의 후면에 방사통(radiating pain)이 일어나면 하위 요추에서의 추간판 탈출증이 의심된다. 이때 경직성이 있음에도 불구하고 손가락 끝이 바닥에 닿는 정도까지 된다면 그 움직임은 고관절에서의 움직임에 의하여 판정할 수 있다. 요추 그 자체의 움직임을 보고 싶을 때는 환자를 의자에 앉게 하여 앞으로 굽히게 하면 잘 알 수 있다. 추간판 탈출증으로 인해 하지에 통증이 있을 때는 신체의 축이 통증이 있는 쪽으로 한층 기운다.

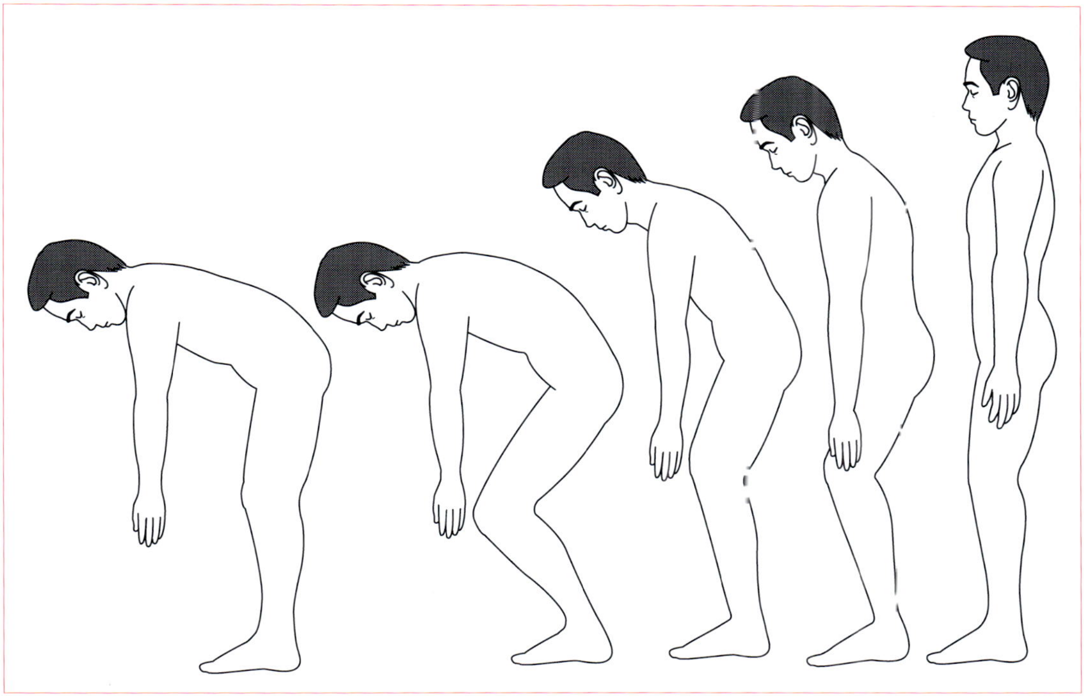

그림 III-18 허리에 통증이 있을 경우의 일어나는 방법

앞으로 가장 많이 굽힌 상태에서 직립위로 돌아오려고 할 때 허리에 통증이 있는 경우에는 독특한 돌아오는 방법을 취한다. 통증이 없는 사람은 직립위로 돌아오려고 할 때는 우선 허리를 펴고 일어난다. 무릎은 굽히지 않는다. 그러나 허리에 통증이 있는 사람이 직립위로 돌아오려고 할 때는 허리를 펴는 것보다도 먼저 무릎을 굽혀 골반을 허리 아래로 밀어 넣듯이 한다. 다음으로 허리를 조금씩 펴고 마지막에 무릎을 펴서 직립위가 된다(그림 III-18). 굽힌 상태에서 직립위로 이렇게 돌아오는 현상은 허리에 불안정성(X선 사진으로 알 수 있는 경우도 알 수 없는 경우도)이 있어 통증을 수반하고 있거나 추간관절에 통증의 원인이 있는 환자에게 보인다.

후굴을 볼 때는 검사자의 한쪽 손을 후상장골극(posterior superior iliac spines)에 얹고 또 다른 손을 전흉부(precordium)에 얹고 천천히 후굴을 하게 한다. 이렇게 함으로써 골반이 뒤로 기울 때까지의 허리의 후방에의 움직임을 정확하게 평가할 수 있다. 후굴 제한과 거기에 따른 하지에 통증이나 저림 증상의 재현이 보이면 척추증이나 전방전위증에 의한 척추관 협착증 또는 드물지만 상위 요추의 추간판 탈출증이 의심된다. 그 밖에 측굴이나 회전도 보면, 측굴은 환자의 손가락 끝이 대퇴 외측에서 무릎 위 또는 아래의 어디까지 닿는가에 따라 평가할 수 있다. 회전은 어깨와 골반이 이루는 각도로 표시한다. 좌위에서 실시하면 골반을 고정할 수 있으므로 잘 알 수 있다. 허리에 손을 얹어 신체를 회전시켜 골반과 팔꿈치가 움직인 각도로도 대용할 수

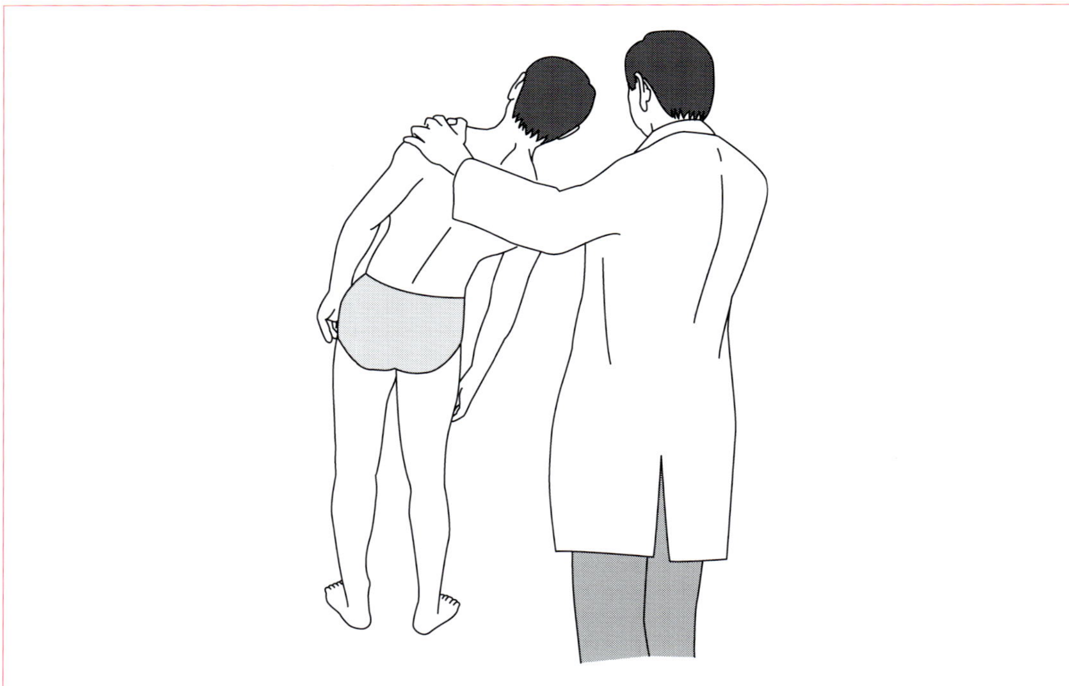

그림 III-19 Kemp's test

〔菊地臣一 외 : 척추. 整 · 災外 27(10) : 1302(그림 10), 1984에서 개정〕

있다. 측굴이나 회전에서는 운동범위 제한 외에 좌우차도 평가의 포인트이다.

Kemp 징후(그림 III-19)(환자의 슬관절의 신전을 유지시키고 체간을 환측으로 측굴시킨 상태에서 후굴시켜 하지통을 유발한다)가 양성인 경우에는 척추관의 외측 함요 협착(lateral recess stenosis)에 의한 신경근의 압박이 강하게 의심된다. 따라서 척추관 협착증의 신경근형이나 추간판 탈출증 환자에게 양성 소견이 보이는 경우가 많다.

❸ 신경학적 소견

요부 척추의 병변은 신경근이나 마미의 압박 증상을 자주 수반한다. 하지에 신경학적 이상 소견이 있다면 그것은 경증이 아니라는 것을 의미하므로 그 평가는 중요하다. 신경학적 소견은 반사, 지각 및 근력을 검사하는 것으로 평가한다. 이것에 의해 병변이 존재하는 부위를 추측하는 것이 가능하다. 신경학적 소견의 평가를 충분히 하지 않으면 신경근 장애, 마미 장애, 말초신경 장애 또는 심리적 요소의 하중을 평가하는 것이 실패로 연결된다. 또한 무릎보다 말초 부위만을 진찰하는 경우에는 신경근 장애와 비골신경마비의 감별에 실패하는 경우가 있다.

(1) 반사

반사는 심부 반사, 표재 반사, 그리고 병적 반사로 분류된다. 반사를 평가할 때는 무겁고, 큰 해머를 사용하면 반사가 나타나기 쉬워 그 평가를 용이하게 할 수 있다.

심부 반사

심부 반사는 건(腱)을 자극함에 따라 순간적으로 근육이 수축되는 현상이다. 일상 임상에서는 슬개건 반사와 아킬레스건 반사가 잘 이용된다. 두 검사 모두 나타나기 쉬운 자세에서 관찰하는 것이 중요하다. 심부 반사의 항진은 척수장애에서, 척수 고위, 심부반사의 저하는 마미나 말초신경의 장애에서 나타난다. 슬개건 반사의 저하 · 소실은 주로 제4요추신경근의 장애를 의심하게 한다(그림 III-20). 아킬레스건 반사의 저하 · 소실은 주로 제1천추신경근의 장애가 의

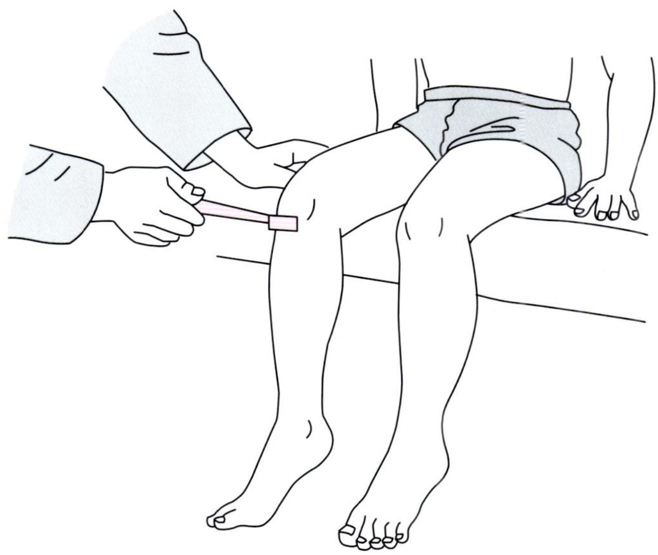

그림 III-20 슬개건 반사

이 자세에서 SLR(straight leg raising) 검사를 실시하는 것도 가능하다. 이 자세에서의 SLR기법과 flip sign(test)(67쪽)은 같은 기법이다. SLR 검사의 각도와 이 자세에서의 SLR 검사의 각도에 큰 차이가 있다면 사회심리적 인자의 관여의 정도가 큰 하지통으로 판정할 수 있다. 앉은 자세에서 flip sign을 보기 위해 SLR 검사를 실시할 때는 하지를 피게 하여 바빈스키(Babinski) 검사를 실시하면 좋다.

〔菊地臣一 : 요통. p.161(그림 VII-7a), 醫學書院, 東京, 2003에서 전재〕

심된다(그림 III-21). 일상 진료 상에서 가장 많은 제5요추신경근 장애를 시사하는 심부 반사에 후경골근건 반사(그림 III-22)가 있다. 그러나 이 반사는 나타나기 어렵고 나타났다고 해도 약하기 때문에 평가가 어려운 것이 현실이다. 따라서 좌우차로 평가할 수밖에 없다. 실제 기법은 앙와위(背臥位)에서 다리를 약간 외회전하게 하고 후경골근 족내측부에서의 주상골조면의 정지부 부근을 고타한다. 정상인은 약간 내반(varus) 작용이 보인다.

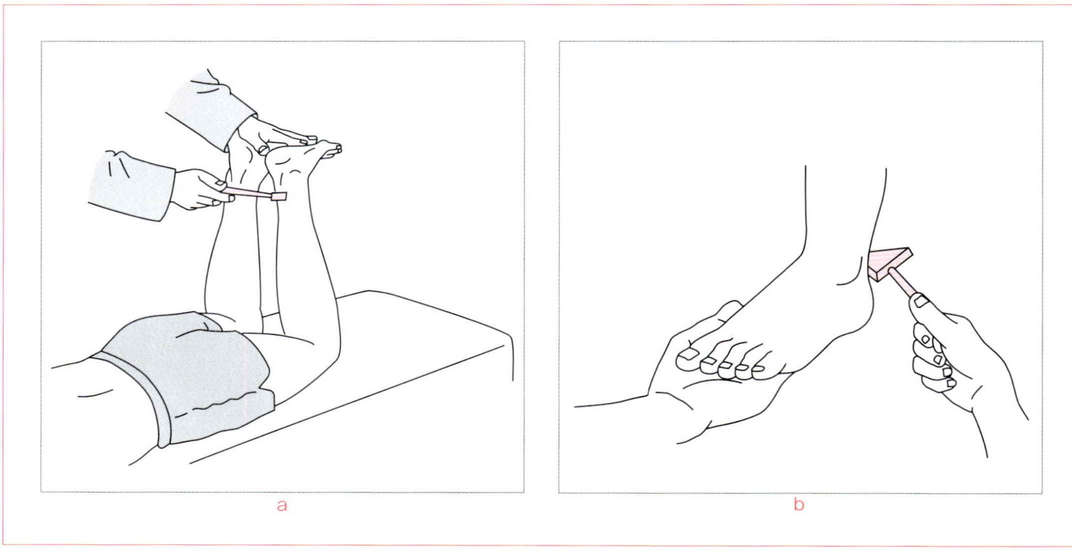

그림 III-21 아킬레스건 반사

환자가 편한 자세에서 평가하면 되기 때문에 환자의 상황에 따라 하는 방법을 바꿔도 좋다. 슬개건 반사의 검사에 계속해서 실시할 경우에는 b의 기법을 원활하게 실시할 수 있다. 이렇듯 스스로의 진찰 패턴을 정해두면 편리하다.

〔菊地臣一 : 요통. p.161(그림 VII-7b), 醫學書院, 東京, 2003에서 개정〕

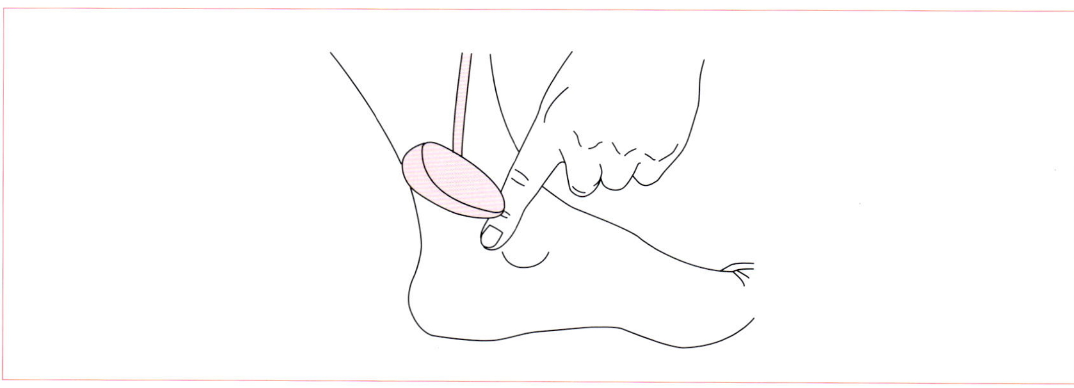

그림 III-22 후경골근건 반사(posterior tibial tendon reflex)

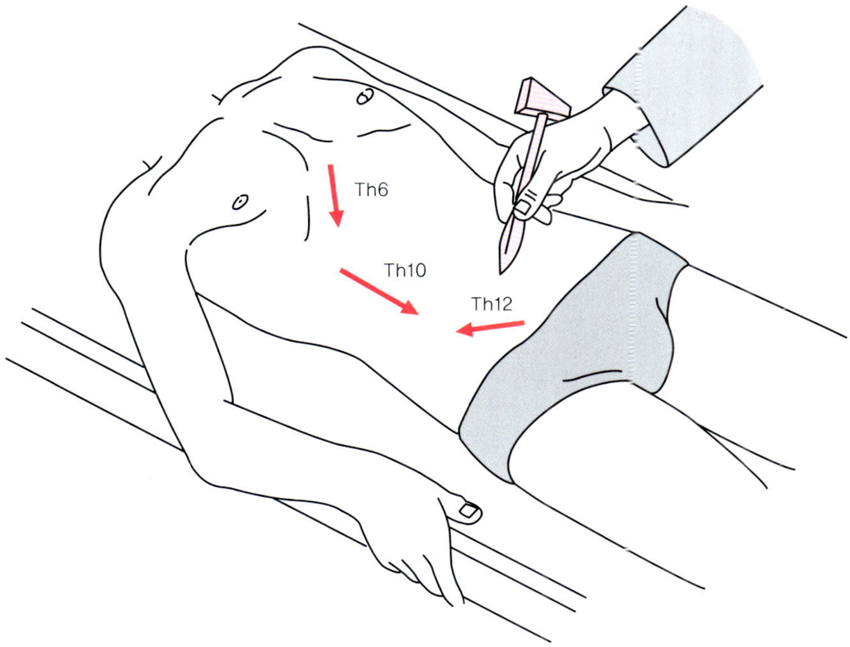

그림 III-23 표재 복벽 반사(superficial abdominal reflex, abdominal skin reflex)

한쪽의 심부 반사 저하, 즉 좌우차가 있으면 말초신경 고위에서의 장애가 현재 또는 과거에 있었다고 판정해도 좋은 근거가 된다. 단 일반 건강한 성인에 관해서는 하지 심부 반사에 좌우차가 있다고 해도 반드시 요천추부 신경근 장애를 가지고 있다는 것은 아니다. 양쪽의 하지 심부 반사 항진은 중추신경 장애를 의심하게 한다. 이 경우에는 만약을 위해 병적 반사나 다른 소견도 주의 깊게 평가할 필요가 있다. 한편 양쪽의 아킬레스건 반사의 저하 · 소실은 마미 장애를 의심하게 한다. 단 고령자에서는 정상인에서도 양쪽의 하지 심부 반사의 저하가 70대에서 10%, 90대에서 30% 보이므로 그 평가에서는 다른 검사 소견과의 정합성을 보고 판정할 필요가 있다. 또한 최근에는 당뇨병에 합병한 다발성 신경염도 드물지는 않기 때문에 심부 반사가 양쪽에서 저하 · 소실을 보였을 경우에는 만약을 위해 당뇨병 합병의 유무를 확인할 필요가 있다.

반사를 잘 유발할 수 없는 경우에 특히 저하인지 정상인지의 판정에 고심해야 한다. 이 경우에는 환자를 조급하게 만들기 때문에 양손을 잡게 하고 건(腱)을 고타한다. 또는 검사하려고 하는 건의 근육 수축을 가볍게 촉진시켜 두고 두드리면 정상, 저하 또는 소실을 명료하게 구별할 수 있다.

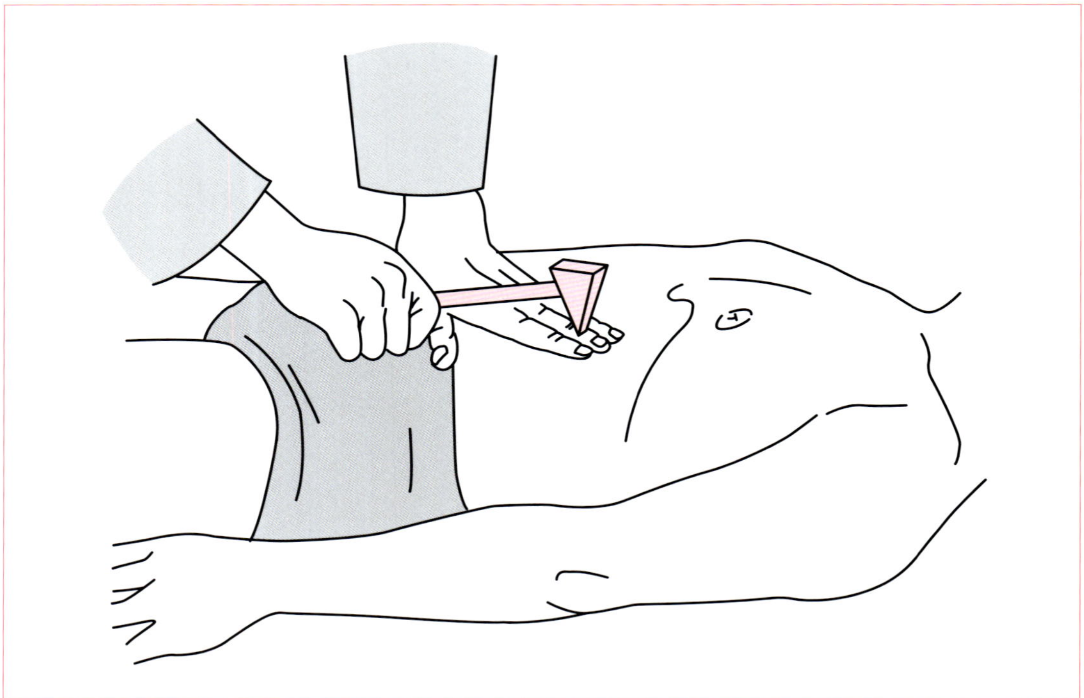

그림 III-24 심부 복벽 반사(deep abdominal reflex, abdominal muscle reflex)

표재 반사

표재 반사는 피부나 점막을 자극하여 근수축이 일어나는 현상이다. 요통 진료에서 잘 이용하는 것은 복벽 반사, 거고근 반사, 그리고 항문 반사이다.

복벽 반사에는 표재성 반사로서의 표재복벽 반사(superficial abdominal reflex, abdominal skin reflex)(그림 III-23)와, 심부 반사로서의 심부복벽 반사(deep abdominal reflex, abdominal muscle reflex)(그림 III-24)가 있다. 게다가 그 기법을 실시하는 부위에 따라 어느 고위의 반사를 보고 있는지를 알 수 있다(그림 III-23). 표재 반사에서는 복벽을 핀 등으로 비비면 배꼽이 자극부 쪽으로 움직이다. 한편 심부 반사는 검사자의 한쪽 손가락으로 약간 복부를 누르고, 그 위를 해머로 두드린다. 이 기법에 의해 복근이 수축한다. 정상적이더라도 약한 경우가 있다. 항진의 정도가 현저하면 하지의 움직임도 동시에 유발된다.

이 표재와 심부의 두 가지 반사의 편성으로 여러 가지를 알 수 있다. 정상의 경우에는 표재 반사와 심부 반사는 존재(약한 경우도 있음)한다. 제6-12흉수절(segmenta thoracica)이 직접 장애를 받고 있는 경우에는 양쪽의 반사가 소실한다. 복근을 지배하고 있는 최고위인 제6흉수절보다 상위에서 추체로(상위 운동신경원이 통과하는 곳에서 그 장애에 의해 운동 마비, 경축, 심부 반사의 항진, 병적 반사의 출현이 일어난다)가 장애를 받고 있는 경우에는 그 옆의 표재 반

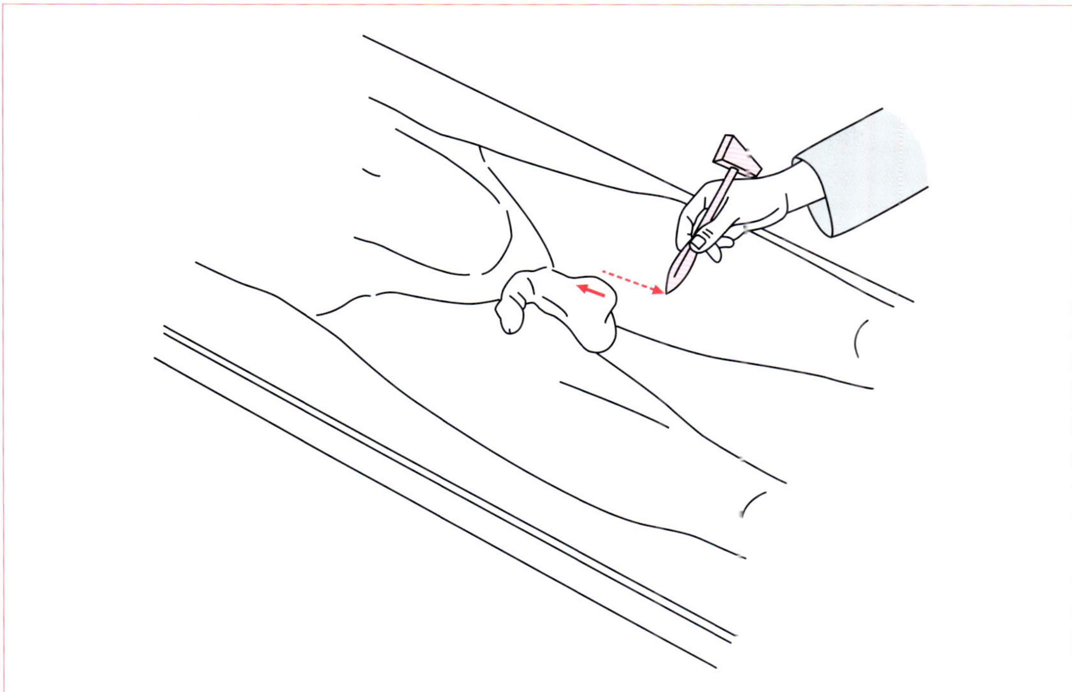

그림 III-25 거고근 반사(cremasteric reflex)

사는 소실하고 심부 반사는 항진한다. 이와 같은 소견은 병적 반사의 존재와 함께 가장 유력한 추체로 징후의 하나이다.

요통 진찰에서 이 반사의 소견이 중요한 이유는 흉요추 이행부에서의 장애가 하지 증상의 원인으로 고려될 때, 혹은 흉요추 이행부와 요추 병변, 즉 척수와 척수신경(말초신경)의 장애가 중복하고 있는 것이 방사선 영상으로 관찰될 때, 참고가 되기 때문이다.

거고근 반사(cremasteric reflex)(그림 III-25)는 타진기 손잡이의 첨단이나 핀으로 대퇴 내측에서 서경부 근처를 문지르면 거고근이 거상한다. 거고근의 지배는 제12흉수절(T12)이므로 한쪽에서 이 반사가 소실하고 있다면 제1요수절(lumbar segment)(L1)에서 제2요수절(L2) 사이의 고위에서의 하지 운동신경원의 장애가 있음을 시사한다. 가끔 음낭이 천천히 줄어드는 현상을 보고 실수로 양성으로 판정하는 경우가 있으므로 주의가 필요하다.

항문 반사(anal reflex)(그림 III-26)는 항문 주위의 피부를 문지르면 외항문 괄약근이 수축하여 항문이 닫히는 현상을 말한다. 이 소견을 자주 anal wink라고 표현한다. 외항문 괄약근의 반사 중추는 제2천수절(sacral segment)(S2)에서 제4천수절(S4)이다.

같은 현상을 보이고 있는 반사는 구해면체 반사(bulbocavernous reflex)가 있다. 이것은 음경 귀두부(여성에서는 음핵)를 집으면 외항문 괄약근이 수축하는 현상을 말한다. 이 반사는 척

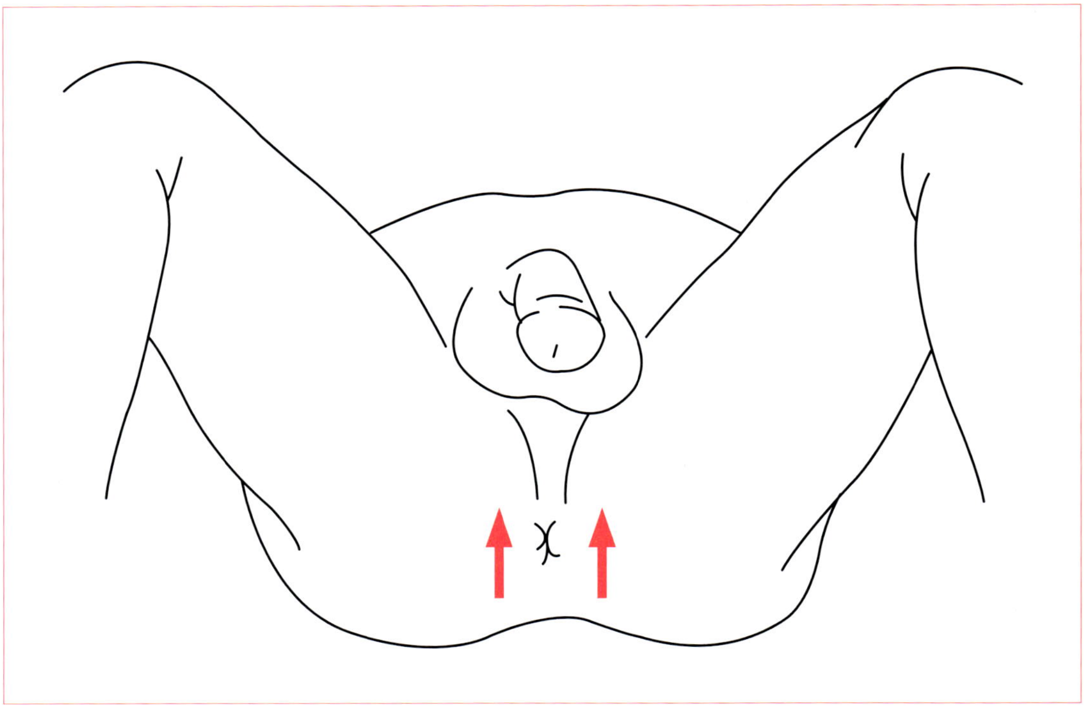

그림 III-26 항문 반사(anal reflex)

수 손상이 완전한 마비인지 불완전한 마비인지를 판정할 경우에 매우 중요하다. 무지(hallux)의 굴곡이 가능(S1 지배), 회음부(S2-5)의 지각이 유지되고 있거나 또는 항문 반사나 구해면체 반사의 존재가 어느 한쪽이 보존되고 있다면 이것을 sacral sparing(천골 회피/건재)이라고 한다. 이것이 보이면 완전한 마비는 아니기 때문에 신경 기능의 회복을 기대할 수 있다. 이러한 현상은 외상 등의 척수외 병변에서는 측부혈행로의 풍부한 척수의 변연부가 장애로부터 벗어나는 경우가 있기 때문에 일어난다.

병적 반사

병적 반사의 출현은 말초신경 장애가 아니라 추체로 장애의 존재를 의미한다. 대표적인 반사에 바빈스키 징후(Babinski sign)(그림 III-27)가 있다. 실제 기법은 해머 손잡이의 첨단 등으로 족저부의 외측을 따라 자극한다. 무지가 천천히 배굴하는 것을 양성이라고 한다. 이 반사는 정상인에게는 나타나지 않는다.

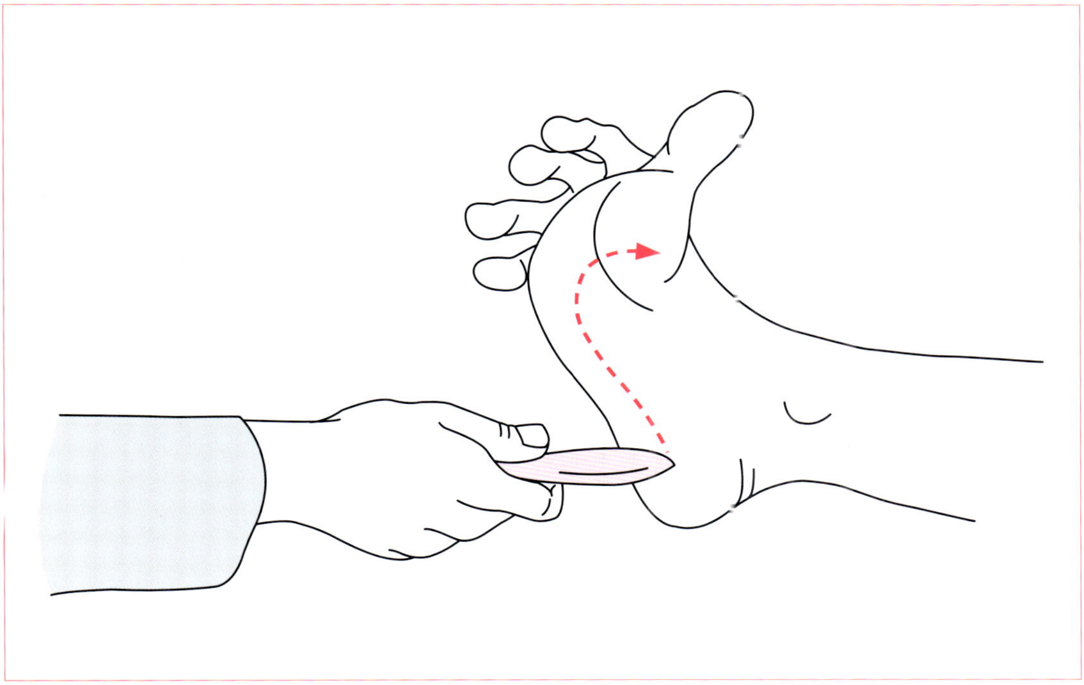

그림 III-27 바빈스키 징후(Babinski sign)

(2) 지각

지각 검사는 표재 지각(온각, 통각, 촉각)과 심부 지각(진동각, 위치각 등)을 평가한다. 요천추부 신경근 장애의 경우에는 그림 III-2(54쪽)에 나타나는 지각의 저하가 보인다. 이 그림에서 보듯이 발등에 지각 장애를 보였을 경우 제5요추신경근이나 또는 제1천추신경근의 장애인지를 판정할 때 곤란하다. 그 경우에는 발바닥의 외측에 지각 장애가 있는지를 확인하면 감별이 가능하다. 즉, 제1천추신경근 장애에 따른 지각 장애라면 족저의 외측에 지각 장애를 보인다. 반대로 족저 외측에 지각 장애를 보이지 않는 족배의 지각 장애라면 제5요추신경근 장애에 의한 지각 장애를 생각할 수 있다. 스타킹형 지각 장애가 보이는 경우에는 중추성 신경 장애(척수증 등)나 다른 말초신경 장애(허혈성 질환이나 당뇨병성 신경염 등)를 생각할 필요가 있다. 가끔 사회 · 심리적 인자의 관여가 깊은 환자에게 이 타입의 지각 장애가 보이는 경우가 있다. 그러나 이러한 환자에서는 평가할 때마다 지각 장애의 범위가 변하거나 재현성이 부족하기 때문에 그 감별은 그다지 곤란하지는 않다.

심부 지각의 검사에서는 위치각과 진동각을 평가한다. 박리성 지각 장애(촉각이나 심부 지각과 통각의 어느 것이 보다 강하게 장애를 받고 있다)를 보이는 경우에는 척수공동증이나 수내 종양 등을 생각할 수 있다. 마미나 신경근 또는 말초신경근 장애의 경우에는 촉각과 온 · 통각은 비슷한 수준으로 저하한다.

저림을 동반한 지각 장애가 전혀 보이지 않는 경우에는 운동신경 질환을 포함한 다른 신경 질환이나 근육질환의 가능성에 유의할 필요가 있다. 저림을 동반하면, 지각 장애를 수반하지 않는 하수족(foot drop) 등의 마비만을 나타내는 요추 유래의 신경 장애는 아니라고 할 수 있다. 즉 근력 저하만을 보일 경우에는 그 마비는 척추의 질환이나 외상에 유래하는 병태는 아니라고 생각하여 정밀 조사를 할 필요가 있다.

(3) 근력

근력은 도수(徒手)근력 검사로 평가한다. 하지의 근력을 평가하는 경우에는 좌골신경통으로 인하여 힘을 쓰지 못해 결과적으로 「근력 저하 있음」이라고 판정하는 경우가 있으므로 그 영향을 피하기 위해서 무릎을 굽히게 하고 진찰한다(그림 III-28). 요천추부 신경근 장애의 경우에

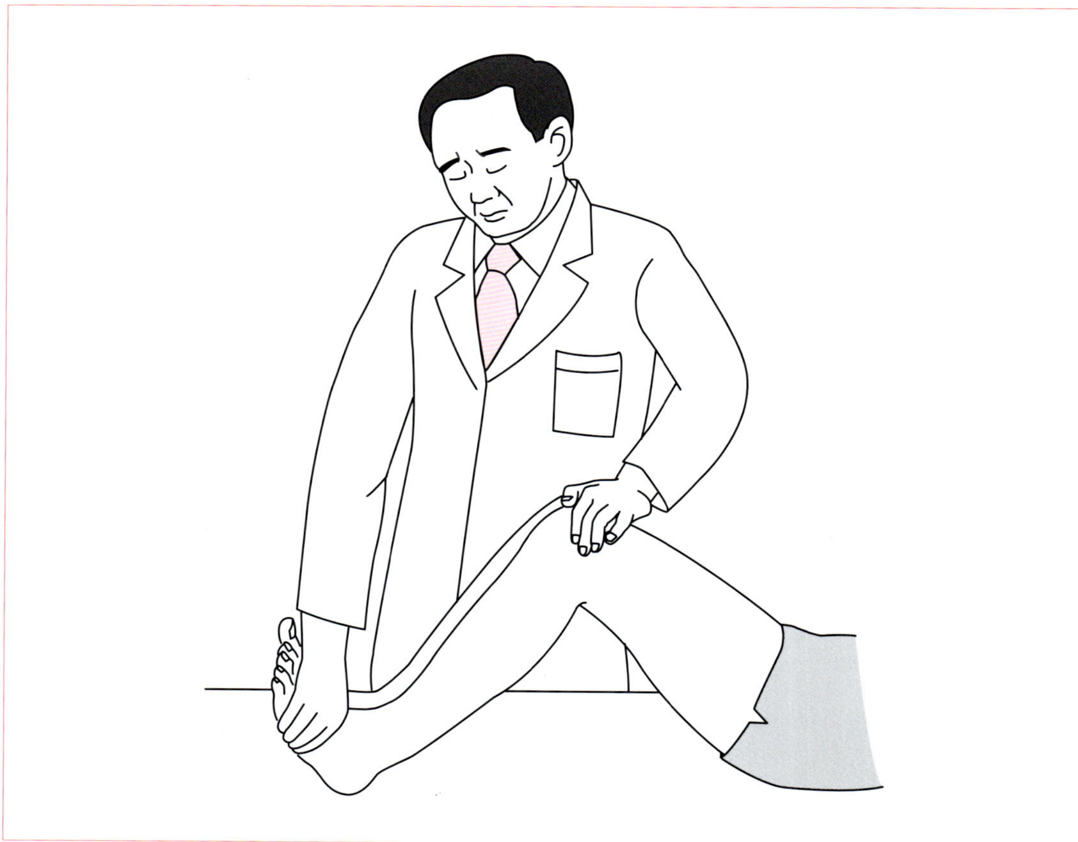

그림 III-28 족관절 배굴의 도수(徒手)근력 검사

제5요추신경근 지배근군, 주로 전경골근의 근력을 평가하고 있다.

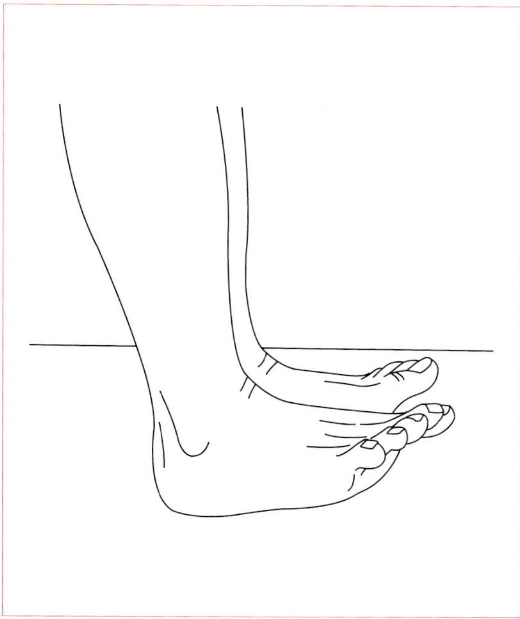

그림 III-29 종보행(서기)(heal gate, stand on heels)

제5요추신경근의 지배근군에 마비가 없는지를 간단하게 평가하는 기법이다.

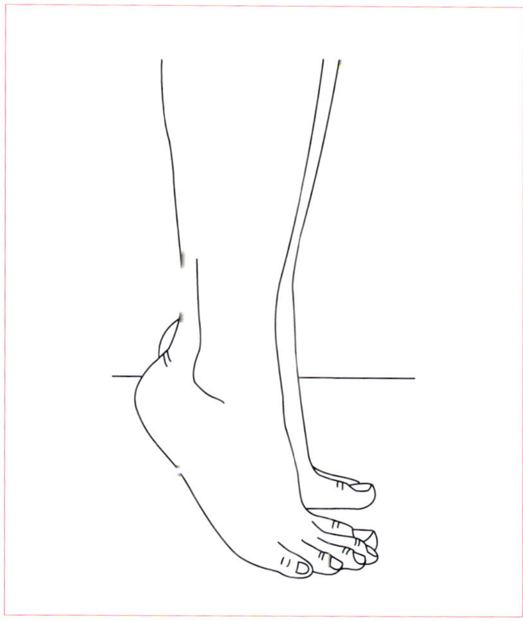

그림 III-30 발가락 보행(서기)(toe gate, stand on tip toes)

제1천추신경근의 지배근군, 주로 하퇴삼두근의 근력을 간단하게 평가하는 기법이다.

는 특정 근육에 근력 저하가 보이므로 심부 반사나 지각 장애와 함께 증상 유발 부위를 판정한다(그림 III-2)(54쪽). 제5요추신경근 장애의 경우에는 장무지신근(extensor hallucis longus muscle)이, 제1천추신경근 장애의 경우에는 장무지굴근(flexor hallucis longus muscle)의 근력 저하가 가장 빨리 보이므로 무지에 주목하여 평가한다. 또한 제3, 4요추신경근의 지배근인 대퇴사두근의 평가에서는 슬하에 검사자의 전완(forearm)을 넣어 무릎을 경도 굴곡위로 하여 무릎을 피게 하고 저항을 가하면 용이하게 평가할 수 있다. 간단하게 하지 근력을 조사하는 방법으로는 제4요추신경근 지배근의 근력을 평가하는 굽힌 상태에서 일어나기(do a single squat and rise), 제5요추신경근 지배근을 평가하는 종보행(서기)(heal gate, stand on heels)(그림 III-29), 그리고 제1천추신경근 지배근을 평가하는 발가락 보행(서기)(toe gate, stand on tip toes)(그림 III-30)이 있다.

(4) 신경 긴장 징후(Tension sign)

신경 긴장 징후란 말초신경을 끌어당김에 따라 신경을 긴장시켜 통증이 재현되는 상태를 말한다. 아래에 대표적인 기법을 소개한다.

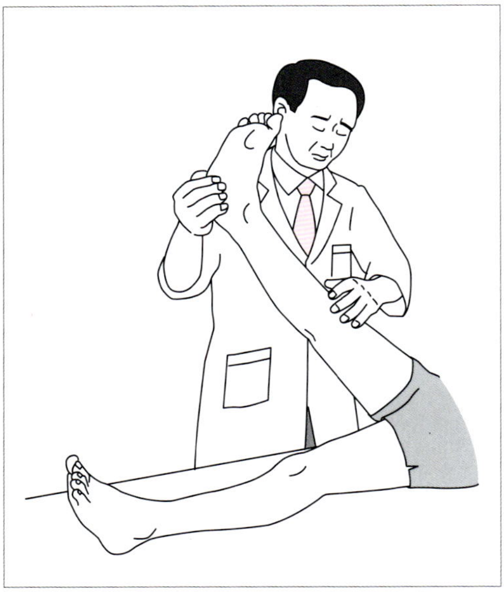

a SLR 검사 기법

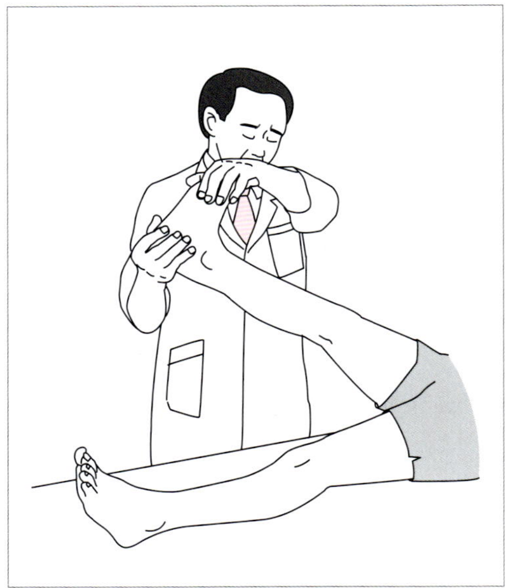

b 브라가드 징후(Bragard's sign) 기법

그림 III-31 하지 신전 거상 검사(straight leg raising test) 기법

하지 신전 거상 검사(straight leg raising test, SLR 검사)

SLR 검사는 추간판 탈출증에 의해 압박 · 자극되고 있는 신경근을 신전시켜 하지의 통증을 재현하는 기법이다. 30° 이상, 70° 이하의 각도에서 신전 거상을 시켰을 때에 대퇴 후면에서 하퇴 후면에 걸쳐 통증이 야기되었을 때에는 양성으로 판정하고, 제5요추신경 또는 제1천추신경근에의 압박이 있다고 판단할 수 있다(그림 III-31a). 단 무릎이 굴곡 구축(무릎을 충분히 신전하지 못하고 구부러진 상태)하고 있는 환자가 요통만을 수반하고 있는 경우에도 이 기법에 의해 하지 후면에 통증을 일으키므로 실수로 양성으로 판정하기 쉽다.

SLR 검사의 양성을 확실히 하는 기법으로 브라가드 징후(Bragard's sign)가 있다(그림 III-31b). 우선 피검사자를 앙와위로 하여 SLR 검사를 실시한다. 이 검사에서 양성이 되었던 각도보다 약간 하지를 강하시켜 통증이 소실한 상태에서 족관절의 배굴을 강제로 진행시킨다. 신경 긴장 증상이 있는 환자에서는 좌골신경을 따라 통증이 유발된다. 이 기법은 천장관절(sacroiliac joint), 요천추부, 그리고 이상근에는 자극을 주지 않으므로 SLR 검사가 양성이어도 경미한 경우, 신경 긴장 징후가 있다고 판정해도 좋은지 의문이 들 때 효과적인 감별 기법이다. SLR 검사와 브라가드 검사가 양성이라면 신경근의 긴장 징후가 존재한다고 판정해도 좋다. 여기에 「무릎을 굴곡하면 통증이 경감한다」는 소견을 더한다면 거의 완전한 평가가 된다. 반대로 무릎을 굴곡시켜도 통증을 호소하는 경우에는 심리적 관여의 정도가 큰 환자이거나, 고관절에 어떠

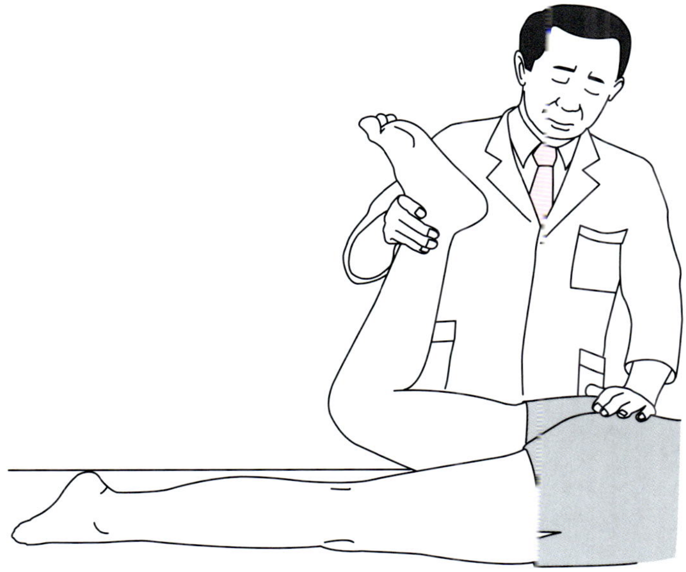

그림 III-32 대퇴신경 신전 검사(femoral nerve stretch test) 기법

한 병태가 있다고 의심할 필요가 있다.

SLR 검사는 신경 긴장 징후의 존재를 평가하는 가장 정확하고 재현성이 높은 기법이지만, 현장에서는 좌골신경통의 정의를 둘러싸고 진단에 혼란이 생기고 있다. 좌골신경통이란 무릎보다 말초, 전형적인 경우에는 비복부(regio suralis)에서 발에 걸쳐 방사되는, 보통 단일 신경근 분포를 나타내는 통증을 말한다. 본 기법으로 허리, 둔부 또는 대퇴 후면에 생기는 통증을 양성이라고 평가하지 않는다. 이것이 판정을 둘러싼 혼란의 원인이다. 올바르게 본 기법을 실시한다면 SLR 검사의 민감도는 80%, 특이도는 40%이다. 그리고 재현성은 56~97%이다. 단 연령에 따라 그 민감도는 달라진다. 젊은 사람에서는 민감도가 높고, 연령이 증가함에 따라 민감도가 떨어진다. 사실 고령 환자에서는 추간판 탈출증에 의한 신경근성 통증이더라도 SLR 검사가 음성으로 나타나는 경우가 드물지 않다.

대퇴신경 신전 검사(femoral nerve stretch test)

제3 또는 제4요추신경근의 압박을 시사하는 통증 유발 기법이다(그림 III-32). 피검사자를 복와위로 한다. 검사자는 무릎을 약 90도로 굴곡한 하지를 한쪽 손으로 잡고 강제로 고관절의 신전시킨다. 이 기법은 대퇴신경을 신전시킨다. 이때 검사자가 한쪽 손을 둔부에 대는 것은 고관절 신전이 효과적으로 되도록 도와준다. 슬관절에 운동범위 제한이나 통증이 있는 경우에는 슬 신전위로 한 상태에서 실시해도 괜찮다(Wassermann의 기법). 본 기법의 양성 예에서는 대퇴

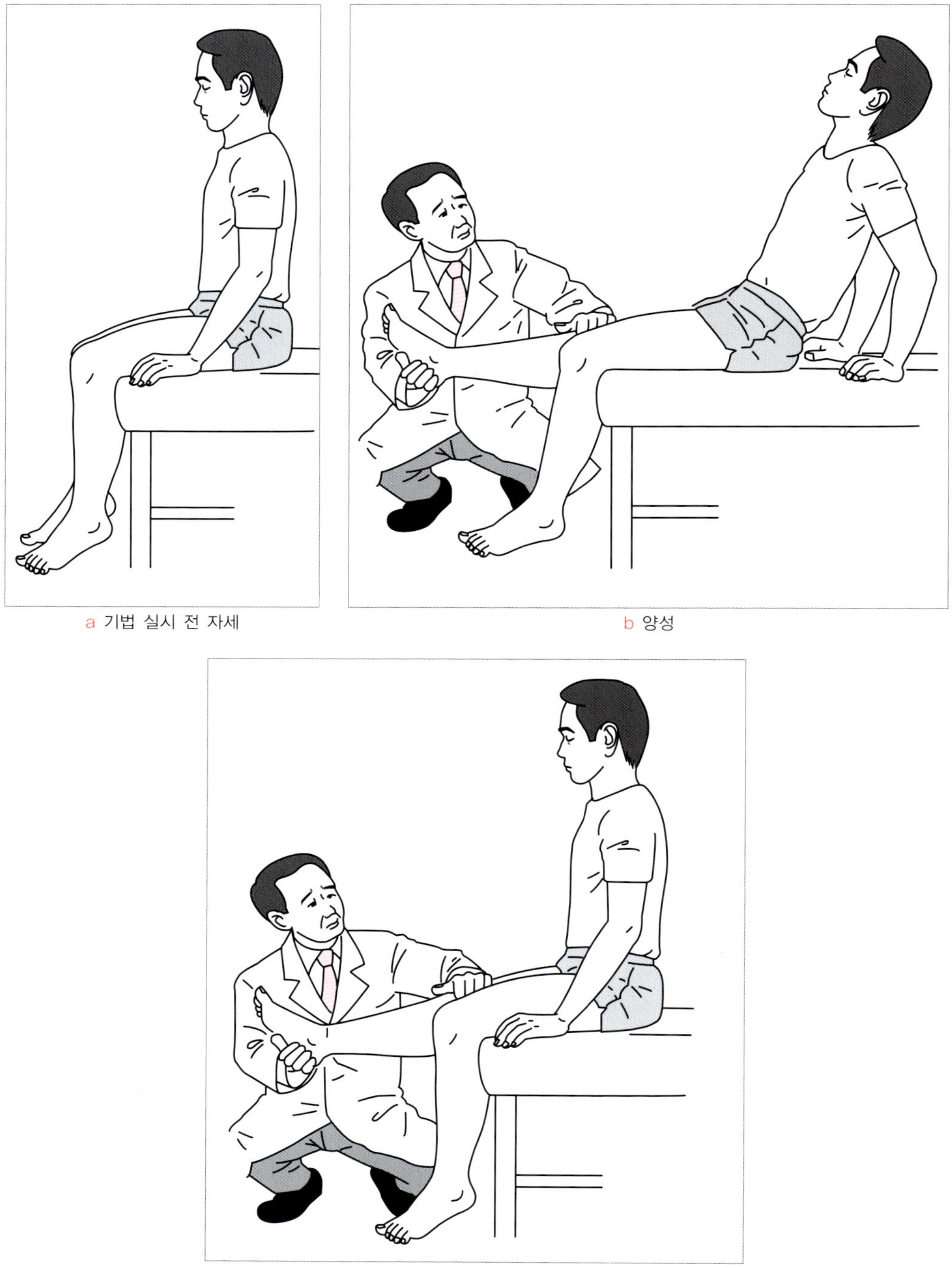

a 기법 실시 전 자세 b 양성

c 음성

그림 III-33 Flip sign

SLR 검사가 양성이고 본 기법이 음성인 경우에는 사회심리적 인자가 지나치게 관여하고 있는 요통이 의심된다.
〔菊地臣一 : 요통. p.165(그림 VII-12), 醫學書院, 東京, 2003에서 개정〕

전면에 통증이 유발된다. 이 기법은 상위 요추신경근에의 신경 긴장 검사이다. 상위 요추 추간판 탈출증의 예에서는 100% 양성이다. 단 이 기법으로 허리가 과신전된 결과 요통을 호소하는 경우에서는 음성이다. 왜냐하면 이 현상은 요추 신전으로 요통을 호소하는 경우와 같기 때문이다. 평가하는 경우에는 이 점에 주의가 필요하다. 그러나 장요근이나 대퇴직근에 장애가 있는 환자(대퇴사두근 구축증 등)에서도 본 기법이 양성이 되는 경우가 있으므로 다른 신경학적 소견이나 척추 소견도 병행하여 해석해야 한다.

좌위 슬신전 검사(그림 III-33)

Flip sign이라고도 한다. 환자를 둔부와 무릎을 90° 로 굽히게 하여 침대 위에 앉게 한다. 검사자는 슬개부나 족저를 진찰하는 것 같이 천천히 무릎을 핀다. 이 기법은 위를 보게 하고 똑바로 하지를 거상하는 SLR 검사와 같은 정도로 신경근을 늘리게 된다. 이 기법은 지나친 사회심리적 인자가 관여하고 있는 좌골신경통을 호소하고 있는 환자를 판별하는 데 효과적이다.

교차 하지 신전 거상 검사(crossed straight leg raising test)

증상이 없는 환자의 반사측 하지를 신전 거상시켰을 때 좌골신경통이 있는 하지에 통증이 발생하는 경우를 양성으로 한다. 교차통의 존재는 SLR 검사보다 신경근 압박의 존재를 보다 강하게 시사하는 징후이다. 본 기법은 SLR 검사보다 민감도는 낮아 L4/5, L5/S1 추간판 탈출증 예의 25%밖에 양성이 되지 않는다. 그러나 본 기법에서 양성인 환자는 추간판 탈출증이 있을 가능성은 높아 이 기법의 특이성은 90% 이상에 이른다. 이 사실을 인식하여 본 기법을 평가하면 추간판 탈출증의 진단 상 매우 유용한 정보가 된다.

자동 하지 신전 거상 검사(active straight leg raising test)(그림 III-34)

양쪽 하지를 무릎을 핀 상태로 90° 가까이 거상시킨다. 추간판에 불안정성이 있는 요통 환자나 복근이 약한 환자는 하지의 거상이 골반을 전방으로 회전시킨다. 결과적으로 허리가 과신전하게 된다. 추간판 변성에 기인한 요부 척추증 환자는 보통 허리를 뒤로 젖히면 요통이 일어나는 것과 같은 것이다. 통증이 있어 이 기법이 불가능한 경우에는 추간판의 불안정(지지성의 저하)이 요통의 원인이 되고 있다고 판정한다.

④ 감별해야 할 질환 · 병태와 그 기법

요부 척추 유래의 통증으로 오진하는 병태가 몇 가지 있다. 아래에 그것에 관하여 설명한다. 오진을 피하는 포인트의 하나는 요부 척추 이외의 질환에서도 요부 척추 유래와 비슷한 증상을

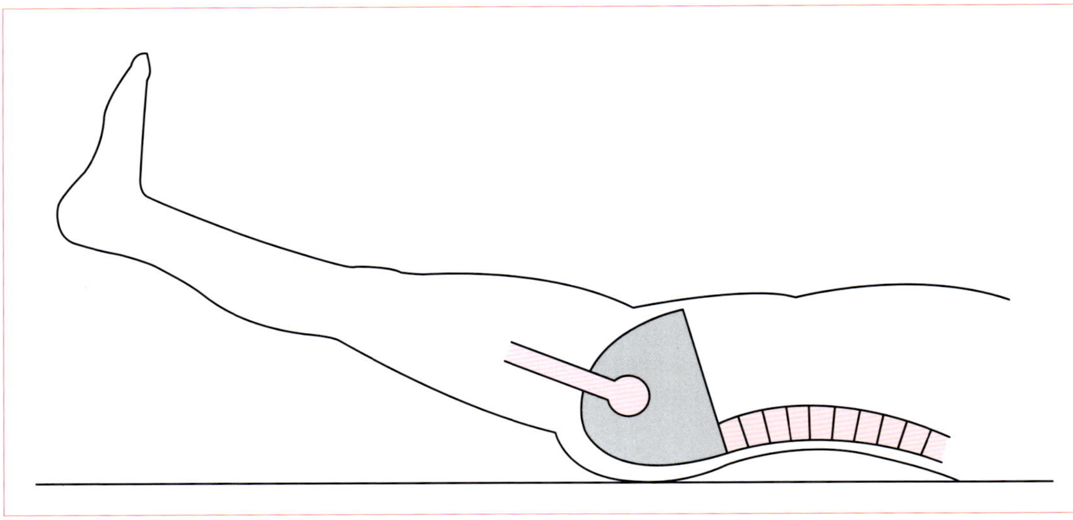

그림 III-34 자동 하지 신전 거상 검사(active straight leg raising test)

나타내는 질환이나 병태가 있다는 사실을 염두에 두고 자신의 진찰 순서에 감별 기법을 더해 두는 것이다.

(1) 정형외과 질환과의 감별

고관절 질환

도대체 고관절 통증이란 어디의 통증을 말하는 것일까? 예를 들면 고관절의 외측의 통증은 고관절통일까? 아니면 허리의 통증일까? 환자의 호소를 듣는 것만으로는 판정이 곤란하다. 우리의 조사에서는 그림 III-35에 나타나는 것과 같이 대부분의 환자는 고관절의 앞과 뒤 부위에 통증을 호소하고 있다. 따라서 환자가 이 부위의 통증을 호소한다면 고관절통이라고 생각해도 좋다. 환자가 둔부통을 호소하여 진찰을 받았을 경우, 서혜부의 통증도 동시에 호소한다면 이 통증은 고관절 유래라고 생각하여 진찰을 진행시켜도 좋다. 가끔 고관절 유래의 통증에서도 대퇴부터 하퇴 외측의 통증이나 대퇴부터 슬내측의 통증을 동시에 호소하는 경우가 있다. 이러한 경우에 이 통증은 허리 유래라고 생각하는 경우도 드물지 않다. 오진을 피하기 위해서라도 진찰 순서에 고관절이나 슬관절의 운동범위 평가를 짜 넣어 두는 것은 감별 진단 상 중요하다.

이학 소견의 평가에서는 우선 고관절의 운동범위를 확인한다. 특히 굴곡 구축이 있는지를 본다. 이 평가에는 토마스 검사(Thomas test, 그림 III-36)를 실시한다. 간과를 방지하기 위해서는 자신의 진찰 순서에 고관절의 운동범위 평가를 짜 넣어 두는 것이 중요하다. 위를 보게 하여

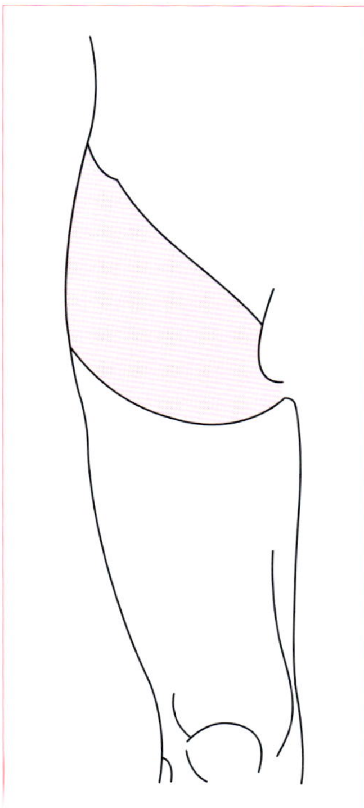

그림 III-35 고관절 통증

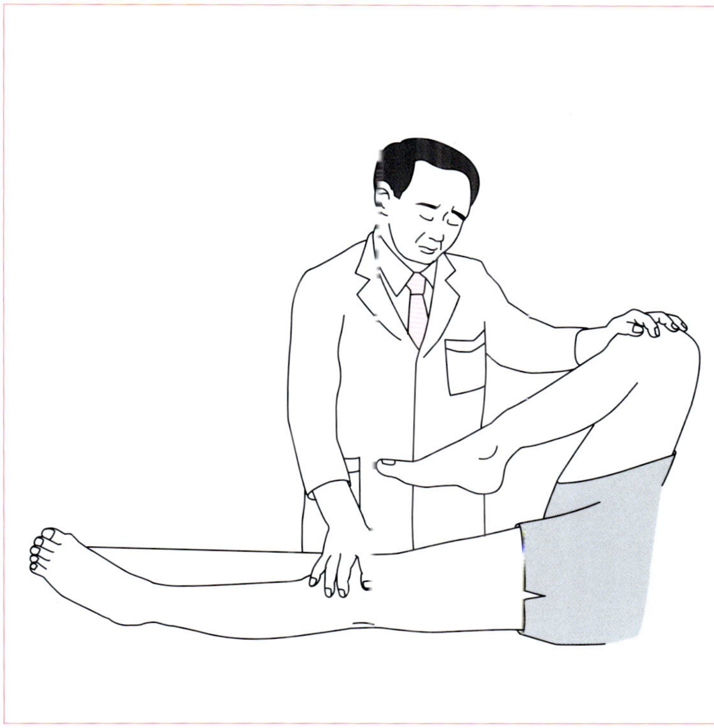

그림 III-36 토마스 검사(Thomas test)

실시하는 진찰 순서에 뒤에 설명하는 무릎의 평가와 함께 넣어 둔다. 움직임에 제한이 없는 정상적인 고관절이라면 한쪽 고관절을 완전히 굴곡하여 대퇴를 가슴에 붙여도 반사측의 고관절은 똑바로 핀 상태로 있을 수 있을 것이다. 만약 이 기법으로 신전되어 있는 고관절이 구부러지는 경우에는 굴곡 구축이 존재한다고 판정할 수 있다. 환자가 무리하게 하지를 똑바로 하면 등을 뒤로 젖혀야 한다(요추 전만의 증강). 그 밖에 고관절에 문제가 있다면 내회전도 일찍부터 제한된다.

허리와 고관절의 밀접한 관계(Hip–spine syndrome)

요추와 고관절은 신체를 지탱하는 중요한 장기의 일부이므로 둘은 밀접한 관계를 가지고 있다. 고관절 질환을 가진 환자 중에는 고관절 통증 외에 허리 유래의 통증을 합병하고 있거나, 오히려 허리 유래의 통증이 강한 경우가 있다(그림 III–37, 38). 임상에서 특히 고령 환자가 허리에서 둔부에 걸친 통증을 호소하는 경우, 영상에서 허리에도 고관절에도 변형이 보인다면 그 통증의 원인이 고관절인지, 허리인지, 아니면 두 가지가 관계하고 있는지의 감별 진단에 고심하는 경우도 드물지 않다. 이와 같은

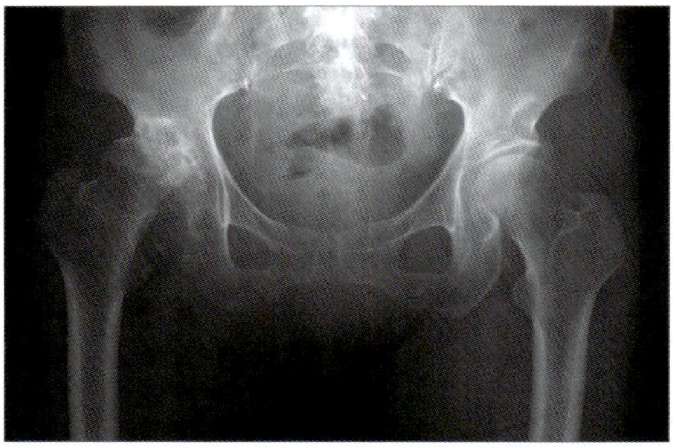

a 양측 고관절 단순 X선 사진, 전후상

그림 III–37 Hip–Spine syndrome(81세, 여성)

양측 하지통(간헐적 파행)과 우측 고관절통을 호소하여 진찰을 받았다. 제4요추 퇴행성 전방전위증에 의한 양측 제5요추신경근 장애와 변형성 고관절증으로 진단하였다. 간헐적 파행이 고도가 되어 77세에 L4/5 요추간의 감압술(decompression)과 후외방 고정술을 실시했다. 허리 수술 후에 활동성이 증가함과 동시에 그다지 심하지 않았던 고관절통이 증강하여 허리 수술 후 6개월인 78세가 되었을 때는 고관절 수술도 실시했다. 81세가 되었을 때 통증은 전혀 없어 수술을 하게 돼서 다행이라고 환자는 말하고 있다.

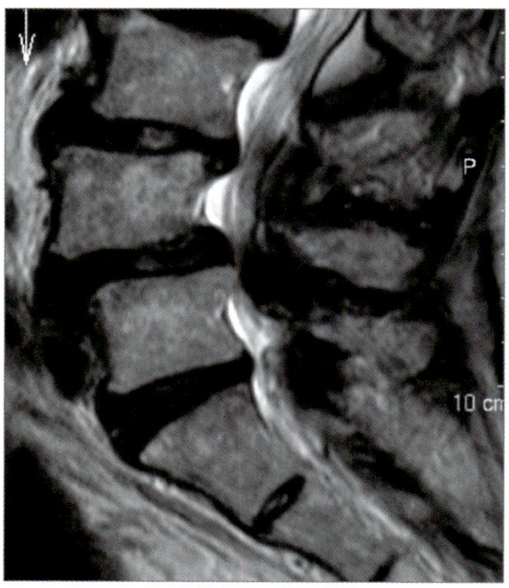

b 요추 MRI, 시상면상

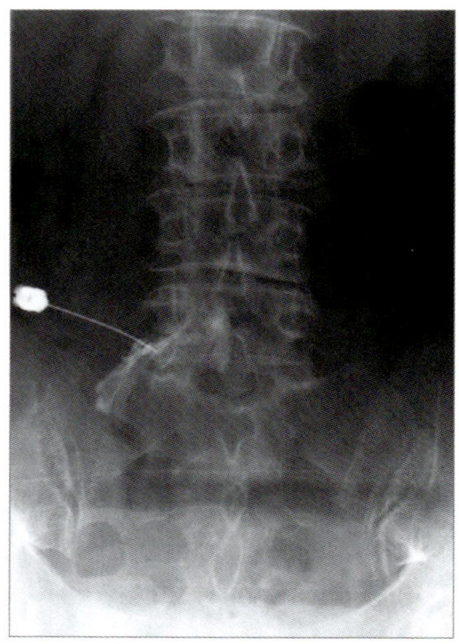

c 제5요추신경근 조영, 전후상

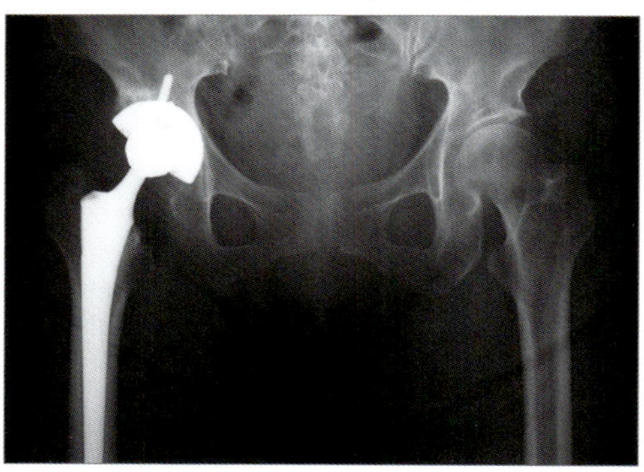

d 양측 고관절 단순 X선 사진, 전후상(수술 후)

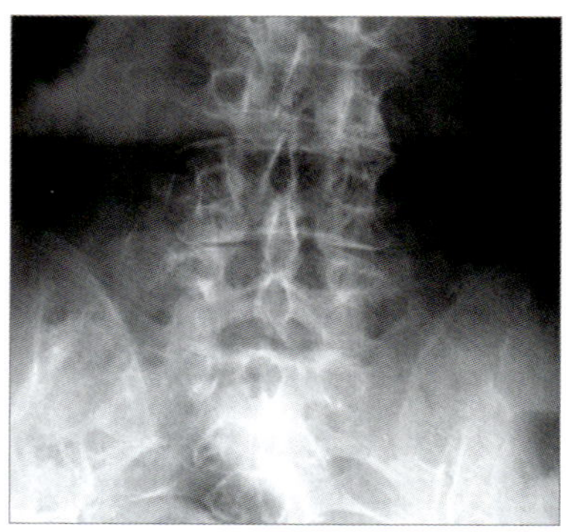

e 요추 단순 X선 사진, 전후상(수술 후)

경우에는 허리를 움직여 통증이 재현되는지, 또는 고관절의 움직임으로 통증이 재현되는지를 봄으로써 어느 정도 감별은 가능하다. 그 밖에 Fabere test(그림 III-39)도 유용한 검사 기법이다.

요통과 고관절 통증의 관계에 관하여 몇 가지 알 수 있는 것이 있다. 고관절의 퇴행성 소견을 가진 환자에서 고관절 통증에 더해 다른 부위의 통증을 합병하고 있는 경우, 허리의 신경근이 그 통증과 관계하고 있는 환자가 약 7%나 존재한다. 한편 고관절 통증이 아니라고 생각되는 요 · 하지통이 실은 고관절 통증인 환자가 약 30% 정도 존재한다. 결국 영상에서 고관절에 이상 소견이 보인 환자에서도 통증의 전부가 고관절에 유래하고 있다고는 한정할 수 없고 그 통증에는 허리의 신경근이 관계하고 있는 경우가 있다는 것이다. 그것과 동시에 통증이 있는 장소만을 생각했을 때는 통증이 어디에서 왔는지를 판정하는 것이 쉽지 않은 경우도 있다.

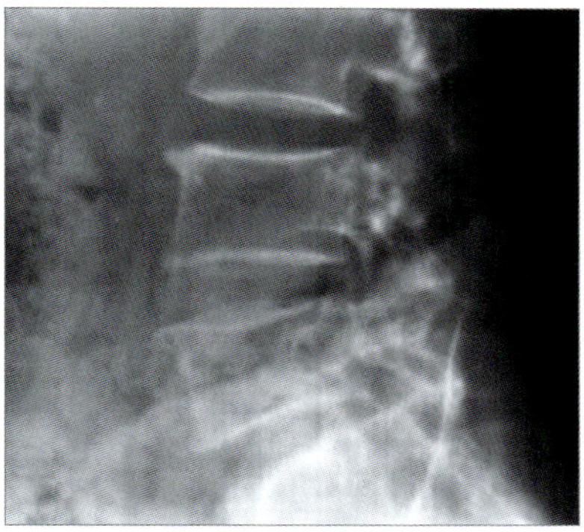
a 요추 단순 X선 사진, 측면상

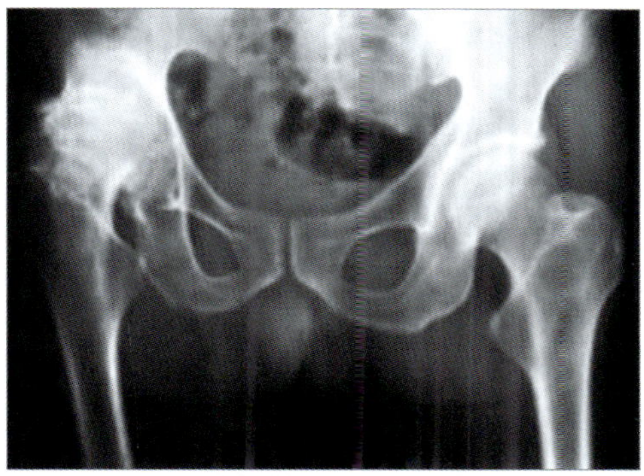
b 고관절 단순 X선 사진, 전후상

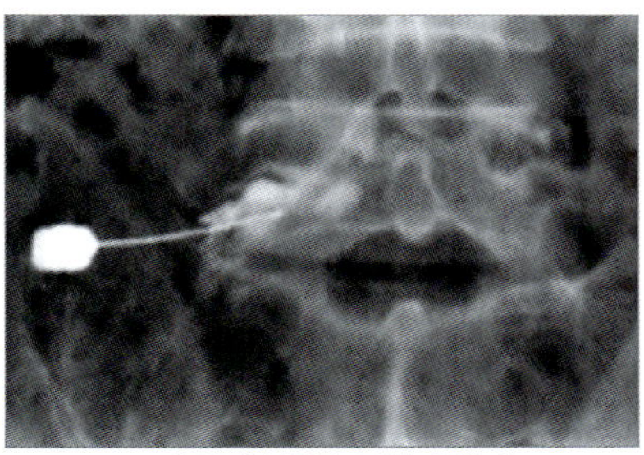
c 제5요추신경근 조영, 전후상

그림 III-38 고령자의 Spine-Hip syndrome(64세, 남성)

요추나 고관절에 퇴행성은 보이지만, 하지통은 제5요추신경근 블록으로 90% 소실하였다.

〔菊地臣一 : 요통. p.105(그림 IV-89), 醫學書院, 東京, 2003에서 전재〕

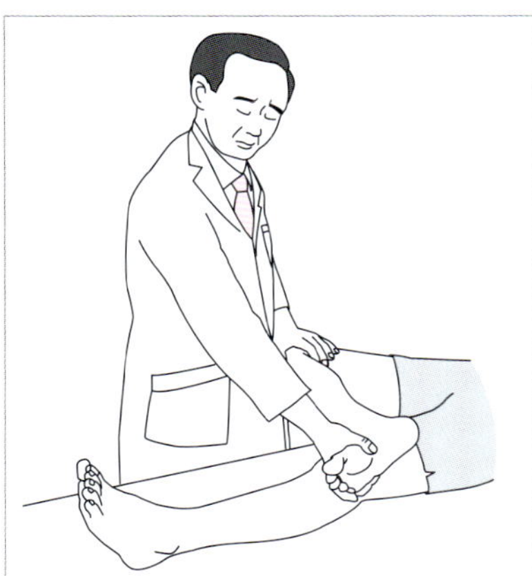

그림 III-39 Fabere test(Patrick test)

환자를 앙와위로 하여 슬관절을 경도 굴곡시켜 무릎과 하퇴를 잡는다. 고관절을 굴곡(flexion), 외전(abduction), 외회전(external rotaion)시킨 후에 신전(extension)을 강행한다. 이 기법으로 통증이 유발되었을 경우에는 고관절 질환이 의심된다.

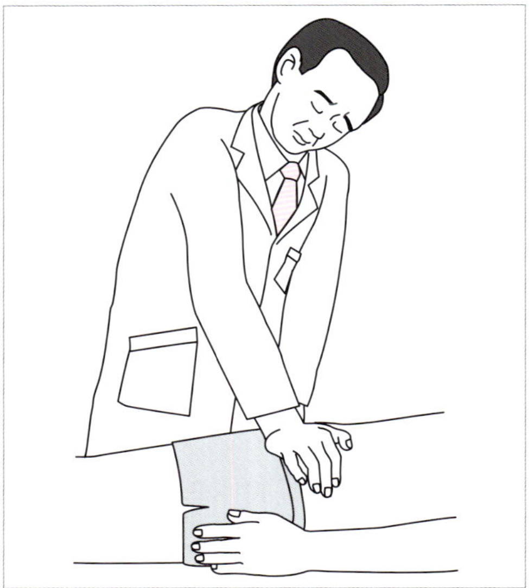

a 첫 번째 기법

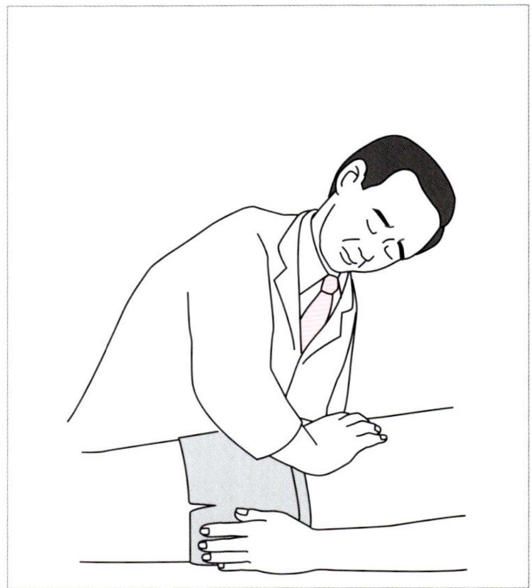

b 두 번째 기법

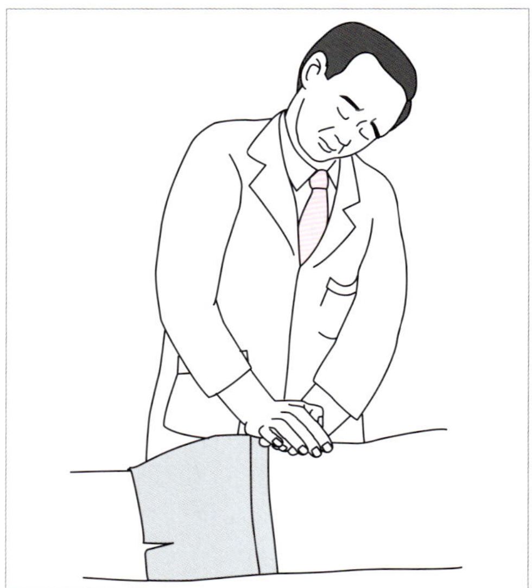

c 세 번째 기법

그림 III-40 Newton test

- 첫 번째 기법 : 피검자를 앙와위로 한다. 검사자는 양손을 피검자의 상전장골극(superior anterior iliac spine)에 얹고 전측 방향으로 압박을 더한다.
- 두 번째 기법 : 피검자를 앙와위로 한다. 검사자는 양손의 무지를 상전장골극에, 다른 네 손가락과 수장을 장골익(iliac wing)에 대고 양측에서 내측으로 압박을 더한다(pelvic rock test).
- 세 번째 기법 : 검사자를 복와위로 한다. 검사자는 양손을 겹쳐 천골부를 후면에서 전방으로 압박한다.

이러한 기법은 모두 최종적으로 모든 체중을 싣게 되는데, 균등하게 서서히 힘을 더해가는 것이 요령이다. 천장관절부에 통증이 유발되면 양성으로 판정한다.

천장관절 유래의 통증

요부 척추의 통증으로 오인하기 쉬운 대표적인 병태의 하나로 천장관절의 통증이 있다. 대표적인 감별 대상 질환으로서는 임신 중이나 출산 후에 발생하는 글반 고리(pelvic ring) 불안정증이 있다. 골반 고리 불안정증은 여성에게 있어서의 요통의 원인으로서 여성의 요통을 진찰하는 경우에는 반드시 기억해 둘 필요가 있는 질환이다. 이것에 관해서는 「여성의 요통」(147쪽)에서 설명한다. 감별 기법으로서 Newton test(그림 III-40)나 Fadire test(그림 III-41)가 유용하다. 임신 중 또는 출산 후에 천장관절을 중심으로 하여 입위 유지나 자다가 몸을 뒤척일 때에 통증이 있는 것이 일반적인 증상이다.

또 하나의 감별 대상 질환은 남성에서의 초기 강직성 척추염이다. 초기의 경우는 영상에는 특징적인 소견은 보이지 않기 때문에 전술한 것 같은 천장관절통의 유발 검사나 혈액 검사가 진단의 단서가 된다. 과다한 영상 검사에 따른 방사선 노출의 양을 줄이고, 오진의 확률을 줄이기 위해서 적혈구 침강 속도(ESR)를 비롯한 혈액 검사의 실시는 중요하다. 강직성 척추염과 골반 고리 불안정증과의 단순 X선 사진 상의 감별 포인트는 골경화상(osteosclerosis)이 국소적으로 존재하는 것이다.

초기에는 영상으로부터의 감별은 상당히 어렵지만, 시간이 지나면서 강직성 척추염에서는 천

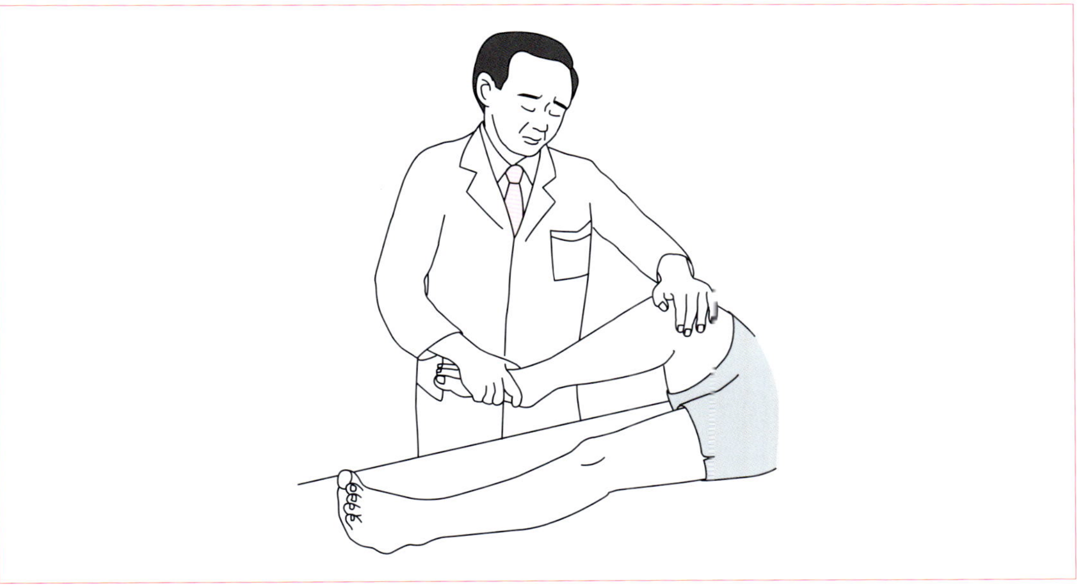

그림 III-41 Fadire test

Williams test라고도 부른다. 환자를 앙와위로 하여 슬관절을 경도 굴곡시켜 무릎과 하퇴를 잡는다. 고관절을 굴곡(flexion), 내전(adduction), 내회전(internal rotaion)시킨 후에 소전(extension)을 강행한다. 이 기법으로 통증이 유발되었을 경우에는 천장관절의 장애가 의심된다.

장관절의 천골 측에서 변화가 보여 점차 척추 쪽으로 파급된다. 반면 골반 고리 불안정증에서의 변화는 장골에 국한된다.

골반에서 둔부에 걸친 질환

가장 간과되기 쉬운 것이 장골과 천골부의 종양이다. 그 대부분은 전이성 척추종양이며, 그 밖에 거대세포종(giant cell tumor)이나 척삭종(chordoma)이다. 안정을 해도 없어지지 않는 통증, 입욕을 해도 경감하지 않는 통증이 있고, 천골이나 둔부에 압통이나 고타통이 보인다면 기왕력이나 타과 질환의 치료력을 상세하게 밝혀낼 필요가 있다.

다음으로 좌골신경의 종양이나 압박 병변이 드물게 보인다. 좌골신경의 병변과 요천골신경근 유래의 마비의 감별에는 좌골신경에 지배되지 않고, 요천골신경총(lumbosacral plexus)에서 직접 분지하고 있는 하둔신경(inferior gluteal nerve)에 지배되고 있는 대둔근(gluteus maximus muscle)이나 상둔신경(superior gluteal nerve)에 지배되고 있는 중둔근(gluteus

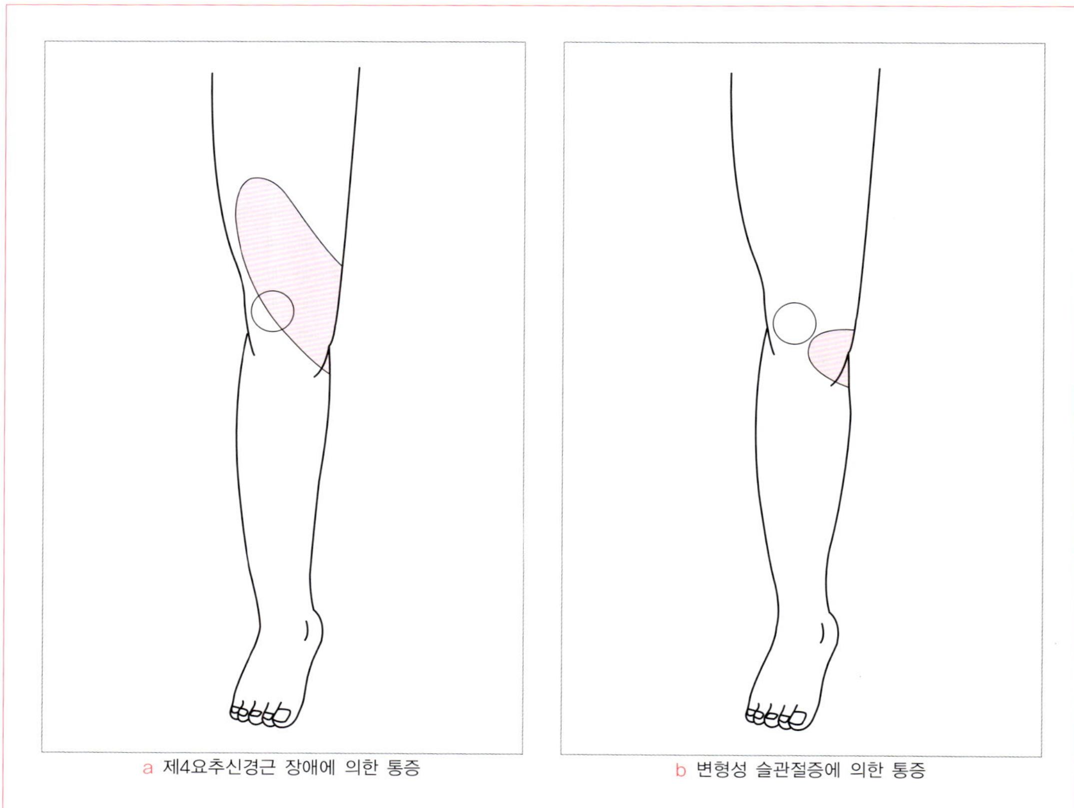

그림 III-42 제4요추신경근성 통증과 변형성 슬관절증에 의한 통증의 한정적 존재의 차이

〔菊地臣一 : 요통. p.146(그림 VI-10), 醫學書院, 東京, 2003에서 개정〕

medius muscle)의 근력을 평가하는 것도 감별의 기준이 된다. 이러한 평가에 의해 이상근증후군을 포함한 좌골신경의 병변이 의심되는 경우 감별 대상의 병터로서는 요천골신경근 유래의 통증과 말초신경 유래의 통증이므로 단일 신경근으로 설명할 수 있을지가 포인트가 된다. 물론 척추 소견은 감별 포인트의 하나이지만, SLR 검사 자체는 좌골신경의 stretch test이므로 두 증상의 감별점은 되지 못한다. 여기서 중요한 것이 촉진을 포함한 이학 소견의 평가이다.

무릎 질환

고령자의 슬통, 특히 슬내측부 통증은 진료할 기회가 가장 많은 증상의 하나이다. 슬내측부 통증의 대부분의 원인은 변형성 슬관절증이다. 그러나 환자에 따라서는 그 원인이 요부 신경근 압박(주로 제4요추신경근)에 따른 부분 증상인 경우가 있다(그림 III−42). 그런 만큼 제2, 3, 4라는 상위 요추신경근의 압박에서도 변형성 슬관절증과 유사한 슬내측부 통증을 나타낸다는 것을 기억해 둘 필요가 있다. 요추신경근증이 관여하고 있는 슬내측부 통증이라는 것을 의심하게 하는 특징은 슬내측부 통증을 호소하더라도 통증의 범위가 변형성 슬관절증과 비교해 넓다는 점, 특히 대퇴부로 넓어지는 것이 보인다는 점, 대퇴신경 신전 검사(femoral nerve stretch test, 그림 III−32)(85쪽)나 Kemp의 기법으로 슬내측부 통증이 유발된다는 점, 슬개건 반사(patellar tendon reflex, PTR)의 좌우차 존재(변형성 슬관절증에 따른 대퇴사두근의 위축이 심하더라도 슬관절이 안 좋아서 슬개건 반사가 저하하거나 소실하고 있는 환자는 본 적이 없다), 지각 장애의 존재, 그리고 요통의 합병이다. 사실 변형성 슬관절증으로 치료를 받고 있는 슬내측부 통증을 호소하는 고령자 중 약 7%는 요추신경근증이 관여하고 있다. 따라서 고령자의 슬내측부 통증을 보면 슬관절증의 통증이라고 결정짓지 말고 상위의 요추신경근이 관여하고 있을 가능성도 염두에 두고 평가해야 한다.

또한 변형성 슬관절증의 초기에는 슬와부 통증을 호소하여 진찰을 받는 환자가 있다. 특히 이와 같은 증상을 고령의 남성이 호소했을 경우 진찰하는 측에서는 허리 유래의 신경근성 통증이라고 판단하기 쉽다. 슬와부 통증이나 대퇴 후면 통증을 호소하는 환자에게는 무릎부터의 통증일 가능성을 생각하여 진찰하는 것이 중요하다(그림 III−43).

말초신경 장애와의 감별

하수족 등에 마비 증상이 있고 환자가 통증을 호소하지 않는 경우에는 마비의 원인이 제5요추신경근 장애인지 총비골신경(common peroneal nerve) 마비인지가 문제가 된다. 총비골신경 마비의 경우에는 티넬 징후(Tinel sign)의 유무가 큰 기준이 된다. 또 하나의 감별점은 제5요추신경근의 지배근군은 무릎보다 중추부에도 존재하므로 무릎부터 중추 측에서의 제5요추신경 지배근군(대둔근, 중둔근 등)의 근력을 평가할 필요가 있다. 또한 무릎 이하에서도 후경골근은 총비골신경 지배가 아니라 경골신경 지배이므로, 후경골근의 근력 저하의 유무가 유용한 감

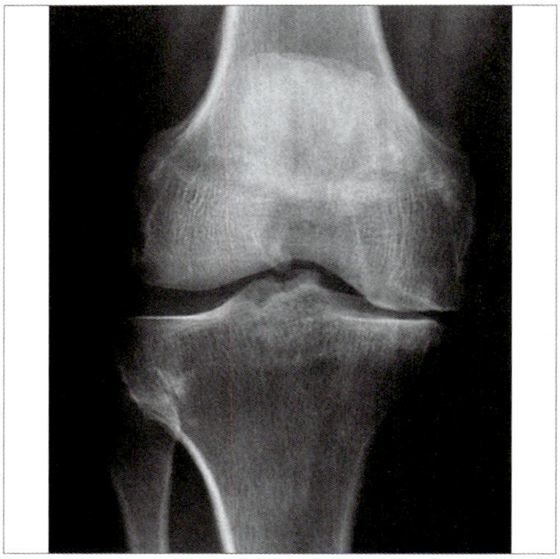

a 슬관절 단순 X선 사진, 전후상

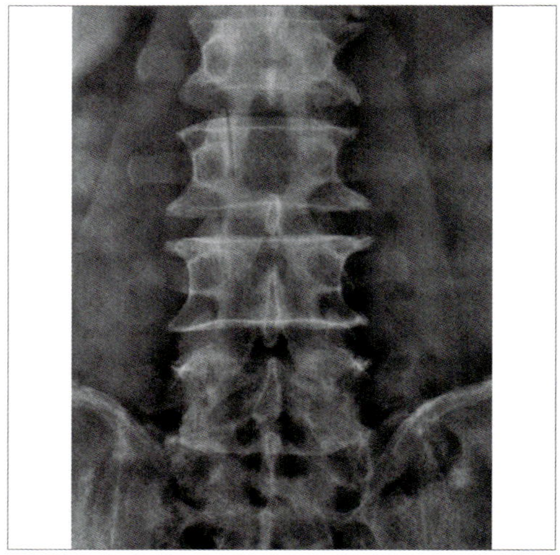

b 요추 단순 X선 사진, 전후상

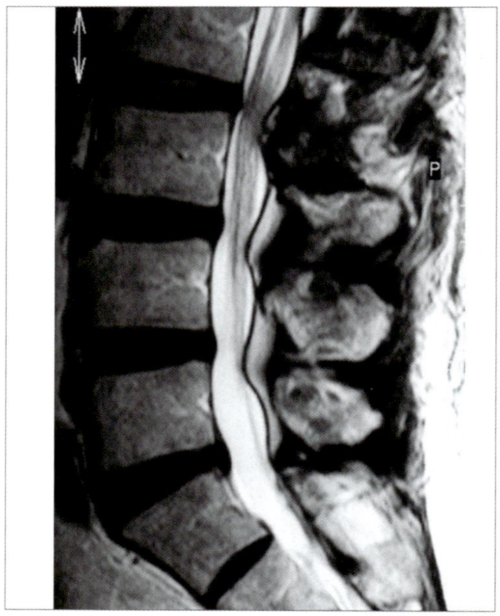

c MRI, 시상면상

그림 III-43 요추 척추관 협착증에 수반하는 통증이라고 오진된 고령 남성의 변형성 슬관절증

요추 척추관 협착증에 의한 통증이 간헐적 파행이 원인으로서 L2/3 요추간판 고위에서의 후방 감압술(decompression)이 실시되었다. 하지만 수술 후에도 간헐적 파행은 소실하지 않았다. 고관절 내로 국소마취제를 주입함에 따라 간헐적 파행은 일시적으로 소실하였다. 통증에 의한 간헐적 파행의 원인은 허리가 아니라 무릎이었다.

〔菊地臣一 : 요통. p.142(그림 VI-3), 醫學書院, 東京, 2003에서 전재〕

허리와 무릎의 밀접한 관계(Knee–spine syndrome)

고령자의 통증을 진료하는 현장에서는 요통이나 슬관절통은 모두 높은 빈도를 보이는 증상의 하나이다. 진료 현장에서는 변형성 슬관절증과 퇴행성 요추 질환은 모두 높은 빈도를 보인다(그림 III-44). 요통과 슬통을 합병하고 있는 환자에서는 요추의 전만은 감소하고 슬관절은 굴곡하는 자세의 변화가 자주 보인다(그림 III-16)(71쪽). 따라서 둘은 서로 영향을 주고받는다고 생각하는 것이 좋다. 전형적인 환자에서는 후만을 나타내 슬관절을 굴곡시킨 자세로 보행하고 있다. 이와 같은 자세에서는 허리나 무릎에 주는 부담이 커서 악순환에 빠지기 때문에 두 가지 통증이 점점 악화하는 경우가 많다.

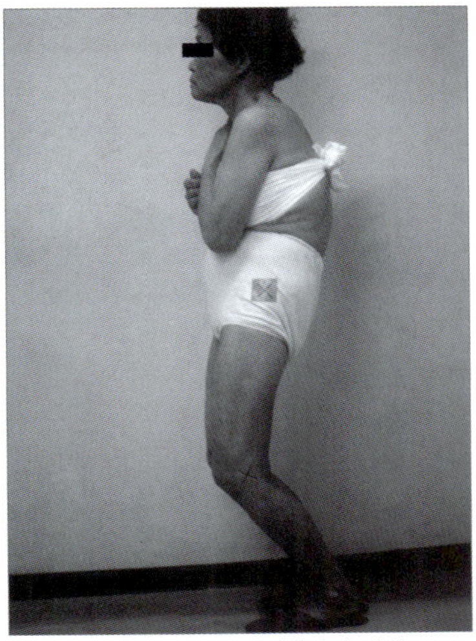

a 측면에서 본 입위에서의 자세

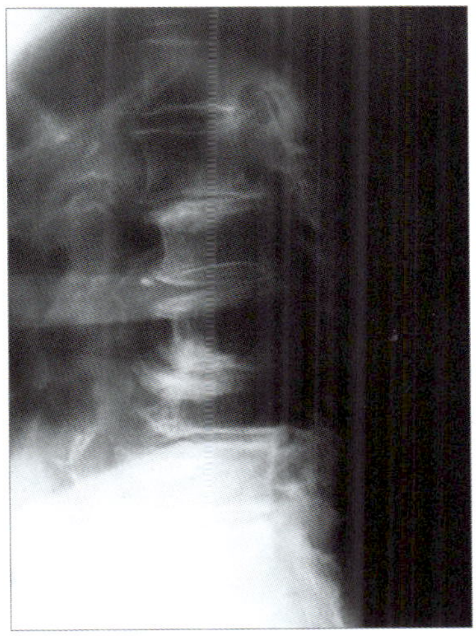

b 요추 단순 X선 사진, 측면상

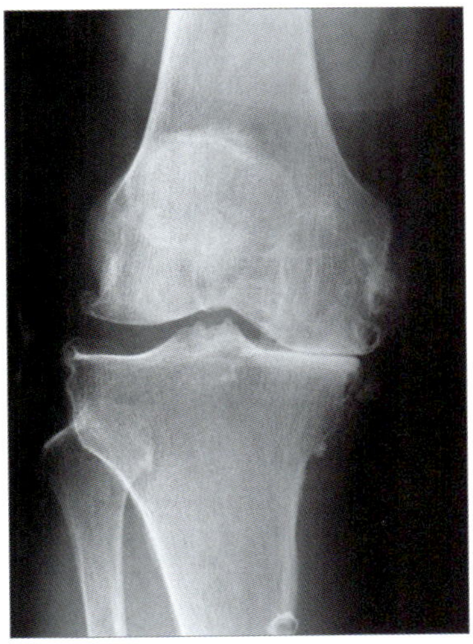

c 좌측 슬관절 단순 X선 사진, 전후상

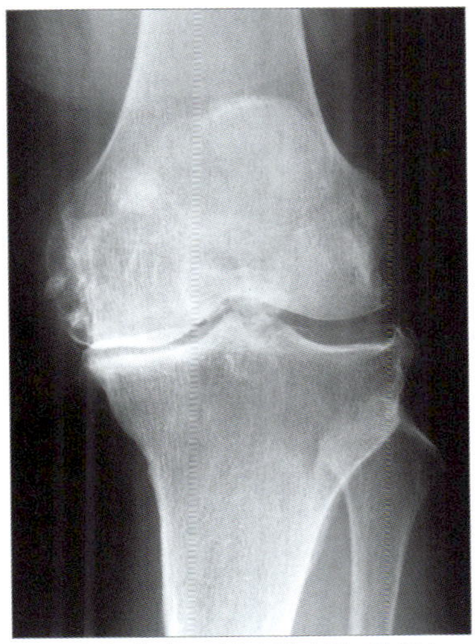

d 우측 슬관절 단순 X선 사진, 전후상

그림 III-44 고령자의 Knee-Spine Syndrome(73세, 여성)

자각 증상은 요통성 간헐적 파행과 슬관절통이다. 척추의 후만과 고관절이나 슬관절의 굴곡위가 현저하다. X선 사진은 요부 척추의 고도의 퇴행성과 후만 변형, 그리고 슬관절의 고도의 내반 변형과 관절증의 변화가 보인다.

별점의 하나이다. 단 매우 드물지만 제5요추신경근과 총비골신경이 중복하여 장애를 받고 있는 증례가 있다. 이 경우에는 전기 생리학적 검사가 필수이다. 단 마비 이외의 증상이 보이지 않는 경우에는 일단 운동신경 질환(motor neuron disease)을 생각해 볼 필요가 있다.

가끔 좌골신경 장애와 신경근 장애(제5요추신경근, 제1천추신경근)와의 감별이 문제가 된다. 좌골신경의 장애라면 후경골신경 지배의 대퇴굴근군과 하퇴굴근군 및 총비골신경 지배의 하퇴신근군 모두에 근력 저하가 나타난다. 위축이 보이는 경우에는 대퇴와 하퇴의 쌍방에 위축이 보인다. 지각은 족저 전체, 족배, 하퇴 외측(내측은 대퇴신경의 분지인 복재신경 지배)과 대퇴후면(좌골신경의 분지인 후대퇴피신경)에 지각 장애가 보인다. 이러한 점에서 두 증상의 감별이 가능하다.

(2) 타과 질환과의 감별

산부인과 질환

「여성의 요통」에서 상세한 것은 설명한다. 여기에서는 여성 요통 환자를 진찰하는 경우에 염두에 둘 필요가 있는 질환을 열거한다.

가장 많은 것은 골반 고리 불안정증이다. 이전에는 경화성 장골염(osteitis condensans illi, 그림 III-45)으로서 치료되고 있던 질환도 이 병태에 포함된다.

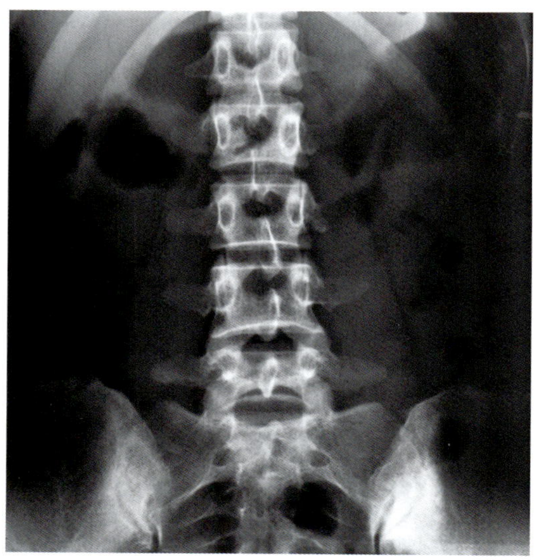

그림 III-45 경화성 장골염(osteitis condensans illi)의 단순 X선 사진, 전후상

경화 형상이 주로 장골 측에만 보이는 것이 특징이다.

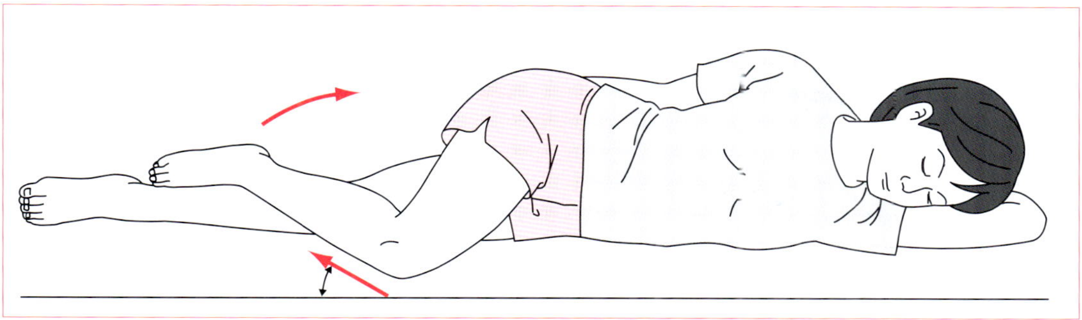

그림 III-46 FAIR 자세

환자를 통증이 있는 쪽을 위로 한 측와위로 한다. 그리고 환자의 고관절을 굴곡(flexion), 내전(adduction), 내회전(internal rotaion) 자세를 취하게 함으로써 통증이 유발된다.
〔菊地臣一 : 요통. p.147(그림 VI-9), 醫學書院, 東京, 2003에서 개정〕

드물지만, 자궁내막증에 의한 종류(腫瘤)로 이상근증후군이 발생하여 좌골신경통이 야기되고 있거나, 자궁내막증 자체로 요통이 야기되고 있는 경우가 있다. 이상근증후군이 의심되는 경우에는 문진에 의해 산부인과 질환에 따른 증상의 유무를 확인함과 동시에 통증 유발 기법(그림 III-46)으로 평가한다. 그 밖에 난소종양도 요통의 원인이 된다. 그러나 난소종양이 영상(MRI)에서 보였을 경우에는 그것이 증상의 원인인지를 판정하는 것은 쉽지는 않다. 그 밖에 요통의 원인으로서 생각되는 병태가 없는 경우에는 부인과 전문의의 진찰에 의한 평가가 필요하다.

동맥 질환

중대한 질환으로서 박리성 복부 대동맥류가 있다. 강렬한 요통을 호소하므로 급성 요통증이라고 진단되어 가끔 정확한 진단이 늦어지는 경우가 있다. 요두나 배부의 격통을 호소하여 쇼크 상태로 실려 온 경우 또는 격렬한 요통이나 배부 통증의 증상 발현을 정확하게 말할 수 있는 경우에는 이 질환을 가장 먼저 생각할 필요가 있다.

다음으로 문제가 되는 것이 폐색성 동맥경화증(arteriosclerosis obliterans, ASO)에 의한 간헐적 파행이다. 척추관 협착증(신경근형)과 ASO와의 감별 진단 상에서 유의해야 할 점은 말초동맥의 박동, 통증이 한정적으로 존재 또는 영상에서의 척추관 협착증 소견의 존재는 반드시 감별 포인트의 결정적 수단은 되지 않는다는 사실이다. 또한 후술하는 것처럼 간헐적 파행의 평가는 환자와 함께 실제로 걸으며 증상이나 소견을 재현하고 걸을 수 없게 되면 환자의 자세를 바꾸지 말고 똑바로 서게 한 상태로 평가하는 것이다. 보행 후에 보이는 증상이 한정적으로 존재하거나 신경학적 소견은 안정 시의 평가와 다른 것이 보통이다.

비뇨기 질환

비뇨기 질환도 가끔 감별의 대상 질환이 된다. 요로결석은 발작성의 편측 요배부통증으로 통증이 간헐적으로 발생한다는 점과 소변 검사상 혈뇨소견에 주목하면 진단이 쉬워진다. 여성의 경우 가끔 급성 신우신염이 감별 대상 질환이 된다. 방광 자극 증상의 합병되는 경우가 많기 때문에 문진으로 확인한다.

정신과적 질환

타과 질환의 오진으로서 가장 주의를 필요로 하는 것이 정신과적 질환에 의한 정신 증상의 합병이다. 즉 기질적 이상에 의한 신체 증상에 정신 증상이 합병하고 있는 경우에 그 감별과 평가가 문제가 된다. 최근에는 만성 요통과 정신과 질환과의 밀접한 관계가 주목되고 있다. 정신과적 질환으로서 일반 임상에서 자주 문제가 되는 것은 신체형 장애(전환성 장애, 신체화 장애, 심기증 등), 그리고 불안 장애이다. 문진 시에는 다양한 호소 또는 불면, 우울증, 초조함 등에 유의할 필요가 있다. 이러한 증상이 있는 경우에는 정신과와의 협진적 연결 접근(liaison approach)이 바람직하다. 특히 인격 장애, 신체화 장애 또는 심기증이라고 진단된 환자는 치료 후의 잔존 증상을 고집하는 경우가 많아 치료에 대한 만족도가 낮은 경향이 있다. 따라서 이러한 환자에게 허리의 수술을 했을 경우에는 환자는 잔존 증상에 집착하여 치료에 대한 만족도가 낮고 또한 치료 그 자체에 대해서 불만을 나타내 결과적으로 수술 후 실패증후군으로 될 가능성이 있으므로 충분한 주의가 필요하다.

혈액 질환

혈액 질환 중 백혈병을 포함한 혈액 질환에서도 초발 증상이 요통인 경우가 있다. 고령자에 있어서의 다발성 골수종은 종종 골다공증으로서 오진되는 경우가 있다. 고령자의 골다공증의 경우에는 초진 시의 혈액 검사가 필요하다. 또한 최근 증가하고 있는 고령의 백혈병 환자가 장기간 척추증이나 골다공증으로서 치료되고 있는 경우가 있으므로 장기에 걸쳐 심한 통증이 계속되고 있는 경우에는 혈액 검사 등의 정밀 검사가 필요하다.

비퇴행성 척추 질환

같은 척추에서도 퇴행성 질환이 아닌 질환이라고 오인되는 경우가 있다. 남성에서는 강직성 척추염(표 III-4, 그림 III-47, 48), 여성에서는 류마티스 관절염의 초기(표 III-5)에 조기에 정확한 진단을 내리는 것은 쉽지가 않다. 사실 남성에서 오진이 가장 많은 것은 초기 강직성 척추염이다. 초기에는 진단 기준이 반드시 도움이 되지 못한다. 대부분의 환자는 좌골신경통 등의 진단으로 치료를 받고 있어 정확한 진단에 이르기까지 수년을 필요로 하는 경우도 드물지 않다.

표 III-4 강직성 척추염의 진단 기준[동경도 난치병 환자 진단 입문, 1990년]

1. 주요 증상

(1) 요통(최저 3개월 이상, 운동으로 경감하고, 안정에 의한 효과 없음)

(2) 요추의 가동제한(시상면 및 관상면)

a. 전굴 측정 검사

후장골극 높이에서 수직으로 측정한 10cm의 틈이 전굴에서 몇 cm 늘어날지를 계측

비정상 : 5cm 이하

b. 측굴 측정 검사

액와 정중선 위에서 임의로 그은 20cm 선이 측굴에서 몇 cm 늘어날지를 계측

비정상 : 5cm 이하

(3) 흉곽 확장의 저하

흉곽 확장 측정 검사

제4늑간 높이에서 최대 호기 시의 흉위와 최대 흡기 시의 흉위와의 차이를 계측

비정상 : 2.5cm 이하

2. 필요 검사

(1) 천장관절 X선상

① 양측 천장관절염 2~3도

② 편측 천장관절염 3~4도

0도 : 정상

1도 : 의심

2도 : 경도(작은 국한성 침식 형상이나 경화 형상)

3도 : 중등도(침식 형상이나 경화 형상의 확대. 관절 열극 협소)

4도 : 강직

(2) HLA-B27 양성

3. 제외 질환

(1) 라이터증후군(Reiter syndrome)

(2) 건선성 관절염(psoriatic arthritis)

(3) 장질환 합병 관절염

(4) 반응성 관절염

4. 진단 기준

확실한 예 : 주요 증상 1, 2, 3 중 한 항목 이상+필요 검사 1의 ㉠

의심되는 예 : 주요 증상 없음+필요 검사 1의 ① 또는 ②

참고 : HLA-B27의 검사결과를 기재할 것

〔일본 류마티스재단교육 연수위원회(편) : 류마티스 기본 텍스트. pp.617-618, 일본 류마티스재단, 東京, 2002에서 전재〕

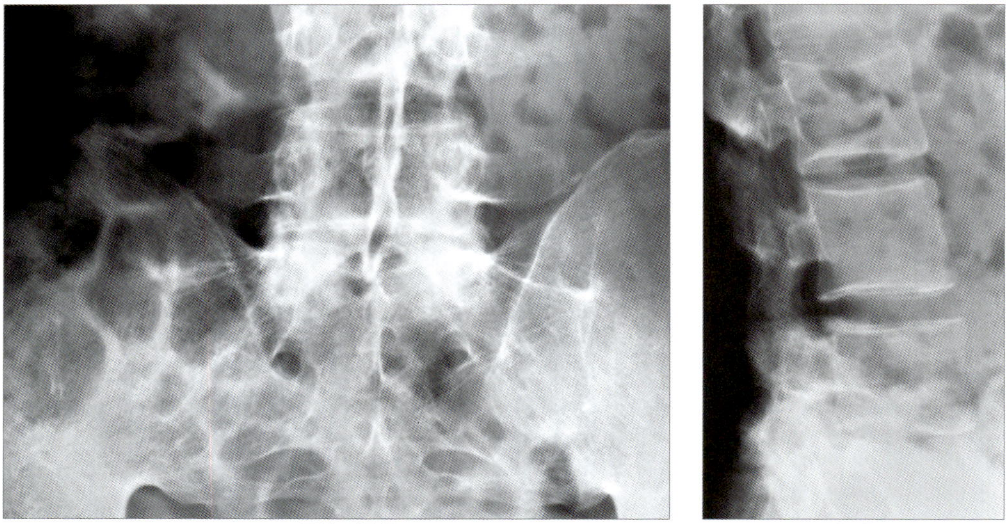

a 골반 전후상　　b 요추 측면상

그림 III-47 정형적인 강직성 척추염의 단순 X선 사진(30세, 남성)

〔菊地臣一 : 요통. p.183(그림 VIII-12), 醫學書院, 東京, 2003에서 전재〕

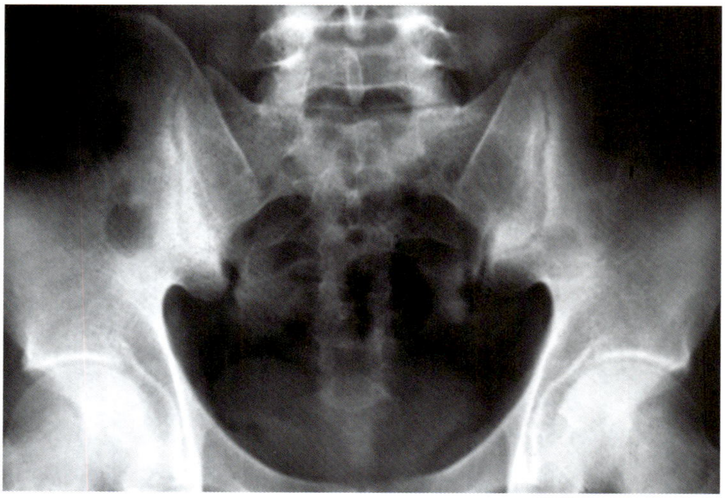

그림 III-48 요천추부에 통증을 호소한 강직성 척추염(초기)의 골반 사진, 전후상(25세, 남성)

격통으로 인해 목발을 사용하여 내원하였다. 젊은 남성이 통증으로 인해 목발을 사용하여 보행하고 있어 처음에는 꾀병이 지나친 사회심리적 인자가 관여하고 있는 요통의 관여가 강하게 의심되었다. 이학 소견이나 혈액 검사에서 강직성 척추염이 의심되어 나중에 정형적인 병상(病像)이 나타났다.

〔菊地臣一 : 요통. p.183(그림 VIII-13), 醫學書院, 東京, 2003에서 전재〕

표 III-5 조기 류마티스 관절염 진단 기준

1. 아침의 강직 15분 이상(≧1주)
2. 세 가지 이상의 관절범위*에서의 부종**(≧1주)
3. 수관절, MCP관절, PIP관절, 족관절, MTP관절의 부종**(≧1주)
4. 대칭성 부종**(≧1주)
5. 류마티스 인자(rheumatoid factor)
6. 손 또는 발의 X선 변화, 연부조직 방추성 부종과 골위축 또는 골미란

이상의 6항목 중 4항목 이상 해당한다면 조기 RA로 분류(진단)해도 좋다.

*: 14 관절범위 즉 좌우 각각의 PIP 관절, MCP 관절, 수관절, 주관절, 슬관절, 족관절, MTP관절 외, 좌우의 DIP 관절, 견관절을 포함한 18 관절범위 중 3개 이상

**: 관절염에 의한 부종으로서 골과형성에 의한 관절 종대(腫大)가 아닌 것

제외 항목 : 전신성 홍반성 루푸스(systemic lupus erythematosus), 혼합성 종합조직병, 베체트병 (Behcet disease), 건선성 관절염, 강직성 척추염

〔일본 류마티스재단교육 연수위원회(편) : 류마티스 기본 텍스트. p.592, 일본 류마티스재단, 東京, 2002에서 전재〕

천골종양이나 원발성 또는 전이성 척추종양에서도 요통을 초발 증상으로 하는 경우가 많다. 천골종양의 경우는 단순 X선 사진에서 복부 가스(abdominal gas)가 겹쳐 간과하기 쉽다. 의심스럽다면 시기를 두고 재차 촬영할 필요가 있다. 이와 같은 여러 중요 질환에서 안정 시 통증의 유무를 포함한 상세한 문진이나 이학 소견이 중요한 정보를 준다.

신경 질환

척수, 마미 또는 말초신경 질환에서도 요통이나 좌골신경통 또는 그와 유사한 통증이 발생한다. 척수나 마미의 종양, 척수염, 좌골신경종양 · 결절종(ganglion) 또는 헤르페스에 의한 하지통이나 저림이 감별 대상 질환이 된다. 특히 헤르페스의 경우에는 발진이 통증보다 늦게 나타나기 때문에 가끔 오진하는 경우가 있다.

기타

소화기 질환에서는 급성 췌장염, 위 · 십이지장궤양, 궤양성 대장염 또한 진행성 결장암이나 직장암이 감별 대상 질환이 된다. 이러한 질환은 수반 증상에 주목하면 대략적인 감별이 가능하다. 여기에서도 정확한 문진이 중요하다. 특히 진찰 시에 다른 곳에서 치료했던 내과적 질환이나 내과적 증상 유무 또는 기왕력을 확인해 둘 필요가 있다.

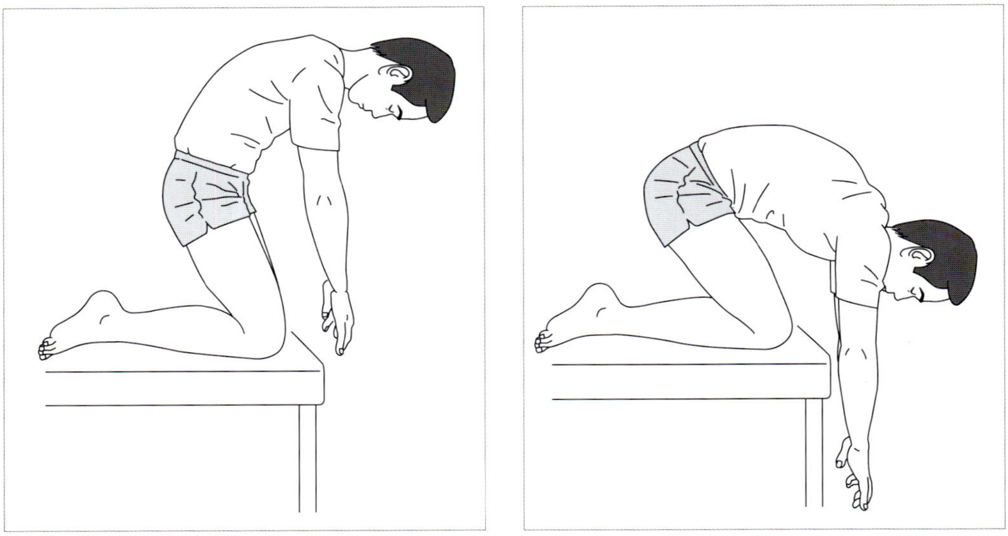

a 비기질적 요통 환자　　b 신경 긴장 징후 양성 환자

그림 III-49 Burns' test

피검자를 의자 또는 침대에 무릎을 꿇게 한다. 무릎이 굴곡위를 취함에 따라 급성 요통이나 고관절, 슬관절의 고도의 운동범위 제한을 가진 경우를 제외하고는 '신경근의 긴장'은 해소된다. 따라서 신경 긴장 징후가 양성인 경우에도 전굴 자세를 취할 수 있다(b). 한편 비기질적 요통의 경우에는 불가능하다고 호소한다(a).
〔菊地臣一 : 요통. p.167(그림 VII-16), 醫學書院, 東京, 2003에서 개정〕

(3) 사회심리적 인자가 지나친 요통과의 감별

요통에는 많든 적든 사회심리적 인자가 관여하고 있다. 이의 관여 유무나 그 정도를 문진에서 평가하고 그 이학 소견을 요통의 진찰로 평가하는 것은 매우 중요하다. 꾀병을 포함한 지나친 사회심리적 인자가 관여하고 있는 요통 환자를 평가하기 위한 감별 기법으로서는 Burns' test(그림 III-49) 또는 flip sign(그림 III-33)(86쪽)이 있다. 이러한 감별 기법은 하요 추부의 추간판 탈출증을 감별 대상으로 하고 있다. 즉 좌골신경통을 호소하고 있는 환자에게는 도움이 되는 감별 기법이지만, 요통만을 호소하는 경우나 척추관 협착증의 평가에는 도움이 되지 못한다.

도수근력 검사를 실시하는 경우, 사회심리적 인자가 지나치게 관여하고 있는 환자에서는 「아프다」라든지 「힘이 들어가지 않는다」라고 하여 근력의 정확한 평가를 할 수 없는 경우가 있다. 이와 같은 경우 주의 깊게 관찰하면 바로 감별할 수 있다. 우선 근력의 정도와 근위축의 유무가 상관(相關)되지 않는다. 또한 발의 배측에 저항을 주며 환자에게 족관절의 배굴을 실시하면, 일반적으로 족지는 배굴하여 신근건(extensor tendon)이 올라온다(그림 III-50a). 한편 힘을 쓰

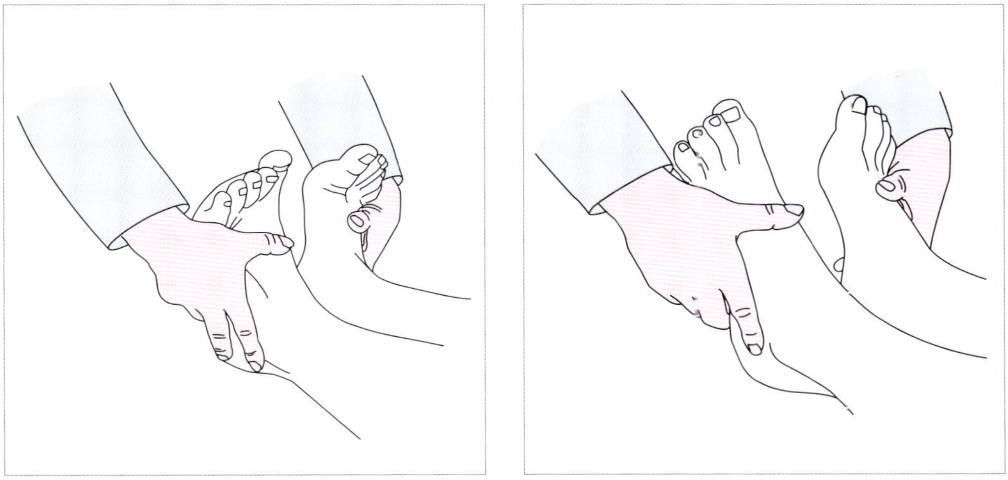

a 힘을 주려고 하고 있다. b 힘을 주려고 하지 않는다.

그림 III-50 족관절 배굴의 도수근력 검사

환자가 있는 힘껏 족관절을 배굴하려고 하면 족지는 배굴하고 족배의 건(腱)도 올라온다. 이러한 소견으로 환자가 힘을 주려고 해도 힘이 들어가지 않거나 그렇지 않은 것을 알 수 있다.

려고 하지 않는 경우에는 족지가 충분히 배굴되지 않고 신근건도 올라오지 않는다(그림 III-50b). 또한 갑자기 힘을 빼거나 재현성이 부족한 것이 보통이다.

사회심리적 인자의 관여의 정도를 평가하는 경우 우리 의료진이 유의해 두어야 하는 것이 있다. 그것은 통증을 과장하거나 통증을 과장된 동작이나 몸짓으로 표현하는 환자에 대한 대응이다. 그러한 환자는 진찰하는 측에 있어서는 솔직히 말해서 다루기 어렵다. 예를 들면 의자에 앉아 있을 때 하지 신전 시에 좌골신경통을 호소하지 않는 환자가 침대에서의 SLR 검사에서는 현저한 양성 소견을 나타내는 모순된 반응을 나타내는 경우이다. 의사는 당연히 신체 이외의 요인이 환자의 이와 같은 반응에 관여하고 있는 것은 아닐지 의심한다. 통증에 관하여 환자가 장황하게 통증을 묘사하거나, 과장되게 호소하거나, 신음 소리를 내거나, 아픈 듯이 신체를 움직이는 것을 보면 진단하는 측은 가끔 감정적이 되어 의학적 판단을 잘못하게 된다. 이와 같은 모순이 있는 소견이나 통증의 표현을 단지 꾀병이라고 단정 짓는 것은 환자에게도 의사에 있어서도 플러스가 되지 못한다. 이와 같은 모순이나 통증의 표현은 환자가 의사에게 도움을 요청하고 그 지지를 얻으려 하고 있다고 생각하면 좋다. 주의 깊은 문진에 의해 그러한 환자의 배경을 살펴보면 가정내 불화, 직장에 있어서의 인간관계의 부조화, 노험회사와의 고섭이 잘되지 않거나, 빚 독촉에 시달리고 있거나, 재판에 연루되어 있는 등의 사정이 밝혀지는 경우가 있다.

이와 같은 경우 가능한 한 환자에 대한 심리적 · 사회적 배경을 분명히 하여 그 배경에 대한

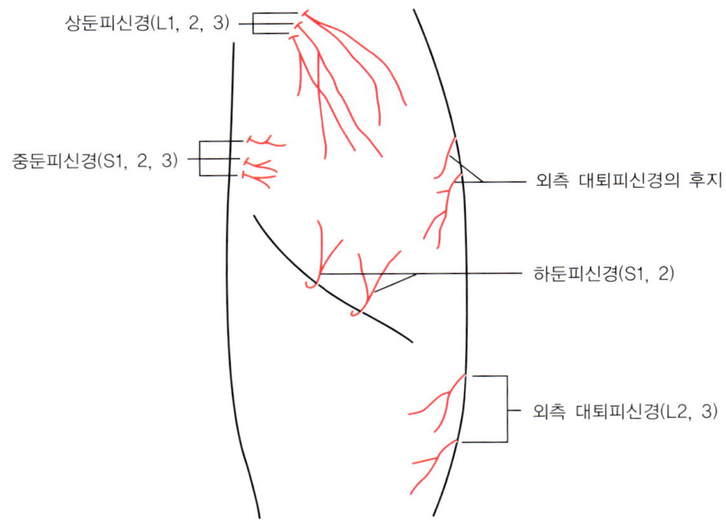

그림 III-51 둔부를 형성하고 있는 피부의 신경 지배

대책을 치료와 함께 실시하는 것이 필요하다. 이와 같은 환자의 치료는 의학적 치료 또는 심리적 · 사회적 접근이 각각 단독으로는 실패할 수 있으므로 두 가지 치료를 병행해야 치료 효과가 상승한다. 금전적인 문제가 있는 경우에는 그에 대한 대책도 필요하다. 그러나 이러한 집학적(集學的) · 다면적 접근은 의사의 자원봉사 활동이 되어 버리는 경우가 많다. 그렇다고 하더라도 의학적 치료를 하지 않는다는 것은 환자에게 「알아주지 않는다」, 또는 「의사에 버려졌다」라는 생각을 갖게 하므로 「의료 행위라는 도망갈 장소」를 막지 않는 것도 치료 효과를 올리는 데는 가끔 필요하다.

(4) 진단이 어려운 둔부통

일상 진료 현장에서는 가끔 둔부통의 진단에 애먹는 경우가 있다. 그 이유는 둔부의 복잡한 신경 지배와 둔부통을 일으키는 구조가 다양하기 때문이다.

우선 둔부의 지각을 보자(그림 III-51). 둔부의 상반 부분은 상, 중둔피신경에서 가지를 받고 있다. 상둔피신경(superior cluneal nerves)은 제1~3요추신경근, 중둔피신경(middle cluneal nerves)은 제1~3천추신경근의 후지(posterior branch)로부터의 가지가 분포하고 있다. 하반 부분은 제1, 2천추신경에서 분지하고 있는 하둔피신경(inferior cluneal nerves)의 중요한 분지인 후대퇴피신경(posterior femoral cutaneous nerve)이 분포하고 있다. 그리고 외측은 제2, 3요추신경근으로부터의 가지인 외측 대퇴피신경이 분포하고 있다. 그러니까 「흉요추부에서의 압박 골절이나 척추염에서는 상둔부에도 통증을 호소한다」는 사실은 오진을 초래하지 않게 하기 위해서라도 기억해 두어야 하는 것이다.

다음으로 둔부를 형성하고 있는 근육의 신경 지배를 보자. 고관절의 신전을 담당하고 있는 대둔근은 주로 제1천추신경으로부터의 가지인 하둔신경(inferior gluteal nerve)이 지배하고 있다. 고관절외전근인 중둔근은 주로 제5요추신경근의 가지인 상둔신경(superior gluteal nerve)이 지배하고 있다. 또한 이상근증후군에 관여하고 있는 이상근은 주로 제1천추신경근이 지배하고 있다. 또한 천장관절은 제2요추신경근에서 제2천골신경근 지배로 되어 있다. 둔부의 국소에도 통증의 원인이 있다. 섬유지방성 결절은 장골릉 후연의 아래에서 고령자에게 가끔 촉진된다. 또한 장골릉 후연에서 상둔피신경이 기계적 압박을 받아 이것이 통증의 원인인 경우도 있다. 소아의 경우에는 장골 성장대의 외상이라고 생각되는 장골 골단염(iliac epiphysitis) 환자가 「요통」을 호소하여 진찰을 받는 경우가 있다.

이와 같이 둔부통을 호소하는 환자의 경우에는 허리가 원인이더라도 상위에서 하위까지의 신경근이 관계하고 있을 가능성이 있다. 또한 신경 유래라고 해도 신경근 뿐만 아니라 말초신경부위에서의 장애(종양도 포함)가 통증의 원인이 된다. 물론 신경 외에 둔부의 근육이 신경으로부터의 지나친 자극에 의해 경축(痙縮)을 일으켜 둔근 자체가 통증의 원인이 되는 경우도 예상할 수 있다. 또한 고관절이나 천장관절 자체 또는 골반을 구성하는 조직의 종양(양성, 악성) 등도 통증의 원인이 되는 경우가 충분히 있을 수 있다. 이와 같이 둔부통의 원인은 다양하다. 따라서 상당히 주의 깊은 진찰이 필요하다. 신경근 블록이나 추간관절 블록, 천장관절 블록 또는 국소 블록을 해도 끝까지 둔부통의 원인에 관해서는 알지 못하는 경우도 드물지 않다. 둔부통은 현재 가장 진단이 어려운 통증일지도 모른다. 둔부통만을 호소하고 있는 환자의 평가는 신중하게 그리고 주의 깊게 진행할 필요가 있다.

4 진찰의 흐름

일상 진료 현장에서는 문진에 의한 병력 작성부터 이학 소견의 평가까지 단시간에 진찰을 끝낼 필요가 있다. 그러기 위해서는 우선 반드시 질문해야 할 사항을 문진표에 기재해 두는 것이 편리하다(표 III-2, 54쪽).

이학 소견의 평가에서는 환자를 서게 하거나 눕게 하거나를 반복하는 것은 환자에게도 부담을 주고 시간도 걸린다. 그래서 한 자세에서 몇 가지의 진찰 기법을 정리해 실시할 필요가 있다.

우선 환자를 서게 하고 검사자는 환자의 뒤에 서서 자세의 변화를 본다. 다음에 환자의 옆에

서서 척추의 전 · 후굴을 중심으로 진찰을 한다. 이때 척추에 변형이 있는 경우는 극돌기의 배열을 손가락으로 확인하여 변형이나 전방전위의 유무를 평가한다. 또한 피부색의 변화, 체간이나 둔부 또는 하지의 위축 또는 비대칭성의 유무를 확인한다. 다음에 환자를 침대에 앉게 하여 슬개건 반사를 평가한다. 잘 유발되지 않는다면 가볍게 무릎을 펴게 하고 슬개건을 두드려 좌우차를 포함하여 평가한다. 그것이 끝나면 환자를 침대에 앙와위로 눕게 한다. 이 상태에서 바빈스키 반사(Babinski reflex), 하지의 근력이나 지각, 그리고 말초 혈관 박동의 평가를 할 수 있다. 계속해서 신경 긴장 징후나 다양한 통증 유발 기법을 실시한다. 물론 고관절이나 슬관절의 운동범위나 관절선(joint line)의 압통도 본다. 그 다음 환자를 엎드리게 한다. 엎드리게 하여 극돌기나 척추주위근의 압통, 둔부에서의 상둔신경의 압통 또는 Valleix의 압통점(좌골신경에 따른 압통점)이나 신경근 자극에 따른 근육 압통점(제4요추신경근의 장애에서는 대퇴사두근, 제5요추신경근의 장애에서는 전경골근, 제1천추신경근의 장애에서는 비복근에서 보인다. 제4요추신경근의 압통점을 확인해 둔다)을 본다. 그리고 아킬레스건 반사를 평가한다.

이와 같은 흐름으로 실시하면 효율적으로 이학 소견의 평가를 할 수 있다. 이 진찰을 실시할 때 환자에게 통증이 있어 동작이 부자연스럽더라도 어깨에 손을 얹어 환자의 동작을 도와주거나, 구두나 슬리퍼를 가지런히 놓아 주거나, 구두의 착탈 또는 옷을 갈아입을 때 도와주면 일거에 환자와 검사자와의 사이에 신뢰관계가 성립된다.

5 부하 검사의 중요성
— 안정 시의 진찰만으로는 불충분한 경우가 있다

고령자에서는 척추관 협착증을 초래하고 있는 다양한 질환에 따라 신경성 간헐적 파행을 가지고 있는 경우가 드물지 않다. 간헐적 파행은 보행으로 인해 나타나는 증상이다. 외래 진찰에서는 의사는 환자에 대한 문진에 의해 간헐적 파행의 내용을 상상할 수밖에 없다. 그러나 환자가 호소하는 내용을 무조건 받아들여 진단하거나 치료 계획을 설정하는 것은 문제가 된다. 왜냐하면 보행 가능한 시간이나 거리는 환자의 기억에 의한 것이므로 정말로 정확한지는 모른다. 또한 증상이 한정적으로 존재(증상이 있는 부위)해도 환자가 알아주길 바라는 내용만을 말하고 있어 의사가 듣고 싶은 내용이 포함되어 있다고는 할 수 없다. 게다가 안정 시의 신경학적 소견은 반드시 환자가 걸었을 때에 나타나는 증상이나 소견과 같은 것은 아니기 때문이다.

실제로 환자와 의사가 함께 걸어 재현된 증상이나 소견을 평가해 보면 보행 후에 처음으로 밝혀지는 증상이나 소견을 찾아내는 것은 드물지 않다. 그러한 경우 증상 유발 부위가 바뀌는 경우가 있다. 따라서 간헐적 파행이 있는 환자에서 안정 시에 있어서의 신경학적 소견으로부터 유추되는 증상 유발 부위와 영상 소견이 일치하지 않는 경우에는 부하(환자를 걷게 하거나 또는 서게 해 두는 것)를 걸어 나타나는 증상이나 소견을 의사 자신이 확인할 필요가 있다. 사실 보행 부하 검사를 실시함에 따라 약 10%의 환자에서 증상 유발 부위의 판정이 바뀐다. 의사가 함께 걷는 것이 불가능한 경우에는 환자를 서 있게 함으로써 보행했을 때와 같은 결과를 얻을 수 있으므로 외래에서의 진찰에서는 유용한 방법이다. 이러한 부하(보행, 입위) 검사의 실시로 증상 유발 부위의 판정 및 진단 정밀도가 향상되어 그에 따른 치료 성적이 향상한다. 결과적으로 failed back(수술을 해도 결과적으로 좋아지지 않는 환자)을 감소시키는 것을 기대할 수 있다.

또 하나 보행 부하 검사는 진료에 중요한 영향을 미친다. 그것은 의사와 환자가 함께 걷는 것에 의한 상호신뢰관계의 확립이다. 의사는 진료의 한 수단으로서 당연히 이것을 실시하지만, 환자는 「담당 의사가 이렇게 까지 노력해 준다」라고 느껴 의사에게 큰 신뢰감을 갖게 되는 계기가 된다.

6 EBM(evidence-based medicine)의 관점에서 본 진단의 정밀도

우리가 일상 진료에서 실시하고 있는 문진을 포함한 진찰 기법으로 얼마나 정확하게 진단할 수 있을까? 진단의 정밀도를 분명히 하기 위해서는 민감도(sensitivity)와 특이도(specificity)의 검증이 필요하다. 민감도란 어떠한 질환에 이환(罹患)되어 있는 경우에 해당 검사에서 양성 결과가 나올 가능성을 말한다. 한편 특이도란 어떠한 질환에 이환되어 있지 않는 경우에는 해당 검사에서 음성 결과가 나올 가능성을 말한다. 이러한 점에서 이상적인(gold standard) 검사법은 매우 민감도가 높은데다가 특이적이면 좋다는 것이 된다. 즉 민감도가 높으면 그 질환을 갖고 있는 환자에서 음성의 결과가 나오는 환자는 거의 없다. 그리고 특이도가 높으면 그 질환을 갖고 있지 않은 환자는 모두 음성의 결과가 나온다. 또한 검사법의 재현성이 높은 것도 중요하다. 또한 평가자의 재현성(intraobserver, interobserber reliability)이 높은 것도 요구된다.

진찰에 의해 얻을 수 있는 정보, 즉 병력이나 이학 소견이라는 유용한 정보를 입수하는 조건은 환자와 의사와의 신뢰관계가 확립되어 있는 것이다. 다시 말하면 환자와의 양호한 신뢰관계 확립이 진단의 정밀도를 보다 높게 한다고도 할 수 있다. 이점에 대해서는 해외에서의 진료 가이드라인이 동일하게 지적하고 있는 것이다. 다음 그림에서 영국의 진료 가이드라인이 제시하고 있는 진찰의 흐름을 볼 수 있다(그림 III-52).

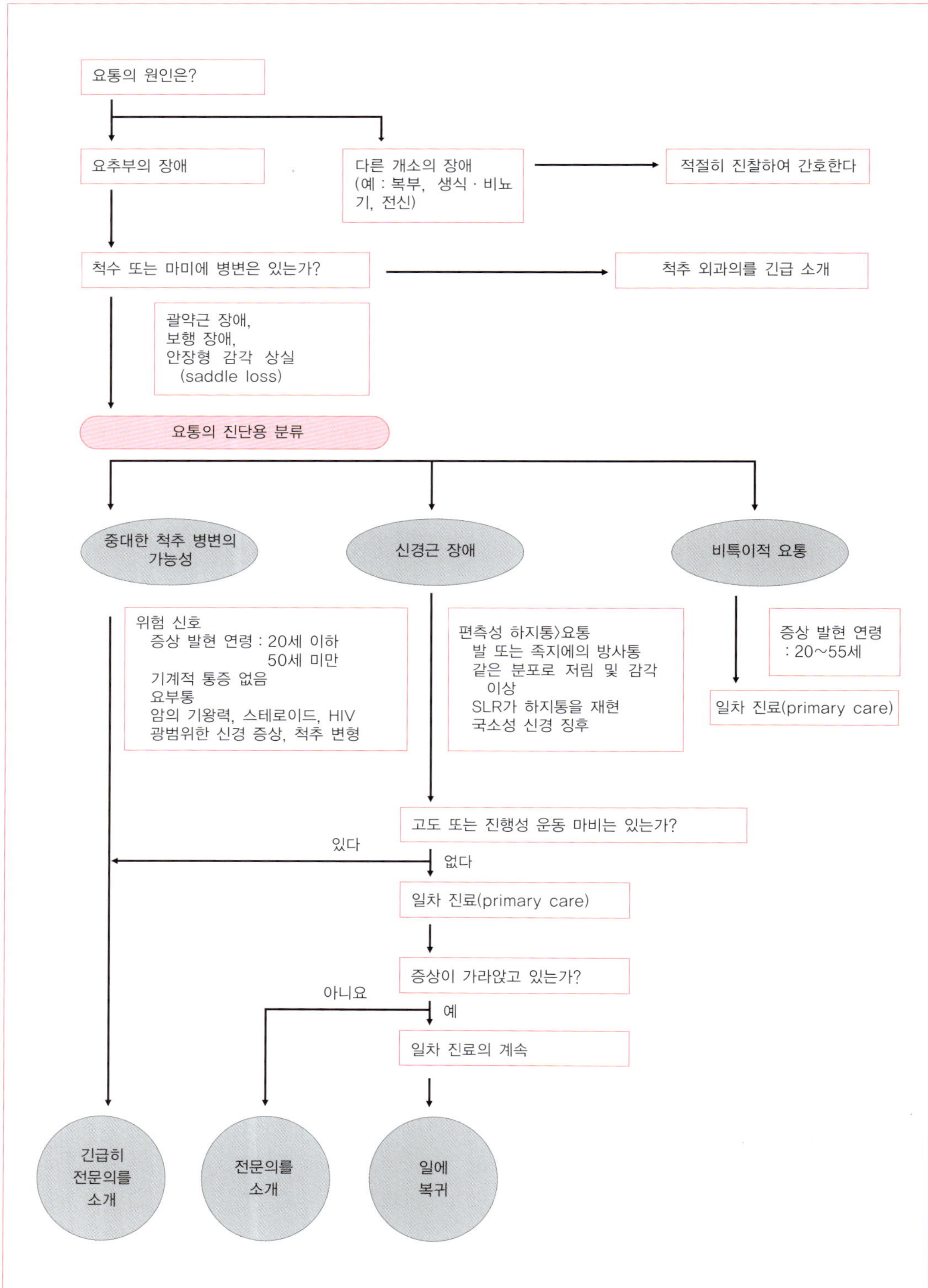

그림 Ⅲ-52 급성 요통 진단의 플로우차트(flow chart), 영국 가이드라인

❶ 병력 작성에 필요한 항목

필요한 문진 사항은 표 III-2(54쪽)에 나타냈다. 그 밖에 필요한 정보로는 연령(암 발생률이 높은 50세 이상의 환자에서는 항상 악성종양의 존재에 유의), 암이나 외상의 기왕력, 원인 불명의 체중 감소, 증상 지속 기간, 발열의 유무 등이 있다. 두 번째로 정맥주사에 의한 약물 사용이나 요로 감염, 그리고 당뇨병 합병의 유무를 확인할 필요가 있다. 이것에 의해 척추의 감염을 의심할 수 있다. 세 번째로 연령이나 성별에 관한 문진이 필요하다. 이것에 의해 젊은 남성에게 가끔 보이는 강직성 척추염을 의심할 수가 있다. 또한 고령자에서는 암의 전이를 생각하는 것이 필요하다. 네 번째로 안정 시 통증은 중요 질환을 진단할 때의 민감도는 높지만 특이도는 낮다. 다섯 번째로 좌골신경통이나 신경성 간헐적 파행의 존재는 신경 장애 합병의 가능성을 시사한다. 여섯 번째로 신경 증상 중 마미 증상(잔뇨 등의 방광 장애나 회음부의 지각 장애 등)은 놓쳐서는 안 되는 증상이다. 그러나 이것들에 관하여 환자 스스로가 말하는 경우는 적기 때문에 의료진의 적극적인 문진이 필요하다.

마지막으로 치료가 어려운 환자에서는 사회심리적 인자의 평가가 필요하다. 이것은 예후를 판정하여 치료 방침을 결정하는 데 유용하다. 특히 효과가 없었던 치료, 습관성 약물 복용, 노동재해 보상 여부, 그리고 우울증 등을 평가할 필요가 있다.

❷ 이학 소견의 평가에 필요한 항목

이학 검사에서는 척추의 감염을 시사하는 소견은 많지 않다. 지속성 통증의 존재는 악성종양에 대해서는 민감도는 양호하지만, 특이도는 낮다. 두 번째로 연부조직(soft tissue)의 압통은 유용한 정보가 되지 못한다. 세 번째로 전굴 제한이라는 소견은 진단 상 민감도도 특이도도 낮다. 네 번째로 좌골신경통이나 신경성 간헐적 파행이 의심되는 환자에서는 SLR 검사를 양측에서 실시해야 한다. 다섯 번째로 신경학적 검사에서는 족관절, 족지 배굴력, 아킬레스건 반사, 지각 검사가 중요하다. 마지막으로 아급성(1~3개월 미만의 통증), 만성 요통(3개월 이상) 환자에서는 우울증, 인지 장애, 심리 · 사회학적 요소에 관하여 한 가지 또는 그 이상의 검사가 필요하다. 이것에 의해 통증을 일으키는 인자 또는 악화 인자로서의 정신적 우울증을 감별할 수 있다.

❸ 병력 · 소견의 진단 정밀도

척추의 악성종양, 압박 골절, 그리고 추간판 탈출증의 병력 소견의 정밀도를 표 III-6에 나타낸다.

표 III-6 병력 · 소견의 진단 정밀도

	민감도	특이도
척추의 악성종양		
50세 이상	0.77	0.71
안정 시 통증	0.90	0.46
보존 요법 무효(1개월 이상)	0.31	0.90
적혈구 침강 속도(ESR)(20mm/시간 이상)	0.78	0.67
압박 골절		
70세 이상	0.22	0.96
스테로이드 사용	0.66	0.99
추간판 탈출증		
좌골신경통	0.95	0.88

〔Nachemson AL, Jonsson EE(eds) : Neck And Back Pain. The Scientific Evidence of Causes, Diagnosis, and Treatment, 표 9.3, Lippincott Williams & Wilkins, Philadelphia, 2000에서 개정〕

Chapter IV

영상 진단

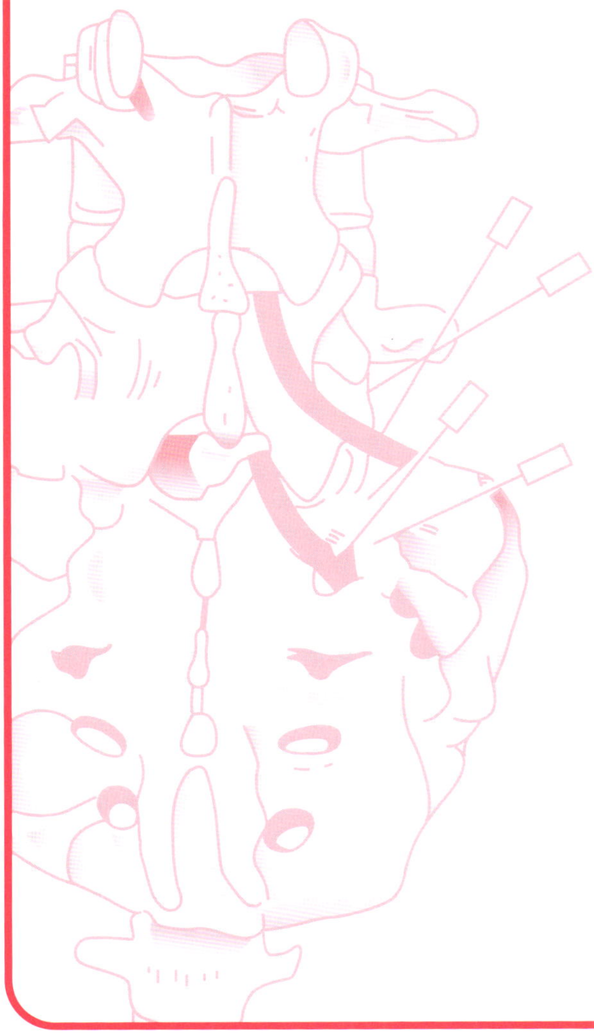

IV 영상 진단

일상 진료 현장에서는 최종적으로는 영상 진단으로 요통의 병태를 파악한다. 그러나 외래를 방문하는 환자의 대부분은 퇴행성 변화에 따른 비특이적 요통이기 때문에 가장 진단 상의 함정이 되는 영역이기도 한다. 영상의 평가에 있어서는「해부학적인 손상 · 장애가 요통과 직결하고 있다」는 인식을 수정할 필요가 있다. 왜냐하면 형태학적 인자와 마찬가지로 눈에는 보이지 않는 기능적 인자에 대한 배려가 필요하기 때문이다.

1 퇴행성 질환에서 영상 검사의 위치 설정

퇴행성 질환에서 영상 검사의 위치 설정은 아래에 서술하는 바와 같다. 우선 환자가 호소하는 것을 파악하여 그 호소에 근거하여 생각되는 병태의 목록을 작성한다. 다음으로 작성된 목록의 병태를 문진으로 좁혀 간다. 그 결과 좁혀진 병태가 얻어진 타각 소견의 결과와 모순이 있는지를 검토한다. 최종적으로 상정한 병태와 증상 유발 부위가 영상으로 확인할 수 있는지를 대비한다. 이러한 순서로 영상 검사를 이용하면 퇴행성 질환의 평가에서도 영상에 의한 지나친 진단으로 빠지는 경우는 적어진다(그림 II-2)(35쪽).

2 단순 X선 사진의 가치는 한정적

❶ 진단학적 의의

단순 X선 사진은 외래 진료에서 많이 이용되는 영상이다. 그러나 단순 X선 사진은 외래에서 보는 환자의 대부분을 차지하고 있는 비특이적 요통의 진단에는 거의 위력을 발휘하지 못한다. 현시점에서의 퇴행성 질환의 진단에 있어서의 단순 X선 사진의 진단의 위치 설정은 한정적인 것으로, 감염성 질환 등을 포함한 척추염, 골절 또는 종양과 같은 중대한 병태를 부정하기 위해서 있다고 해도 좋다고 생각한다(표 I-4)(27쪽)(그림 I-1~9). 또한 최근에는 X선 노출에 의한 염려로 발암이 거론되고 있다. 따라서 중대한 질환이나 외상이 의심되지 않는 한「초진 시에 단순 X선 사진을 반드시 촬영해야 하는 것」은 아니다. 단순 X선 사진 촬영의 적응은 표 I-4에서 서술한 바와 같이 촬영의 적응을 결정하여 실시할 필요가 있다.

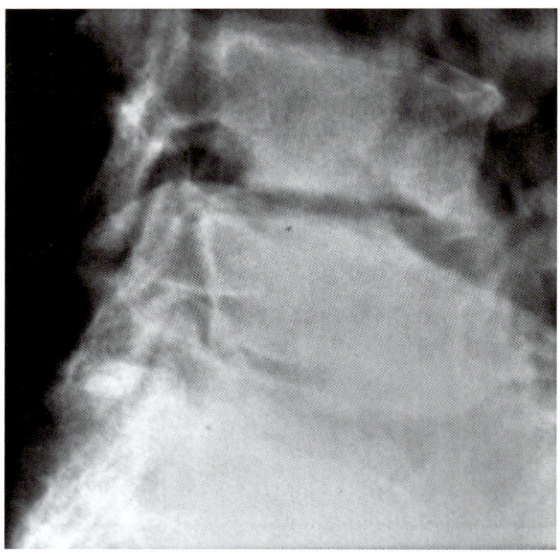

그림 IV-1 화농성 척추염

추간 높이 감소와 추체 변연의 침식 형상이 특징적 소견이다. 추체가 거의 정상적인 형태를 유지하고 있는 것이 척추종양과의 차이이다.

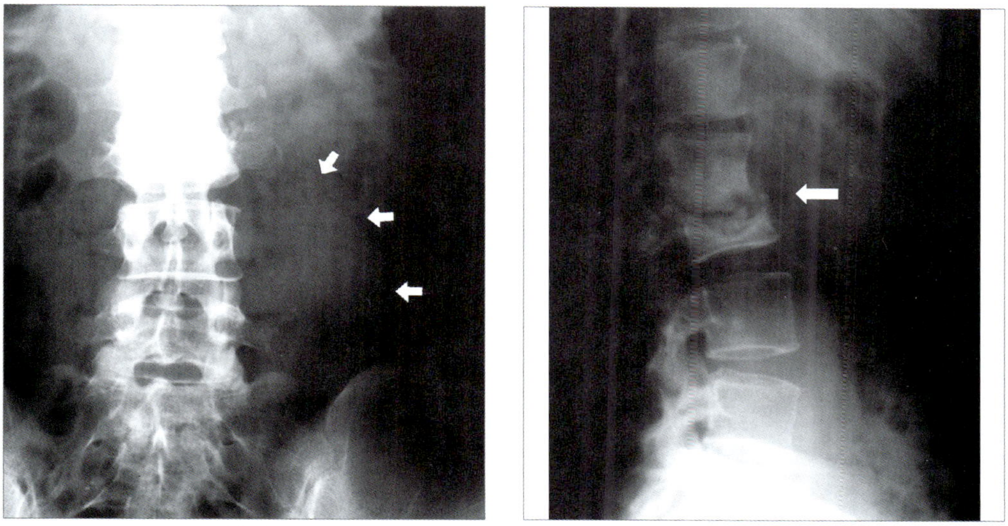

a 전후상　　　　b 측면상

그림 IV-2 결핵성 척추염

a : 화살표는 팽대한 장골근(iliac muscle) 음영의 외측연을 나타내고 있다. 이 결과 장골근의 좌우 비대칭을 볼 수 있다.

b : 골파괴와 골증식 형상이 혼재하고 있는 것이 특정적 소견이다.

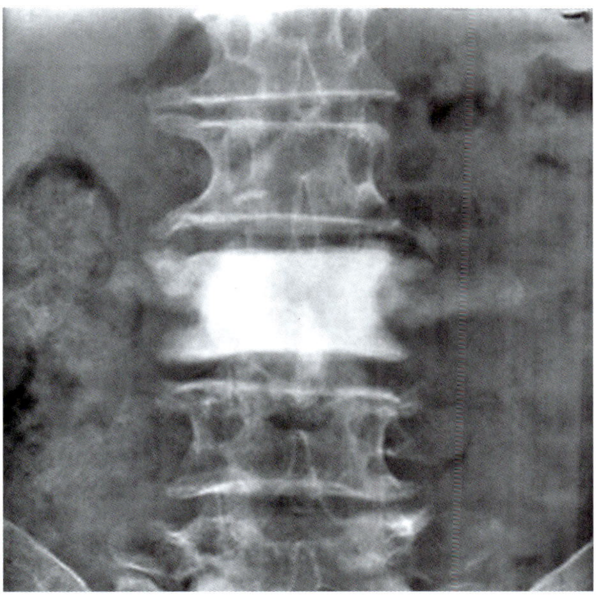

그림 IV-3 전이성 척추종양

유방암이 제3요추로 전이하였다. 유방암은 골형성 변화를 나타내는 대표적인 질환의 하나이다.

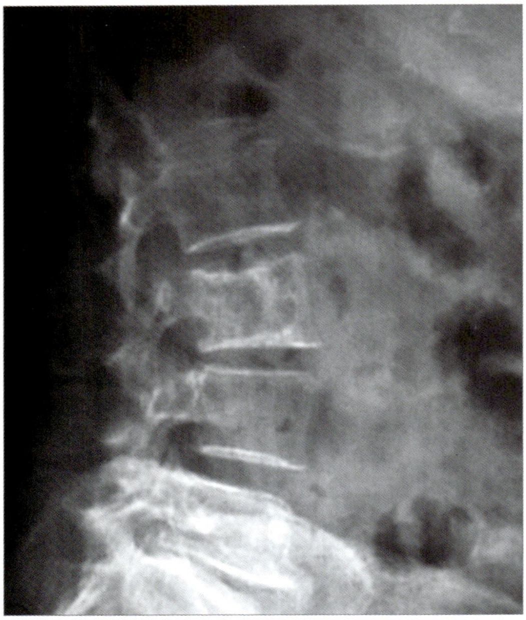

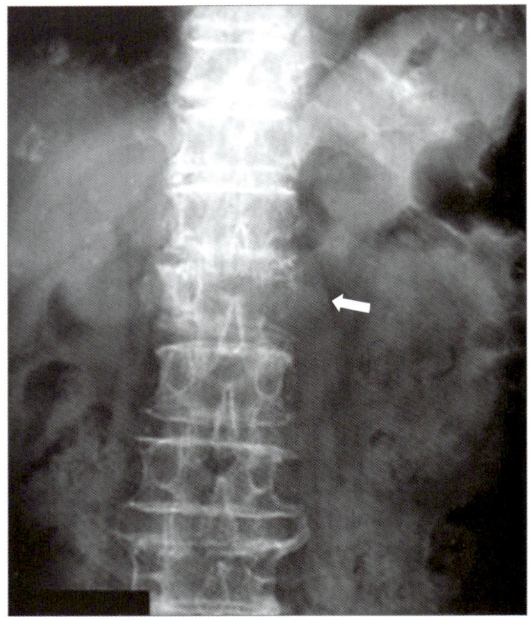

그림 IV-4 전이성 척추종양

신장암이 제3요추로 전이하였다. 골용해 형상을 나타낸다.

그림 IV-5 Winking owl sign

자궁암이 척추로 다발 전이하였다. 골파괴에 의해 추체 변연이 불명료하며, 좌측의 척추경(pedicle)도 소실하고 있다. 언뜻 보기에 올빼미가 한쪽 눈을 깜빡이는 것처럼 보이기 때문에 이 명칭이 붙어졌다.

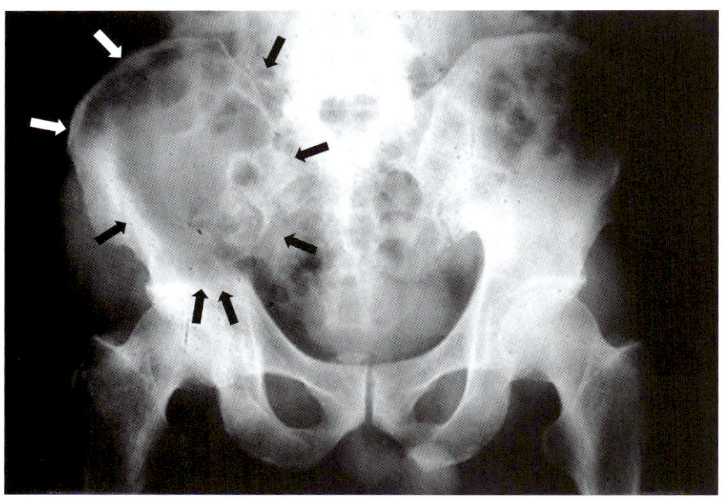

그림 IV-6 가스 형상에 의한 차폐(遮蔽)로 인해 간과된 전이성 장골종양

고도의 둔부통을 호소하여 일어날 수 없었다. 타과 입원 환자였기 때문에 충분한 평가를 하지 않았던 것, 그리고 가스로 인해 장골의 이상 음영이 판독되지 못하였다. 발병 원인은 폐암이다.

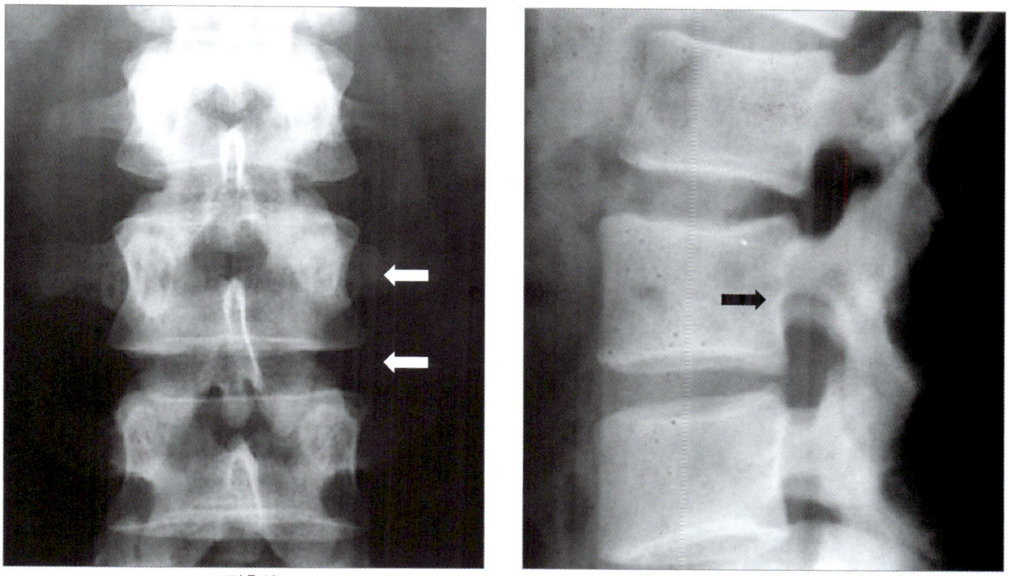

a 전후상　　b 측면상

그림 IV-7 다발성 신경초종(schwannoma)에 수반하는 척추경과 추간공의 비대칭

a : 제3요추 척추경의 좌우 크기가 다르다. 또한 L3/4 추간공의 폭이 제3요추 척추경이 작아졌기 때문에 상대적으로 좌우가 다르다.

b : 척추경의 하연이 한쪽만 종양에 의해 침식을 받아 double floor처럼 보인다.

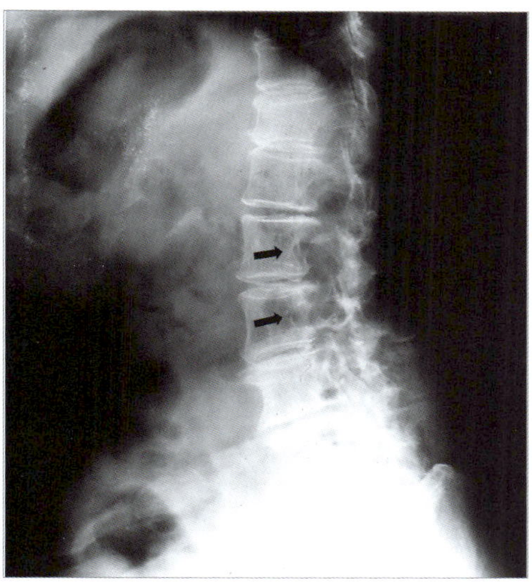

그림 IV-8 Scalloping 형상

마미종양이 장기간 방치되어 있었기 때문에 제2, 3요추 추체의 후연이 침식되어 도려낸 것처럼 되었다.

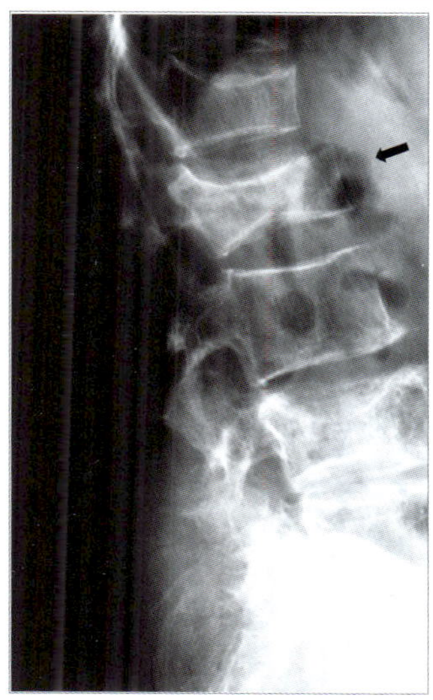

그림 IV-9 제2요추의 압박 골절

❷ 판독의 포인트

중대한 질환을 놓치지 않기 위한 단순 X선 영상의 판독 체크 포인트는 ABC'S, 즉 A : alignment, B : bone, C : cartilage, S : soft tissue의 순서로 하는 것이다. Alignment에서는 척추(측만이나 후만)에 이상이 없는지, 또는 전방전위의 유무를 본다. Bone에서는 골다공증의 유무와 그 정도, 골극의 유무와 그 정도〔추간 불안정이 예전에 있었는지, 지금 있다는 것을 나타내는 추간판 주변에서 약 1mm 떨어져 추체로부터 수평으로 돌출하는 견인 골극(traction spur)이나 추간판의 변성을 나타내는 추체 주변에서 늘어나 팽창한 추간판을 따라 커진 구상 골극(uncinate spur)(그림 IV-10)〕, 그리고 경추 추체에 있어서의 골량의 연속성을 보고 골절(병적 골절을 포함)이 있는지를 평가한다. 골파괴 형상을 간과하기 쉬운 것은 가스 형상이 겹쳐 있는 천골과 장골이다(그림 IV-6, 11). Cartilage에서는 추간의 높이를 보고 추간판 변성의 유무와 그 정도, 그리고 척추경(pedicle)의 형상에서 파괴 형상이 있는지를 확인한다. 자주 간과하기 쉬운 것이 천장관절이다. Soft tissue에서는 요로에서의 결석, 복부 대동맥의 석회화, 그리고 장골근의 대칭성을 본다. 또한 판독하는 경우에는 눈길이 가기 쉬운 중앙부터가 아니라 주변말단부터 판독해 나가면 간과를 막을 수 있다. 이와 같이 판독 순서를 매뉴얼화함으로써 간과를 줄일 수가 있다.

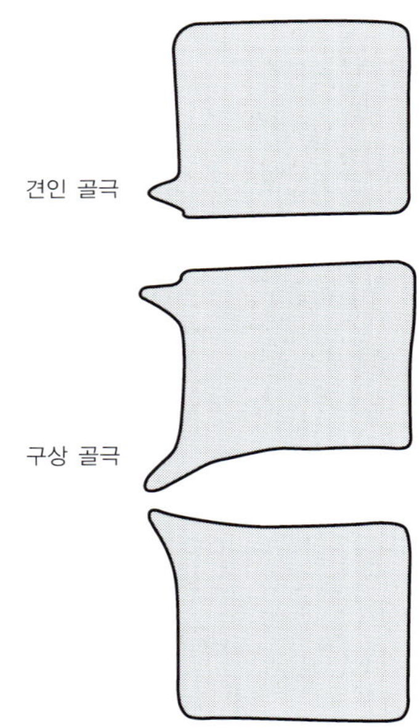

그림 IV-10 견인 골극(traction spur)과 구상 골극(uncinate spur)

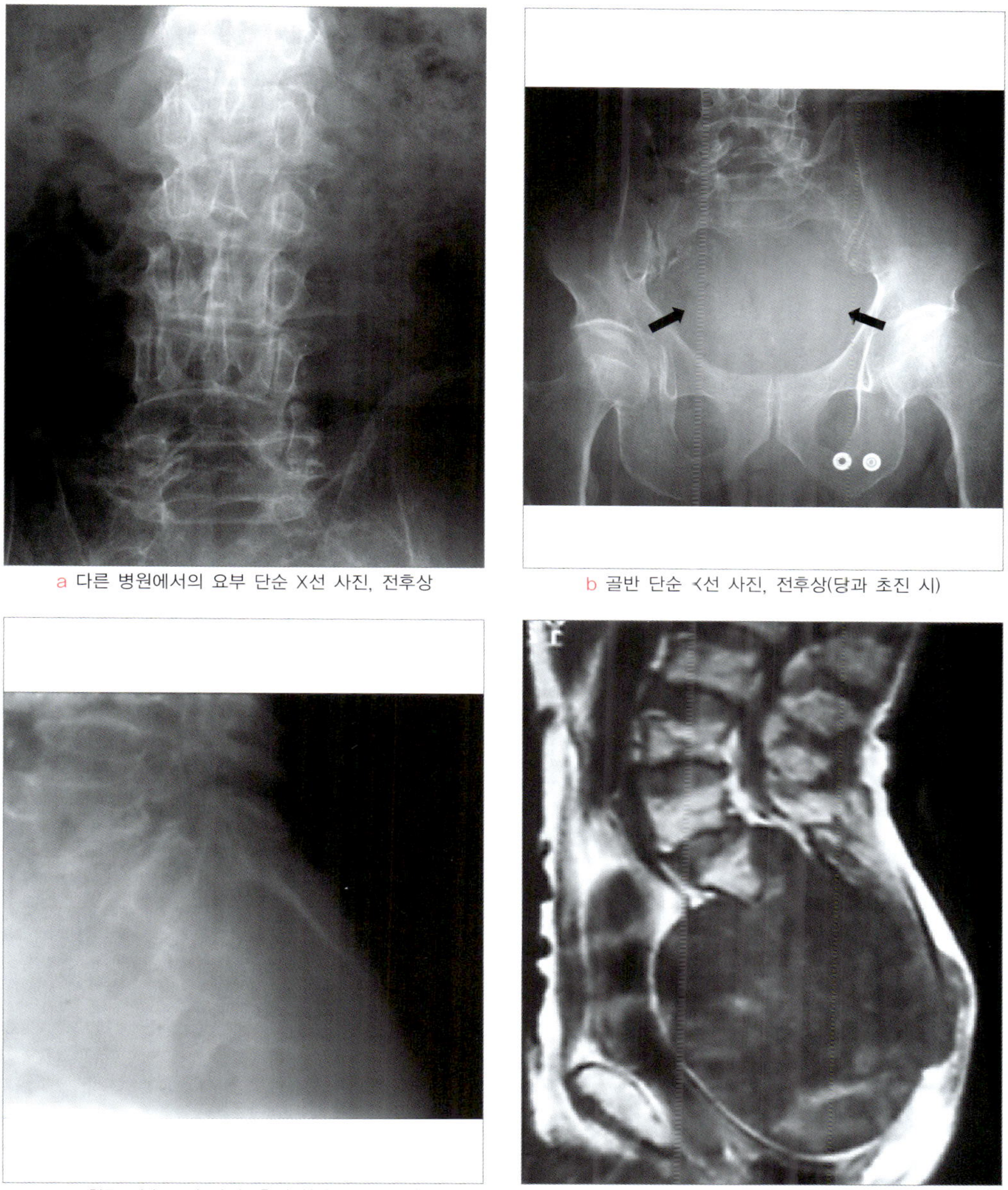

a 다른 병원에서의 요부 단순 X선 사진, 전후상

b 골반 단순 X선 사진, 전후상(당과 초진 시)

c 천골 단순 X선 사진, 측면상(당과 초진 시)

d MRI, 시상면상(당과 초진 시)

그림 IV-11 장년에 걸쳐 간과된 천골 척삭종(73세, 남성)

천골종양과 보통의 요추 단순 X선 사진을 찍는 방법에서는 화면에 거의 들어가지 않는다. 또한 가스 형상이 겹쳐 설령 들어가 있어도 판독하기 어려운 것이 보통이다. 의심이 되면 골반의 X선 사진의 전후상을 요추 단순 X선 사진과 바꾸어 놓거나, 추가하는 것이 간과를 방지하는 포인트의 하나이다.

〔菊地臣一 : 요통. p.214(그림 X-7), 醫學書院, 東京, 2003에서 전재〕

판독에 있어서는 우선 요추의 부위를 판정할 필요가 있다. 전후 형상에서 「제3요추의 횡돌기가 가장 길다」라는 것은 유용한 해부학적 지식이다.

전방전위나 분리는 누가 봐도 쉽게 발견할 수 있지만, 문제는 추간판 변성의 유무이다. 추간판 변성의 유무에 관계없이 추체의 구상 골극의 존재 등으로 판단하고 있는 것이 일반적이지 않을까? 이것을 좀 더 정확하게, 그리고 용이하게 판정할 수 있는 방법이 있다. 추간판 변성의 유무는 단순 X선 사진에서는 추간공(intervertebral foramen)의 높이로 판단한다. 전후 형상에서는 추간판 변성이 거의 없고 추간 높이가 유지되고 있는 경우에 상위추체 횡돌기의 하연으로

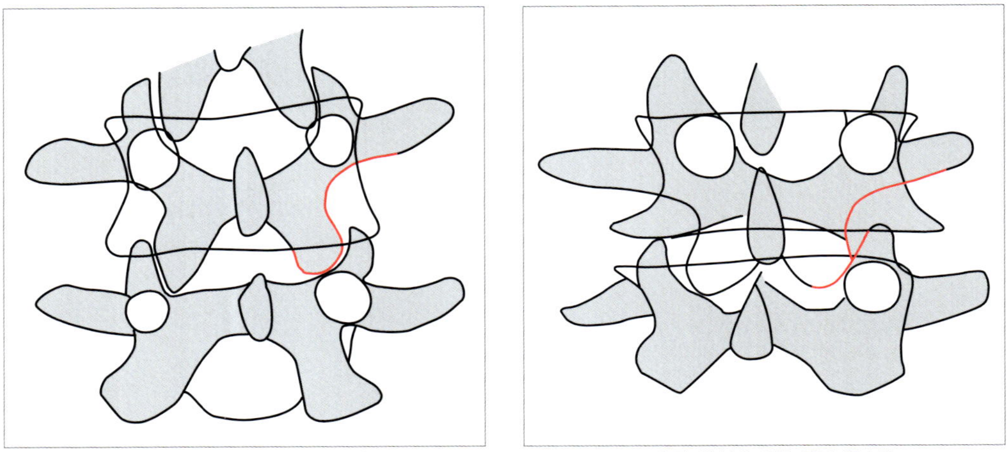

a 정상적인 추간판의 추간 높이

b 추간 변성에 의한 추간 협소화

그림 IV-12 추간판 변성의 유무, 전후상

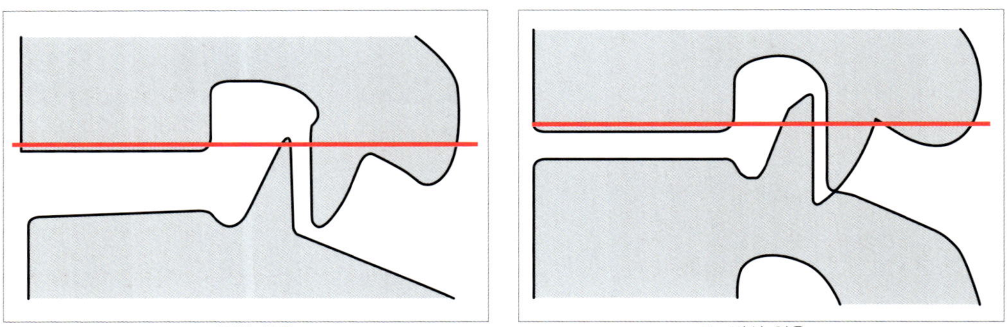

a 변성 없음

b 변성 있음

그림 IV-13 추간판 변성의 유무, 측면상

부터 관절돌기 사이의 협부를 통과하여 추간관절에 이르는 선이 완만한 S자를 그린다. 추간판 변성이 고도가 되면 깨끗한 S자를 그리지 못하고 추간관절 부근에서 S자의 연속성이 끊긴다(그림 IV-12). 단면 형상에서는 추간의 변성이 정상이거나 또는 경도인 경우에는 추간 높이가 유지되고 있다. 그 경우 하위추체 상관절돌기의 첨단은 상위추체 하연의 선을 넘는 경우는 없다. 추간 높이가 좁아짐에 따라 상관절돌기의 첨단은 이 선보다 머리쪽에서 나온다(그림 IV-13). 이것이 가장 간단한 추간판 변성의 유무를 평가하는 단순 방사선적 포인트이다.

❸ 불안정 요추의 진료상의 의의

불안정 요추는 외래에 있어서의 단순 X선 사진의 검사에서 자주 보이는 소견의 하나이다(그림 IV-14, 15). 누구라도 알 수 있는 한 눈에 비정상으로 보이는 소견이다. 이 소견은 판독자에 있어서는 분명하게 해석되기 때문에 자주 그 소견과 증상을 직결하여 평가하기 쉽다. 그러나 사실은 그렇게 단순하지 않다. 오히려 반대이다.

우선 척추 자세와 증상과의 관계에 관하여 생각해 보자. 척추 정렬(spinal alignment)과 하지 증상은 상반되는 관계에 있다는 것에 유의할 필요가 있다. 척추관 협착증을 예를 들어 생각해 보자. 전굴 자세에서는 X선 사진에서 보이는 척추의 배열은 블량해진다. 그러나 하지 증상은

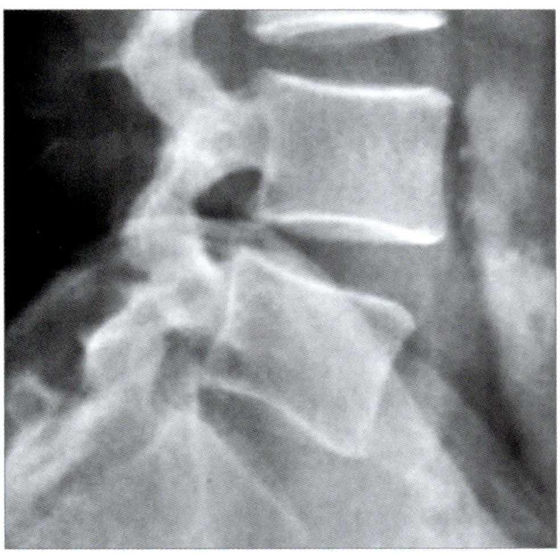

a 중간위(경도의 전위 있음)

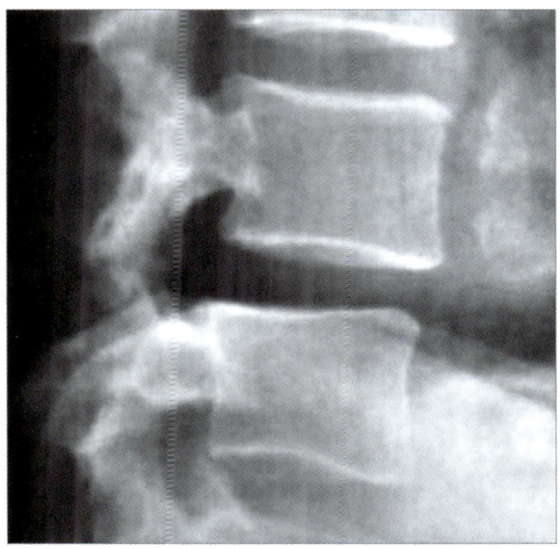

b 전굴

그림 IV-14 요부 척추증에 수반하는 불안정성 : 요추 단순 X선 사진, 측면 기능 촬영

전굴하면 제4요추에 전방전위와 후방 개대(開大)를 볼 수 있다. 이 환자는 뒷날 전위가 발생했다.

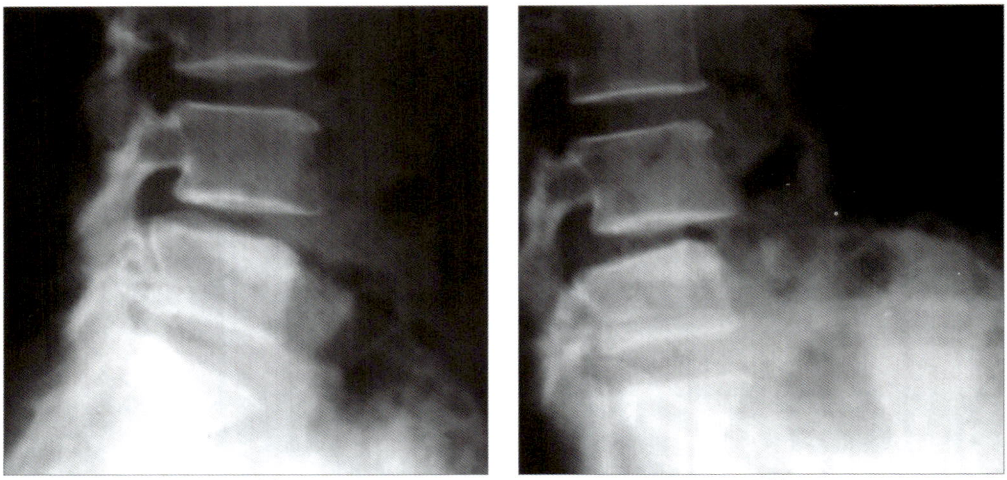

a 중간위　　　　b 전굴

그림 IV-15 퇴행성 전방전위증에 합병한 불안정성 : 요추 단순 X선 사진, 측면 기능 촬영

그림 IV-14의 증례와 비교하면 보다 고도의 불안정성을 볼 수 있다. 이와 같은 고도의 불안정성을 나타내도 환자의 호소는 마미 장애로 요통이 아니다.

개선한다. 한편 신전위에서는 X선 사진에서 보이는 척추의 배열은 양호해진다. 그러나 마미나 신경근 유래의 지금까지 없었던 하지 증상이 나타나거나 병세가 악화된다. 이와 같이 X선 사진에서 보이는 척추의 배열은 양호해도 척추의 배열이 좋아졌다고 해서 하지 증상은 양호해지지 않는다는 사실에 주의할 필요가 있다.

다음으로 불안정 요추로 인한 환자는 장기간 경과하면 어떻게 될까? 우선 퇴행성 척추전방전위증에 따른 X선학적 불안정성 그 자체는 장기 예후와 정비례하지는 않는다. 또한 전방전위를 수반하지 않은 불안정성을 가진 환자의 장기 경과를 보면 약 20%의 환자는 전혀 증상이 없다. 그리고 기능적 예후는 불안정성 그 자체가 관여하고 있는 것이 아니라 그 환자가 가지고 있는 해부학적 소인(신경을 넣고 있는 주위의 조직이 좁은지 어떤지)에 의해 좌우된다. 즉, 신경의 용기가 좁은 경우에는 긴 기간이 지나면 특정 하지 증상을 초래하는 경우가 많다.

실제 진료 현장에서 요통이나 좌골신경통이 있는 환자에게 X선 사진에서 불안정성이 보인다면 그것은 통증에 관계하고 있다고 판단하며, 그것은 타당한 판정이다. 그러나 만약 이 환자가 전혀 증상이 없을 경우에 X선 사진에서 이 불안정성이 발견되면 우리는 어떻게 해석해야 하는 것인가? 어려운 문제이다.

④ 환자에 대한 설명의 방법

「X선 사진에서 추간판이 손상되어 있다」, 「추간판이 좁아져 있어 신경을 압박하고 있다」, 「추간관절의 아탈구」, 또는 「추체의 골극」 등이라는 설명은 마이너스 이미지를 환자에게 주기 쉽다. 그게 아니라 「이것은 생체 방어 반응으로서는 당연한 소견으로 오히려 척추의 지지성이 증가하고 있다」고 하는 플러스의 설명 방법이 이야기하는 측에게 요구된다. 단순 X선 사진에서 환자의 통증 원인을 분명히 하는 것은 거의 불가능하다. 따라서 환자가 가능한 한 부정적으로 받아들이기 않도록 신중한 말투로 설명하는 것이 중요하다. 의료진은 X선 사진 자체를 치료하는 것은 아니다. 하물며 치료 방침을 X선의 소견에 의해 결정하고 있는 것도 아니다. 치료는 어디까지나 임상 평가에 의해 결정하는 것이다. X선 사진을 환자에게 설명하는 경우에는 충분히 이 점에 유의하여 설명을 할 필요가 있다.

3 MRI에 의한 과한 판독에 주의

MRI는 요통의 평가에 큰 진보를 초래했다. 기존의 「그림자의 영상」에서 신경이나 근육 자체를 묘출하는 「질(質)의 영상」의 출현은 획기적이다. 일상 진료에서는 MRI는 횡단면과 시상면을 촬영한다. 어떠한 면 또는 조건에서 촬영할지가 결정적으로 중요해서 기기 그 자체의 성능보다도 기사나 의사의 역량이 좋은 영상을 얻는 포인트가 된다. T1 강조 영상에서는 신경이나 추간공, 추체, 추간관절, 황색인대가, T2 강조 영상에서는 수분을 포함하고 있는 골수액이나 추간판이 잘 보인다(그림 IV-16).

EBM의 관점에서 현시점에서 밝혀지고 있는 MRI의 진단 가치로서는 우선 red flag를 포함한 척추의 이상 진단 능력이 향상했다는 것을 들 수 있다. 또한 전혀 증상이 없는 환자에게도 종종 형태학적 이상이 보이는 경우도 밝혀지고 있다. 또한 요통과 추간판 변성 사이에 관련성은 없다는 것도 지적되고 있다. 사실 요통 경험자의 약 절반의 환자는 정상적인 MRI를 나타내고 있다는 보고가 있다. 끝으로 조영 진단이 진단 가치를 향상시키고 있다는 증거는 현재 없다.

진료 현장에서의 MRI의 유용성을 실감할 수 있는 것으로서는 아래와 같은 경우를 들 수 있다. 우선 추간공 내외 병변의 묘출을 한 장의 영상으로 할 수 있다. 추간공외 추간판 탈출증 등 일목요연하다. 다음으로 전이성 척추종양의 조기 발견이 가능해졌다(그림 IV-17). 기존의 단순 X선 사진에서는 상당의 병소가 커지지 않으면 이상 소견으로서 인정되지 않았다. 게다가 이전

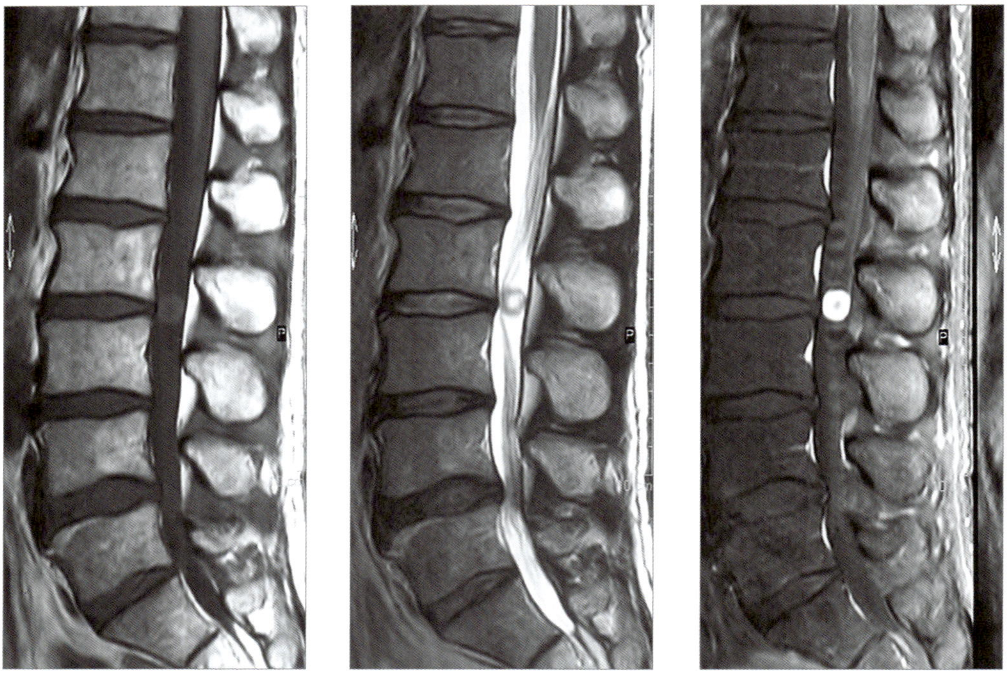

a T1 강조 시상면상 b T2 강조 시상면상 c 가돌리늄 조영상

그림 IV-16 마미종양의 MRI

T1 강조 영상에서 척수나 골조직이 명료하게 보여지고 있다. T2 강조 영상에서는 골수액이나 추간판을 관찰할 수 있다. 가돌리늄(Gadolinium) 조영상에서 마미종양이 보다 명료하게 표현되고 있다.

에는 척수 조영의 완전 정지 예에서는 완전히 정지하고 있는 추간에서 미측(尾側)의 병변 유무에 관해서는 경막외 조영과 같은 다른 조영법을 이용하는 것에 의해서 밖에 분명히 할 수가 없었다. 그러나 MRI 촬영 영상은 한 장으로 모든 척추의 병태를 분명히 할 수가 있게 되었다. 마지막으로 전방전위가 있다는 것은 단순 X선 사진으로도 알 수 있다. 그러나 MRI에서는 전방전위 외에 동시에 전방전위에 합병한 마미종양이나 추간판 탈출증의 묘출이 가능하다.

MRI로도 가끔 평가가 어려운 것은 전이성 척추종양(그림 IV-18)과 골다공증에 따른 골절(그림 IV-19)과의 감별이다. T1 강조 영상에서의 저신호역, T2 강조 영상에서의 고신호역의 존재 또는 black line의 두절 등이 종양을 시사하는 특징적 소견이라고 하고 있지만, 가끔 골생검을 하지 않으면 최종 진단을 할 수 없는 환자도 있다. 또한 화농성 척추염(그림 IV-20)과 전이성 척추종양도 감별 진단이 가끔 곤란하다. 병변이 추간판을 침범하여(종판의 파괴) 인접하고 있는 추체에 연속성을 나타내고 있다면 그것은 염증을 시사하는 소견이다. 척추주위 또는 경막외에 병변이 보인다면 이것도 염증을 강하게 시사하는 소견이다.

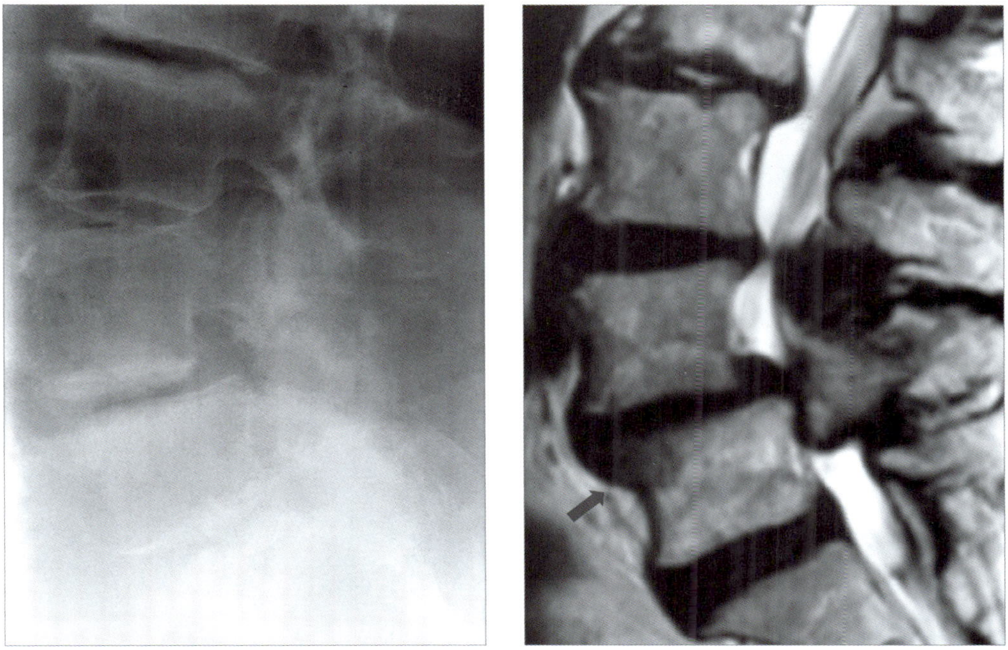

a 단순 X선 사진, 측면상　　b MRI, 시상면상

그림 IV-17 단순 X선 사진에서는 밝혀지지 않은 전이성 척추종양

척추관 협착증의 치료에 즈음에서 촬영한 MRI가 제5요추의 전방 부분에 이상 소견을 나타내고 있다. 단순 X선 사진에서는 제4요추의 퇴행성 전방전위만 보였다. 그 후 골신티그럼(bone scintigraphy)에서 다발성의 집적 형상이 확인되었다. 1년 전에 유방암 수술을 받았다.

〔菊地臣一 : 요통. p.190(그림 VIII-23), 醫學書院, 東京, 2003에서 전재〕

한편 종양은 정상의 추체에서는 T1 강조 영상에서 추간판과 비교해 고영상(high signal)을 나타내고 있다. 그러나 종양이 존재하면 추간판과 동일한 정도의 영상으로 저하하고 있는 소견을 나타낸다. 그러나 추간판은 정상이라는 것이 염증과는 다르다. 또한 복수의 추체에 병변을 보이는 경우에는 전이성 척추종양을 강하게 의심하게 한다.

한편 MRI 촬영의 도입에 의해서도 역시 미해결 문제는 남아 있다. 그것은 기능 평가에 대한 결여이다. 척추 다분절에 협착이 보이는 환자에서 증상 유발 분절이 어디에 있는지에 관해서는 MRI에서도 결정할 수 없다. 사실 수술을 해도 좋아지지 않는 원인으로서 영상에서 가장 협착이 심한 부위를 수술했는데 환자의 호소가 전혀 호전되지 않았다는 경우가 가장 많다. 또한 영상 상에서 얻어진 추간판 탈출증 모양의 추간판의 후방 돌출 소견이 과연 증상에 관여하고 있는지의 판정은 MRI로도 불가능하다. 즉 MRI라고 해도 만능이 아니므로 영상과 병태의 관계에 대한 판정은 진단 상의 함정의 하나가 된다. MRI도 형태 진단이므로 영상 상의 이상 소견에서 증상

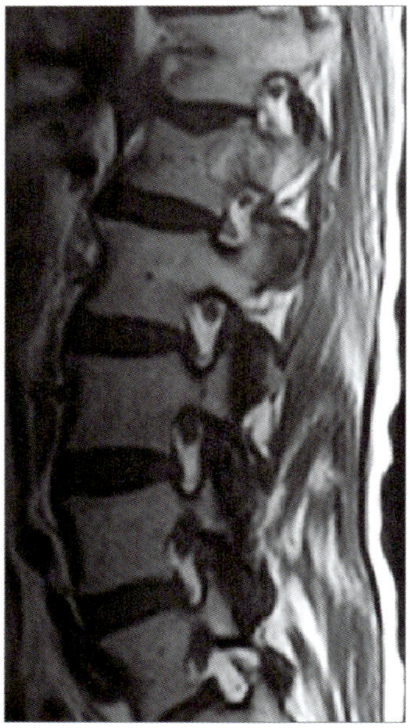

a T1 방시상면

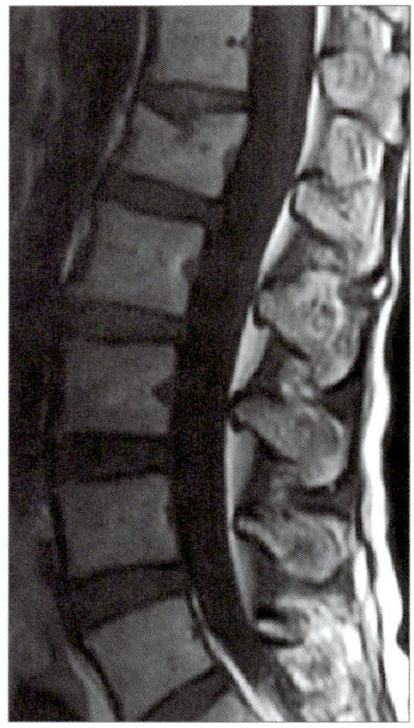

b T1 정중시상면

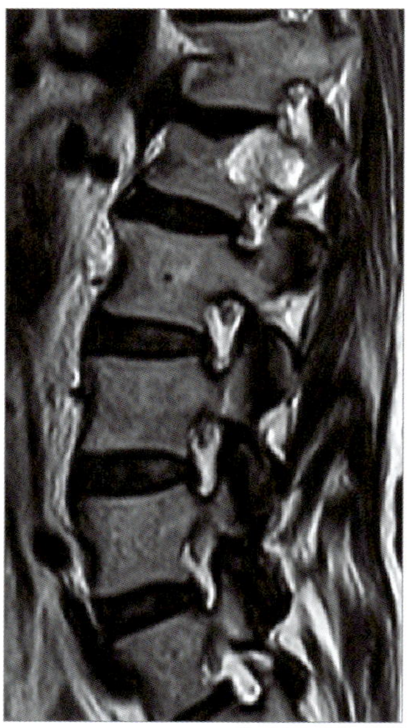

c T2 방시상면

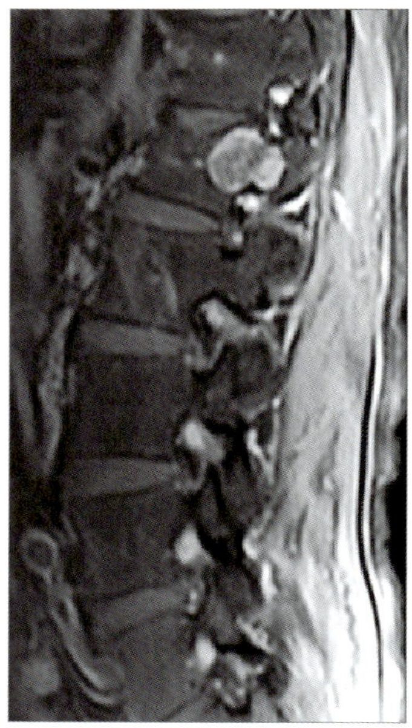

d T1 조영, 방시상면

그림 Ⅳ-18 전이성 척추종양(원발소 : 폐암)

정중시상면에서는 추체의 설상화(楔狀化)는 있지만, 신호 강도의 변화는 보이지 않는다. 또한 T12/L1 추간판이 L1의 두측 종판(終板)을 일부 파괴하여 추체 안으로 들어간다. 하지만 종양은 촬영되지 않았다. T1 등신호, T2 고신호에서 조영 효과가 있는 종류(腫瘤)는 추체 중앙이 아니라 좌측의 척추경 부분에 존재하고 있다. 촬영 영상의 면에 따라서는 종양이 촬영되지 않은 경우도 있다는 것에 주의가 필요하다.

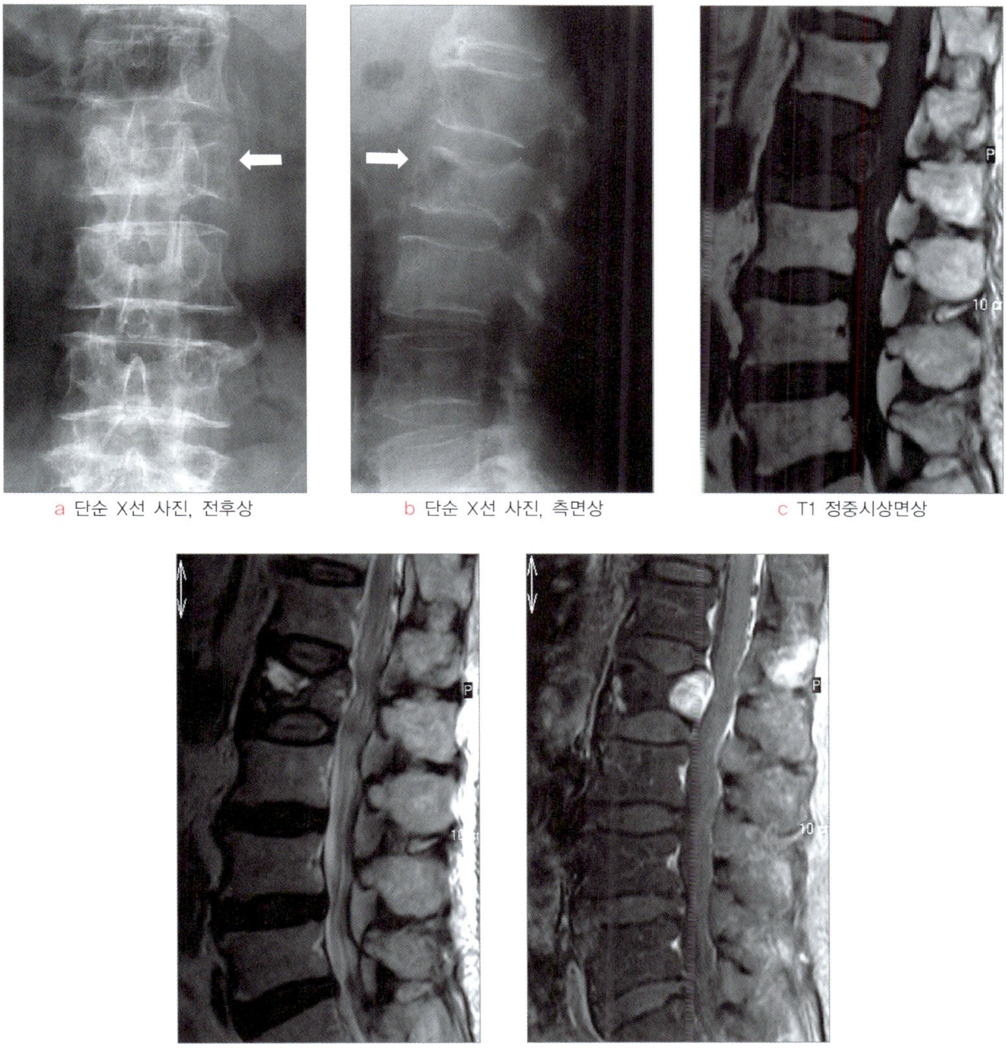

a 단순 X선 사진, 전후상　　b 단순 X선 사진, 측면상　　c T1 정중시상면상

d T2 정중시상면상　　e T1 조영(지방 억제), 정중시상면상

그림 IV-19 골다공증성 척추 골절(제2요추)

단순 X선 사진에서는 제2요추의 추체 변연이 불명료하여 전이성 종양을 고려해야 하는 소견이다. MRI에서는 추체의 어추(魚椎) 변형이 있어 추체 후벽의 척추관 안으로의 고도의 돌출을 보인다. 제2요추 추체는 T1에서 저신호, T2에서는 추체 전방은 저신호, 등신호, 고신호가 혼재하고 있는 소견이 보인다. 조영(지방 억제)하면 추체 전방은 일부를 제외하고 조영 효과를 보이지 않는다. T2에서의 극단적인 고신호(골수액과 유사)는 액성 성분의 저류(貯留)를 시사하는 소견이 있어 가관절(pseudarthrosis)을 나타내고 있다고 생각된다. 또한 조영 효과가 일부에만 보이는 것은 종양을 생각하기 어렵다. 괴사하고 있는 경우는 별개이지만, 전이성 추체종양에서는 매우 드물다고 생각된다. 신호 강도의 변화는 추체에만 국한되어 있어 척추경 부분에는 존재하지 않는다. 골다공증성 추체 골절의 경우 골절이 척추경까지 이르는 경우는 드물다. 한편 전이성 척추 종양의 경우에는 높은 빈도로 척추경이 침해된다.

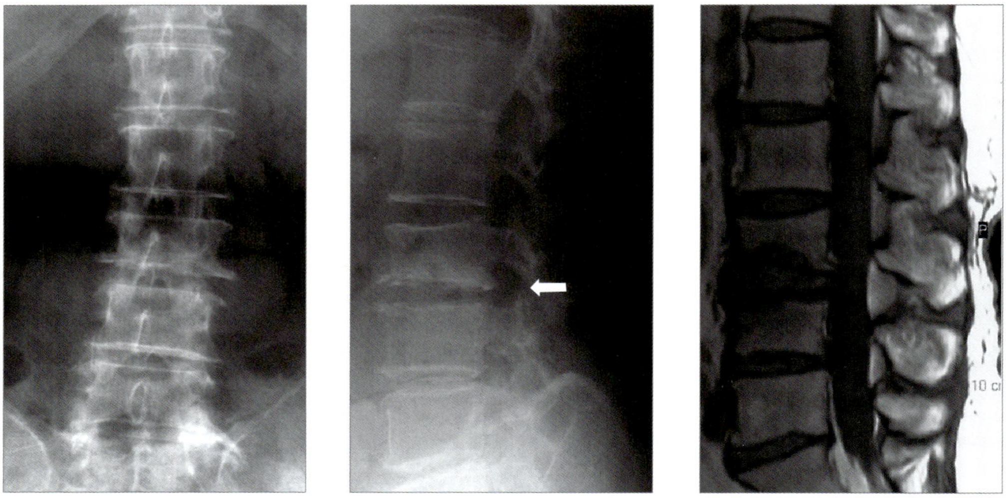

a 단순 X선 사진, 전후상　b 단순 X선 사진, 측면상　c T1 정중시상면상

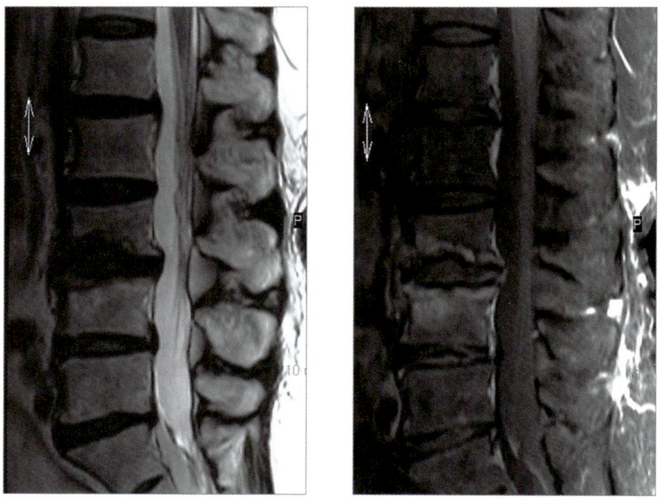

d T2 정중시상면상　e T1 조영(지방 억제), 정중시상면상

그림 IV-20 화농성 척추염(제3-4요추간)

단순 X선 사진에서는 척추경의 파괴는 지적할 수 없다. 단순 X선 사진의 측면상에서는 L3/4에서 추체 종판의 변연이 일부 불명료하다. 한편 추체 종판에서는 경계 명료한 추체 종판이 보여 그 골경화는 균일하다. MRI에서는 L3 추체의 경도의 설상화(楔狀化)를 보인다. 제3-4 추간판을 사이에 두는 추체 종판에는 T1에서 저신호, T2에서는 저신호에서 고신호가 혼재하는 소견이 보인다. 조영하면 추간판을 사이에 둔 상하 추체에 광범위한 조영 효과를 보인다. 이 조영 효과의 범위는 제4요추체에서 특히 광범위하다. 이른바 변형성 척추증에서 관찰되는 추간판을 사이에 둔 상하 추체 종판 장애는 추체 높이의 반은 넘지 않는 경우가 대다수로 감별점이 된다. 이 환자는 추체 주위나 경막외강에 분명한 종양의 존재를 시사하는 소견은 보이지 않았다.

의 유무, 신경 장애 형식, 증상 유발 부위, 그리고 요통 발생의 예측 등의 판정은 현시점에서는 불가능하다.

4 신경근 조영 · 블록은 진단과 치료에 유용

신경근 조영이란 특정 신경근 주위에 조영제를 주입함으로써 선택적으로 신경근을 묘출하는 방법이다(그림 IV-21). 신경근에 바늘이 닿았을 때 발생하는 통증과 호소하고 있는 통증 부위가 같은지, 또한 국소마취제의 주입에 의해 호소하고 있는 통증인지, 또는 국소마취제의 주입에 의해 척추 소견이 소실하는지, 그리고 국소마취제의 주입에 의하 발생한 지각 · 운동 장애가 환자의 신경학적 소견과 일치하는지를 확인함으로써 그 신경근이 환자의 증상에 관계하고 있는지를 알 수 있다. 즉 신경근 조영은 신경근 묘출이라는 형태 형상의 파악과 동시에 통증을 시작으로 하는 호소의 일시적 소실의 확인과 증상이나 소견의 변화를 평가하는 것에 의한 기능적 진단을 겸비한 검사법이다.

① 적응에 관하여

적응으로서는 세 가지를 들 수 있다. 첫 번째는 기능적 진단법으로서의 적응이다. 우선 신경근 증상이 있어 MRI 등의 영상으로 척추 다분절의 결손 형상을 나타내는 경우에 그것만으로는 증상 유발 부위를 결정할 수 없는 경우이다. 또한 신경근 증상이 있으면서 영상에서는 아무런 이상 소견을 얻을 수 없는 경우도 적응이다. 그리고 마지막으로 척추관 내의 조작을 수반한 수술의 기왕력이 있어 형태학적인 영상 검사법의 진단 가치가 높지 않은 경우이다.

적응의 두 번째는 형태학적 진단법으로서의 적응이다. MRI 등의 영상에서도 추간공 주변의 신경근의 묘출이 충분하지 않아 이 부분의 묘출이 필요한 경우에 적응이 된다.

세 번째의 적응은 치료 수단으로서의 적응이다. 신경근성 통증을 호소하여 동시에 실시하는 신경근 블록에 의한 치료 효과를 기대할 수 있다고 생각되는 환자가 적응이 된다. 또는 전신적인 조건이나 환자의 희망으로 수술 요법이 불가능하여 다른 치료 수단을 선택해야 할 경우이다.

한편 이 기법의 단점으로는 우선 신경근 증상의 실태나 원인의 구명에는 효과가 없다는 점이다. 즉 천골종양에서도 그 병소에 의한 통증에 신경근이 관여하고 있다면 신경근 블록에 의해

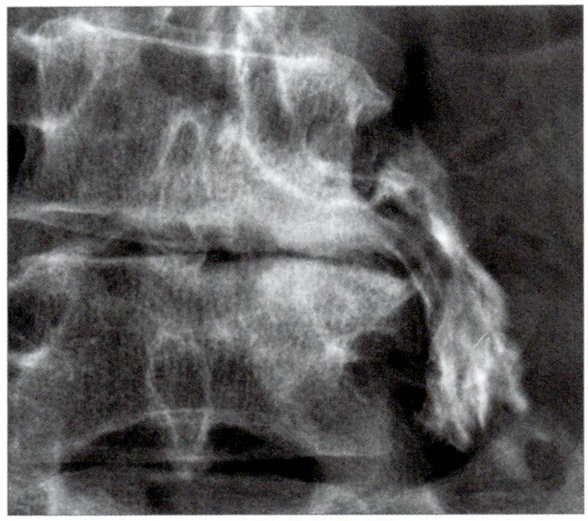

a 제4요추신경근 조영

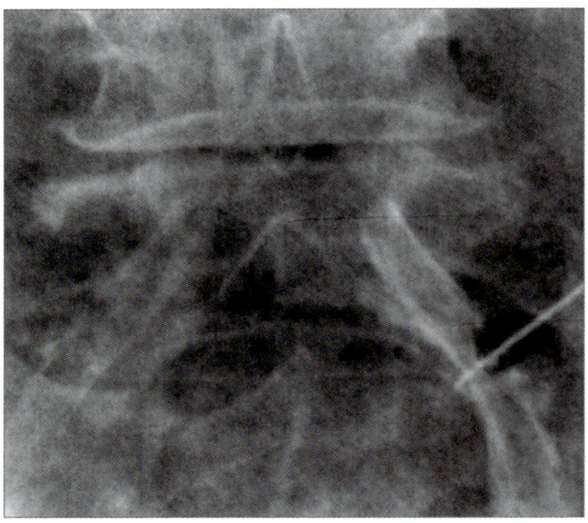

b 제5요추신경근 조영

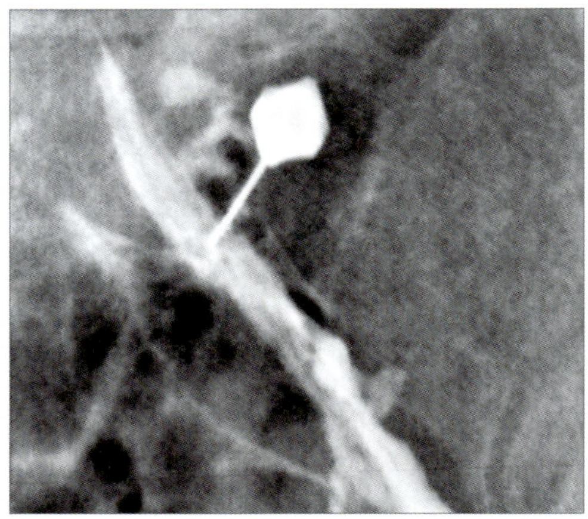

c 제1천추신경근 조영

그림 Ⅳ-21 신경근 조영

a : L4/5 추간공부에서의 신경근의 횡주(橫走)가 보인다.
b : 척추경 상연에서의 정지 형상이 보인다.
c : 추간판 부위에서의 정지 형상이 보인다.

통증은 일시적으로 소실할 수 있다. 즉 신경근 블록으로 통증이 사라져도 그것이 의미하는 것은 그 신경근이 통증을 일으키고 있다는 것은 분명해도 그 원인은 반드시 척추의 퇴행성 질환에 의한다고는 할 수 없다는 것이다.

다음으로 신경근 장애의 증상 유발 부위는 기능적으로 결정할 수 있어도 조영상에 의한 증상 유발 부위의 결정은 반드시 쉽지는 않다. 조영상만을 추구하면 형태학적 검사법을 가진 결점, 즉 「형태적 이상 소견이 반드시 원인이라고는 할 수 없다」는 사실에 부딪히게 된다. 신경근 조영 시의 조영제는 척수강 조영과 같은 관강내 조영과는 달리 epiradicular space라는 잠재적인 조직 공간을 조영하기 위해 그 조영상의 해석에는 신중을 필요로 한다.

세 번째로 본 기법의 형태학적인 면은 조영상에, 기능적인 면은 환자의 호소의 변화(응답)에 대부분을 의존하고 있으므로 순객관적인 검사법이라고는 할 수 없다. 때문에 인지증, 정서불안정 또는 지능지수가 낮은 환자에서는 그 진단 정밀도는 저하한다.

네 번째로 바늘을 신경근에 직접 찌르는 조작은 환자에게 고통을 준다. 최근에는 통증을 일으키지 않도록 신경근에 직접 찌르지 않고 "안전구역(safety zone)"에 조영제나 국소마취제를 주입한다는 궁리를 하고 있는 곳도 많은 것 같다.

다섯 번째로 조영을 실시하는 경우에는 요오드 과민 반응 검사가 양성인 환자에게는 금기이다.

여섯 번째로 신경근 손상의 가능성이 있다는 것이다. 이 합병증은 바늘을 신경근에 강하게 찌르는 것을 피함으로써 예방할 수 있다.

일곱 번째로 마비가 주증상인 환자에게는 마비를 악화시킬 가능성을 부정할 수 없다. 본 기법의 실시 후에는 순간 마비가 악화된 것처럼 보이기 때문에 실시 전에 충분한 설명이 필요하다. 충분한 이해를 얻을 수 없었다고 판단되면 피하는 것이 무난하다.

❷ 실시법

특별한 수술 전 처치는 필요 없다. 본 기법에는 7~10cm의 블록침을 이용한다. 블록침은 다른 바늘과 달리 바늘 첨단이 매우 무디다고 할 수 있다. 소독을 한 장갑을 착용한다. 투시는 over tube의 텔레비전 투시대가 사용하기 쉽다. 조영제는 척수 조영용을 사용하며 하나의 신경근 조영에는 1~2mL로 충분하다.

본 법의 대상이 되는 것은 제5요추신경근과 제1천추신경근인 경우가 많기 때문에 이 두 신경근의 조영 기법에 관하여 설명한다(그림 IV-22).

(1) 제5요추신경근 조영

① 바늘은 22G, 8cm를 이용한다. 환자를 복와위로 하여 하복부에 베개를 넣는다. 이것에 의해 요추 전만은 감소하고 피부부터 신경근까지의 거리가 최단이 될 수 있는 동시에 횡돌기 사이가 넓어져 바늘의 자입이 용이해진다. 신경근은 생각했던 것보다 깊은 위치에 있다.

② 제5요추극돌기 상단보다 외측 4cm의 점에서 체축(體軸)으로 평행선을 긋는다. 이 선과 제5요추극돌기 상단에 옆으로 그은 선이 서로 만나는 점이 자입점이다. 이 점은 투시 상으로 제5요추횡돌기 외측 하연에 위치하고 있다. 이 위치에 바늘을 대는 것이 요령이다. 그렇게 하지 않

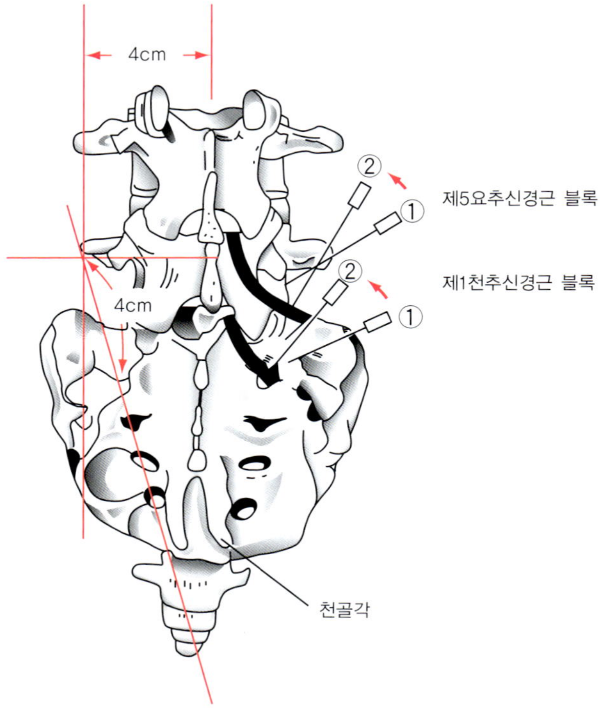

그림 IV-22 허리 : 신경근 조영 · 블록의 자입 방법

으면 그 후의 바늘의 각도를 생각하는 것처럼 조절할 수 없다.

③ 투시하에 제5요추횡돌기에 바늘을 대고 피부, 근막 및 골막에 국소마취제를 침윤시킨다. 횡돌기에 닿는 깊이는 보통 4~5cm로, 이 깊이에 3cm 플러스한 길이의 바늘을 선택한다.

④ 바늘의 첨단이 횡돌기 외측, 하연에 닿으면 20° 내측, 20° 미측을 향해 천천히 한층 더 0.5~1cm 진행시킨다.

⑤ 신경근에 바늘이 닿으면 하지에 방사통을 유발한다. 이때 강하게 닿으면 강한 통증을 일으키므로 천천히 신경근에 닿는 느낌으로 댄다. 보통 바늘이 신경근 측까지 오면 환자는 저림을 호소한다. 거기서 바늘을 멈추면 통증은 강해지지 않는다. 이 통증의 발생 부위가 호소하는 존재 부위와 같은지를 확인한다.

⑥ 흡입 검사 후 조영제를 1~2mL 주입한다.

⑦ 전후 형상을 촬영한 뒤에 국소마취제를 주입한다.

⑧ 블록 직후에 통증 소실의 유무를 확인한다. 그 다음 척추 소견과 신경학적 소견을 검사하여 블록 전의 소견과 비교한다. 간헐적 파행이 있는 경우에는 보행 부하를 실시하여 통증의 변

화를 본다. 단 보행 검사를 할 때는 발에 충분히 힘이 들어가는 것을 확인하고 나서 실시한다.

(2) 제1천추신경근 조영

① 제5요추신경근보다 얕은 위치에 있으므로 바늘의 길이는 7cm로 충분하다.

② 바늘의 자입점은 제1후천골공 위, 외측이므로 제5요추신경근의 경우보다는 약 1cm 내측이 된다.

③ 자입점의 결정은 그림 IV-21과 같이 실시한다. 투시에서는 제1후천골공을 보기 어려운 경우가 있다. 이런 경우에는 베개의 높이나 위치를 바꾸어 본다. 또는 제2후천골공은 잘 보이므로 이것에 의해 1.5~2cm 두측을 자입점으로 하는 것도 한 방법이다.

④ 카텔란침(cathelin needle)으로 자입점에서 천골 표면까지 국소마취제를 침윤시킨다. 천골공을 잘 확인할 수 없는 경우에는 넓은 범위에 걸쳐서 국소마취제를 주입해 두면 환자의 고통을 줄일 수 있다.

⑤ 블록침이 천골에 닿으면 거기에서 내측, 미측을 향해 바늘을 진행시키면 제1후천골공에 들어간다. 바늘이 닿으면 하지에 방사통을 유발한다.

요 · 천골신경근 조영 · 블록의 경우, 특별한 수술 후 처치는 필요 없지만, 블록 직후에는 보행이 곤란해지므로 주의를 필요로 한다. 사실 종종 환자가 제멋대로 걸어서 넘어져 골절을 일으켜 배상금을 요구하는 경우가 있다.

5 추간판 조영의 적응은 한정적

이전에는 추간판 조영은 영상에 의해 추간판 변성의 유무나 정도를 평가하고, 그리고 추간판 조영 시에 발생하는 통증(요통이나 하지통)을 평가하여 통증을 일으키고 있는 추간판의 분류나 고정술 시의 범위 결정의 근거로 하고 있었다. 그러나 최근에는 「추간판이 요통의 주된 원인이다」라는 인식에 의문이 던져졌다. 예를 들면 수술에 의해 통증을 일으키고 있다고 생각되는 추간판을 제거하거나 고정해도 반드시 모든 요통이 경감하는 것은 아니다. 사실 만성 요통에 대한 요추 고정술에 관한 대부분의 보고는 수술 성적에서 요통이 소실 · 경감하는 환자가 70%를 크게 넘는 경우는 없다. 최근에는 일란성 쌍둥이를 대상으로 한 요통과 MRI 소견의 관계를 검토한 결과 요통 발생에 대한 추간판 주범설에 의문이 들고 있다. 또한 추간판 조영 시의 통증 유발은 그 후의 요통 발생과 관련이 없다는 것도 밝혀지고 있다. 오히려 보다 강한 요통 발생 예측 인자는 심리적 스트레스와 이전부터 존재하는 만성 요통 프로세스라는 보고가 있다.

이러한 점을 생각하면 추간판 조영의 진단 상의 적응은 한정되어 있다고 할 수 있다. 매우 최근까지 추간판 조영은 고정을 예정하고 있는 상위의 추간이 정상적인지를 분명히 하기 위해서 이용되어 왔다. 그러나 지금의 목적은 MRI의 T2 시상면에서 용이하게 밝힐 수 있다.

이상을 정리해 보면 추간판 조영 그 자체의 진단학적 의의는 이전부터 이용되고 있었을 때와 비교하면 현시점에서는 대폭적으로 그 가치는 감소하고 있다고 해도 좋다고 생각한다.

6 판독의 오진을 피하기 위한 포인트

영상 진단의 함정을 피하는 포인트는 세 가지가 있다.

첫 번째는 요통의 진단 · 평가는 문진이나 진찰 외에 다른 방법은 없다는 것에 유의하는 것이다. 영상을 보고 증상을 해석한다는 진단의 과정을 결코 취해서는 안 된다. 영상만으로 증상을 해석하는 것은 오진으로의 지름길이다.

두 번째는 판독 순서의 패턴화이다. ABC'S(120쪽)와 같이 자신의 영상 판독 순서를 정해 두고 음성 소견도 판독해 나가는 것이 간과를 막는 포인트이다.

마지막으로 판독 부위에 대한 배려가 있다. 판독은 끝부분에서 중심부로 하는 것이 간과를 줄이는 요령이다.

Chapter V

임상 검사

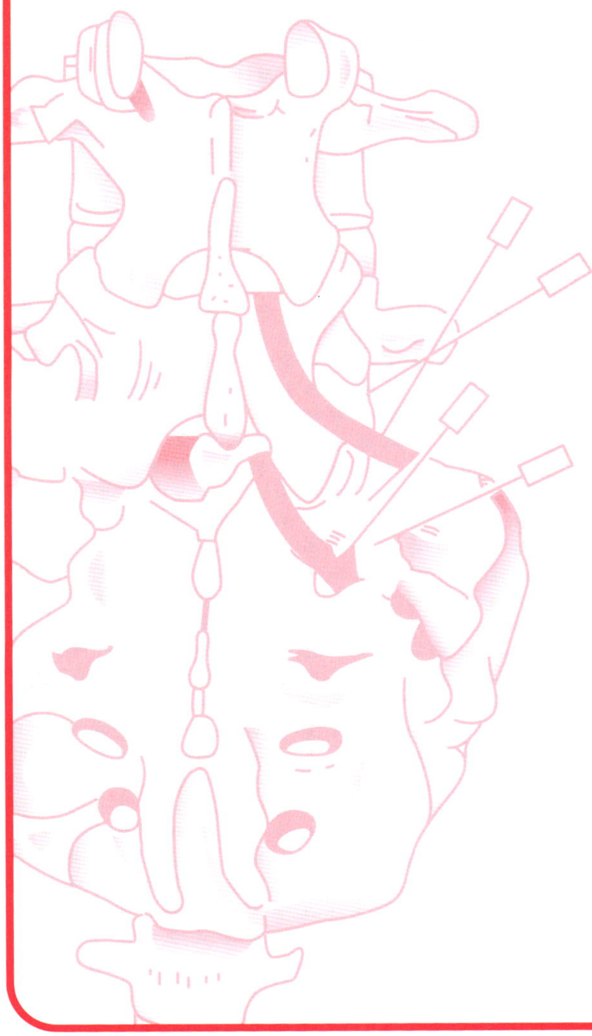

V 임상 검사

임상 검사는 허리의 외래 진료에서는 가끔 생략되는 경우가 많은 검사의 하나이다. 그러나 전이성 척추종양이나 골다공증을 합병하고 있을 가능성이 있는 고령의 환자가 요통을 호소하여 진찰을 받는 경우가 많은 오늘날에는 초진 시에 최소한 몇 가지의 검사를 실시해 두면 오진을 피할 수 있다.

1 임상 검사의 역할

임상 검사의 역할은 영상 검사와 같이 상정한 질환이나 병태와 대응하고 있는지를 확인하기 위한 수단의 하나이다. 가끔 검사치가 정상인 경우에는 의료진은 환자에게 결과를 전달하는 것을 생략하고 있는 경우가 적지 않다. 이와 같은 의료진에 있어서는 사소하게 보일지도 모르는 것이 의사와 환자와의 신뢰관계 양성에 방해가 되는 경우가 있다. 검사 데이터는 어디까지나 환자의 소유로, 의사의 소유가 아니다. 또한 분명하게 병적인 이상치를 나타내고 있는 경우를 제외하고 약간의 이상치의 경우에는 환자가 비관적으로 되지 않도록 주의하여 적극적인 설명을 하는 것이 필요하다.

2 외래 초진 시 필수적인 임상 검사

요통의 외래에서는 뼈를 대상으로 하고 있는 만큼 안이하게 「골다공증」이라고 진단하여 결과적으로 중대한 질환이나 이차성 골다공증을 놓치는 경우가 있다. 오진의 위험성과 그것이 초래하는 결과를 생각하면 적어도 요통 진료를 개시하기에 즈음해서는 CBC, ESR, CRP, 칼슘(Ca), 인(P), 알칼리성 인산분해효소(alkaline phosphatase, ALP)의 검사는 실시할 필요가 있다. 이것에 의해 골다공증으로 오인하기 쉬운 중대한 질환을 제외할 수 있다(그림 V-1). 사실 급성 요통을 호소하여 내진한 환자에게는 적혈구 침강 속도(ESR) 검사를 추가함에 따라 단순 X선 사진의 촬영을 대폭으로 줄일 수 있다는 보고가 있다.

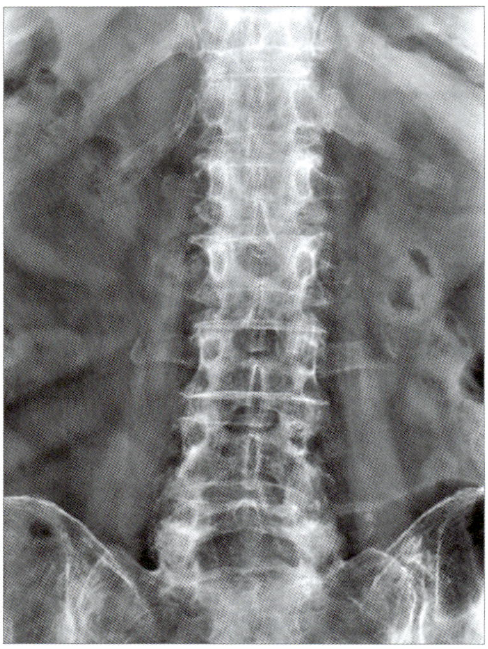

a 요추 단순 X선 사진, 전후상

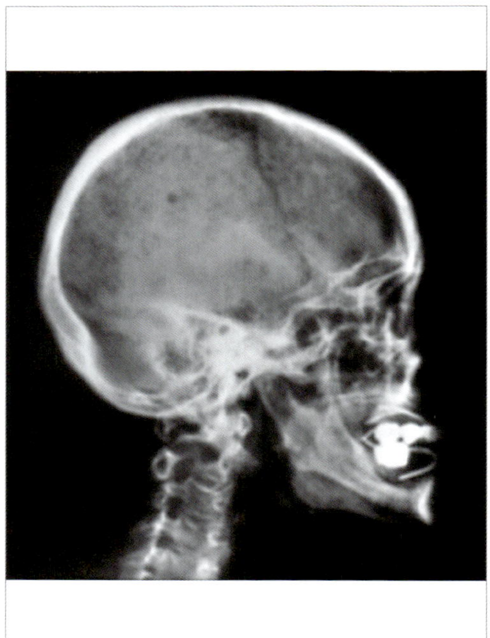

b 두개골 단순 X선 사진, 측면상

그림 V-1 장기간 골다공증으로 치료를 받았던 다발성 골수종

임상 검사를 실시하지 않고 장기간 골다공증으로 치료를 받았다. 담당의가 아닌 다른 의사가 '좋지 않은 골다공증'의 소견이라는 것을 깨달아 다발성 골수종이 의심되었다. 정밀 검사 결과 진단이 확정되었다. 초진 시에 또는 외래 통원의 빠른 시기에 임상 검사를 실시했다면 용이하게 최종 진단을 할 수 있었다고 생각된다.
〔菊地臣一 : 요통. p.206(그림 IX-1), 醫學書院, 東京, 2003에서 전재〕

❶ 적혈구 침강 속도(ESR)

요통의 외래에서 가장 도움이 되는 임상 검사의 하나이다. 적혈구 침강 속도(ESR) 검사를 실시함으로써 요통의 영상 검사로서 범용되고 있는 단순 X선 사진 촬영의 실시율을 내릴 수 있다는 보고가 있는 만큼 그 진단적 가치는 높다. 또한 척추염, 전이성 척추종양, 다발성 골수종, 백혈병 등이 의심되는 환자의 선별(screening)에 유용하다. 여성보다 남성이 기준치가 높고 노화에 의해 증가한다. 임신 시의 여성에서는 주수와 동시에 증가한다.

적혈구 침강 속도(ESR) 수치에서 기억해 두면 도움이 되는 지식이 몇 가지 있다. 우선 고령자에서 적혈구 침강 속도(ESR)가 100mm/hr 이상의 항진이 보이는 경우에는 다발성 골수종을 생각한다. 다음으로 결핵성 척추염을 생각한다. 결핵성 척추염에서는 100mm/hr 이하의 중등도 항진인 경우가 많아 만성기가 되면 정상 범위 내에 있는 경우가 많은 것 같다. 간과하기 쉬운 경우가 많은 초기의 강직성 척추염에는 적혈구 침강 속도(ESR)의 항진과 HLA-B27의 양성이 조기 진단의 결정적 수단이 된다. 화농성 척추염은 급성 증상 발현의 경우에는 고도의 적혈구 침강 속도(ESR)의 항진을 보이지만, 만성기로 이행한 증례에서는 적혈구 침강 속도(ESR)의 항진은 그다지 현저하지 않다. CRP도 상승하는 질환에서는 적혈구 침강 속도(ESR)의 변동은 CRP보다 늦게 일어난다.

❷ CRP

CRP는 말초 백혈구 수와 상관관계에 있어 12,000/mm³ 이상에서는 약 80%가 양성이 된다. 백혈구 수는 CRP와 동시에 혹은 보다 조기에 증가하여 CRP의 음성화보다 빨리 정상적으로 회복한다. CRP 음성으로 적혈구 침강 속도(ESR)가 항진하고 있는 경우에는 급성 염증성 질환의 회복기, 빈혈, 신증후군(nephrotic syndrome), 임신, 고γ글로불린혈증(다발성 골수종, 원발성 마크로글로불린혈증)을 생각한다. CRP 양성으로 적혈구 침강 속도(ESR)의 항진을 보이지 않는 경우에는 급성 염증성 질환의 초기, 다혈증 또는 범발성 혈관내 응고증(DIC)을 생각한다.

❸ 혈청 칼슘(Ca)과 인(P)

골다공증을 합병하고 있는 환자가 많은 고령 사회의 진료 현장에서는 중요한 검사 항목이다. 뼈의 대사성 질환에서는 초발 증상이 요통인 경우도 적지 않다. 문진과 영상에 의해 대사성 골질환이 의심되었을 경우에는 그림 IV-2에 나타내는 순서로 진단을 진행시키면 좋을 것이다. 원

제1단계 → **제2단계** → **제3단계**

제1단계

- X선 사진
- 말초혈 검사
- 적혈구 침강 속도(ESR)
- 혈청 칼슘(Ca)
- 혈청 인산(P)
- 혈청 알칼리성 인산분해효소(ALP)

제2단계

- 골염량 측정
- 부갑상선 호르몬 측정
- 혈중 T_3 농도 측정
- 스테로이드 호르몬 측정
- 단백 전기영동

제3단계

- 골생검

그림 V-2 대사성 골질환의 진단 진행 방법

〔菊地臣一(편) : 정형외과 외래 시리즈 1 요추의 외래. p.81(그림 1), MEDICAL VIEW, 東京, 1997에서 개정〕

발성 골다공증에서는 보통은 혈청 Ca와 P치는 정상 범위내이다. 갑상선기능항진증에 의한 골다공증에서는 경도의 고Ca혈증과 고P혈증이 보이는 경우가 있다. 스테로이드 투여의 부작용에 의한 골다공증에서는 저Ca혈증과 저P혈증이 보이는 경우가 있다. 골연화증에서는 혈청 Ca는 정상, 혈청 P는 낮은 수치를 나타낸다. 그러나 진행하면 혈청 Ca치도 저하한다. 혈청 P는 부갑상선 호르몬에 의해 신세뇨관(renal tubule)에서의 재흡수가 억제되고 있다. 즉 부갑상선 호르몬은 혈청 P치를 저하시킨다. 따라서 원발성 부갑상선기능항진증에서는 혈청 Ca치의 상승과 혈청 P치의 저하를 보인다. 한편 특발성 또는 가성 부갑상선기능저하증에서는 혈청 Ca치의 저하와 혈청 P치의 상승을 보인다.

④ 알칼리성 인산분해효소(alkaline phosphatase, ALP)

대사성 골질환이나 골파괴성 병변인 전이성 척추종양이 의심되는 경우에는 Ca, P 모두 필수적인 검사이다. 골다공증에서는 ALP는 정상치를 나타낸다. 이 수치가 높을 때에는 파괴성 골병변 외에 골연화증, 골절 또는 스테로이드의 지나친 투여 등을 의심한다. 정형외과 영역에서 문제가 되는 Ca, P, ALP의 이상을 나타내는 주된 질환을 표 V-1에 나타낸다. 골연화증에서는 혈청 ALP의 증가와 혈청 P치의 감소가 특징적이다.

표 V-1 혈청 Ca, 혈청 무기 P, 혈청 ALP의 이상과 주된 질환

검사	상승	저하
혈청 Ca	· 원발성 부갑상선기능항진증 · 비타민 D 중독 · 우유 · 알칼리증후군 · 특발성 고칼슘혈증(1세 미만) · 지발성 저인산효소증(중증 예) · 골간단 이형성증(Jansen형)	· 비타민 D 결핍증 · 비타민 D 의존증 · 가성 부갑상선기능저하증 · 신성 골이영양증 · 관상골 협착증 · 골형성 부전증(약간 예) · 조발성 대리석골병(상시 있는 것이 아니다)
혈청 무기 P	· 가성 부갑상선기능저하증 · 신성 골이영양증 · 말단비대증 · 관상골 협착증(일과성)	· 원발성 부갑상선기능항진증 · 비타민 D 결핍증 · 비타민 D 의존증 · 판코니증후군(Fancoin's syndrome) · 저인산혈증성 구루병 · 골형성 부전증(약간 예) · 조발성 대리석골병(상시 있는 것이 아니다)
혈청 ALP	· 원발성 부갑상선기능항진증 · 구루병, 골연화증, 파제트병 · 다골성 섬유성 골이형성증 · 고ALP를 수반하는 골비대증 · 골내성 골증식증(약 50%) · 유아성 피질 골증식증 · 고세병	· 저인산효소증 · 요정증(leprechaunism)

〔菊地臣一(편) : 정형외과 외래 시리즈 1 요추의 외래. p.82(표 4), MEDICAL VIEW, 東京, 1997에서 개정〕

⑤ 혈청 단백과 그 분획

고령 환자의 격증, 그리고 당뇨병 환자에게 합병한 골관절 감염증의 증가에 의해 요통 진료에 있어서의 혈청 단백과 그 분획의 의의는 최근 더욱 높아지고 있다. 왜냐하면 65세 이상의 수술 환자에서는 반수 가까이가 영양 불량으로 수술 후 감염률이 높다는 보고가 있기 때문이다. 따라서 수술을 예정하고 있는 환자는 혈청 단백량과 함께 알부민 감소의 유무를 확인할 필요가 있다. 또한 류마티스 관절염을 치료하는 경우에는 글로불린이 증가하기 때문에 혈청 단백량만을 측정해도 전신 상태의 지표가 되지 못한다. 따라서 혈청 단백이 정상 범위여도 A/G비(比)가 저하하고 있는 경우에는 전신 상태는 좋지 않다고 판정할 필요가 있다. 이와 같이 전신 상태의 양부(良否)를 판정하려면 혈청 단백의 알부민 분획의 계측이 도움이 된다.

3 EBM의 관점에서 본 임상 검사의 가치

EBM의 관점에서 임상 검사의 진단 상의 가치에 관하여 임상 검사 단독 평가는 아직 이루어지고 있지 않다. 어디까지나 병력과 이학 소견을 세트로 한 종합 평가로 판단하는 것이 필요하다는 것이 강조되고 있다. 일차 진료에서의 요통 진단에 대한 병력, 이학 소견, 적혈구 침강 속도(ESR)의 진단 정밀도는 불명하지만, 양성 소견이 겹치면 진단 정밀도는 향상한다고 여겨지고 있다. 따라서 실제 임상 현장에서는 임상 검사는 병력이나 이학 소견에서 리스트 업 된 의심스러운 병태를 확인 또는 한층 더 좁히기 위한 수단으로서 유용하다고 할 수 있다.

Chapter Ⅵ

특수한 요통

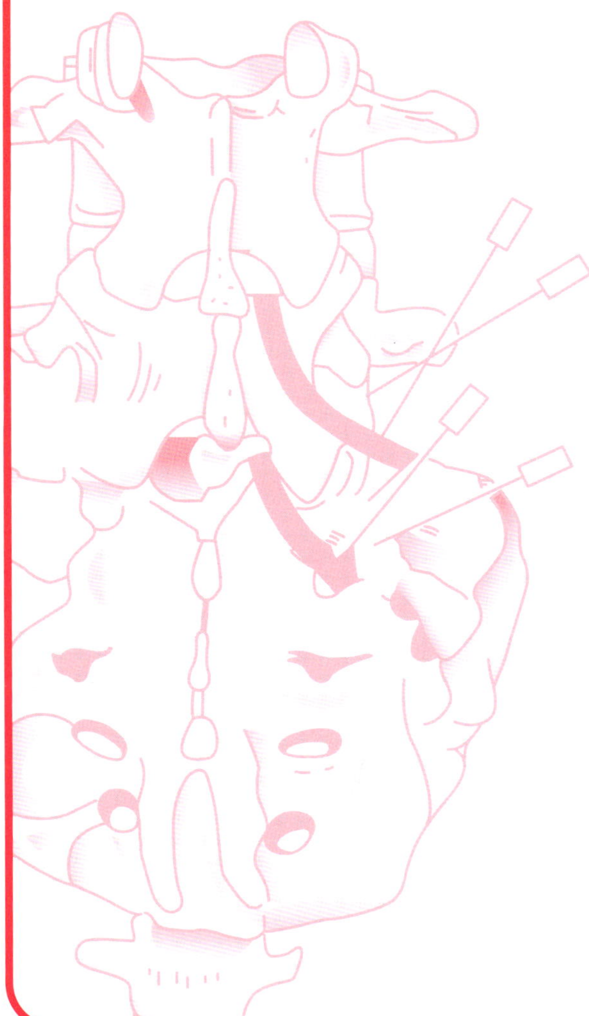

VI 특수한 요통

1 여성의 요통 — 다채로운 원인

여성에게 특유한 요통이 적지 않다. 여기에서는 산부인과 측에서 본 요통에 관하여 설명해 보자. 산부인과 측에서의 시점에서 요통을 분류해 보면 산부인과 질환 자체에 의한 요통, 산부인과 질환과 관련하여 발생한 척추 · 골반의 병태에 의한 요통 및 산부인과 질환과는 별개로 발생한 척추 · 골반의 병태에 의한 요통의 세 가지로 크게 나눌 수 있다(표 VI-1). 첫 번째는 산부인과 질환 자체에 의한 요통으로, 여기에 속하는 산부인과 질환에는 자궁근종, 난소종양, 자궁내막증 또는 생리 현상인 월경에 따른 요통 등이 있다. 이것들은 모두 산부인과의가 대응할 수 있는 요통이다.

두 번째는 산부인과 질환과 관련하여 발생한 척추 · 골반의 병태에 의한 요통으로, 여기에 속하는 산부인과 질환에는 임신 · 분만, 자궁내막증 및 여성 생식기의 악성종양 등이 있다. 이러한

표 VI-1 산부인과 질환과 관련된 요통의 병태

■ **산부인과 질환 자체에 의한 요통**

자궁근종, 난소종양, 자궁내막증

■ **산부인과 질환과 관련하여 발생한 척추 · 골반의 병적 상태에 의한 요통**

임신 · 분만
　요추 정렬의 변화, 골반 외상(치골 결합 이개), 골반 고리 불안정증
자궁내막증
　이상근증후군
여성 생식기 악성종양
　척추 · 골반으로 전이, 방사선 조사 후의 골괴사나 신경 장애

■ 산부인과 질환과 독립하여 발생한 척추 · 골반의 병적 상태에 의한 요통

임신, 추간판 탈출증, 폐경 후 골다공증에 따른 척추 압박 골절

〔菊地臣一 : 요통. p.143(표 VI-1), 醫學書院, 東京, 2003에서 개정〕

질환에 의해 발생한 척추 · 골반의 병태에 의한 요통에 대한 대응으로는 산부인과적 치료가 계속되고 있는 경우, 척추외과적 관점에서 주로 치료한다. 골반 고리 불안정증에 따른 요통을 예로 들면 임신 중에는 산부인과에서, 분만 후에는 정형외과에서 대응하는 것이 타당할 것이다.

세 번째는 산부인과 질환과는 별개로 발생한 척추 · 골반의 병태에 의한 요통으로, 여기에 속하는 병태에는 임신 중에 우발적으로 발생한 요추 추간판 탈출증이나 외상에 의한 척추 압박 골절 등이 있다. 이러한 요통에 대한 치료는 정형외과에서 이루어진다. 그러나 임신 중의 요추 추간판 탈출증에 대해서는 보통의 진통 처치를 실시하는 것이 곤란하다. 그 경우에는 산부인과 의와의 협동으로 치료하는 것이 필요하게 된다.

❶ 요통을 초래하는 대표적인 산부인과 질환

여성에서는 요통을 초래하는 대표적인 질환으로서 난소종양에 따른 요통이 있다. 난소에 종양이나 낭종이 발생하면 하지로 방사되는 통증이 발생하는 경우가 있다(그림 VI-1). 난소의 병변으로 왜 하지의 통증이 발생하는가에 관해서는 명확하지 않다. 난소종양에 의한 요통이나 하지통은 종종 특이 유발 원인 없이 급성으로 발병한다. 하지통은 좌골신경의 지배 영역과 일치하고 있으므로 언뜻 보면 추간판 탈출증이나 척추관 협착증에 의한 신경근 장애로 오진되는 환자도 있다. 또한 척추 질환과 난소종양이 합병하고 있는 환자도 있어 난소종양의 적출 후에도 요통이나 하지통이 잔존하고 있기 때문에 정형외과를 소개하는 경우도 있다. 난소종양으로 진단되는 환자에서 요통이나 하지통이 있는 경우에는 종양 적출술의 시행 전에 난소종양 이외의 요 · 하지통을 야기하는 척추 질환이 존재하는지를 조사해 둘 필요가 있다.

분만 시에서의 치골 결합 이개(symphysiolysis)도 요통의 원인이 된다. 분만 그 자체가 골반에 대해서는 외상이며, 그 전형이 치골 결합 이개이다. 치료는 치골 결합부에서 외고정술을 실시한다. 이와 같은 치료로 보통은 치유된다. 분만 시의 치골 결합 이개를 나타낸 환자가 그대로 골반 고리 불안정증으로 이행하는 것은 아니다. 골반 고리 불안정증에 관해서는 다음에 자세하게 설명하도록 하겠다.

자궁내막증 그 자체도 요통의 원인이 되는데, 자궁내막증으로 정형외과적 대응이 필요해지는

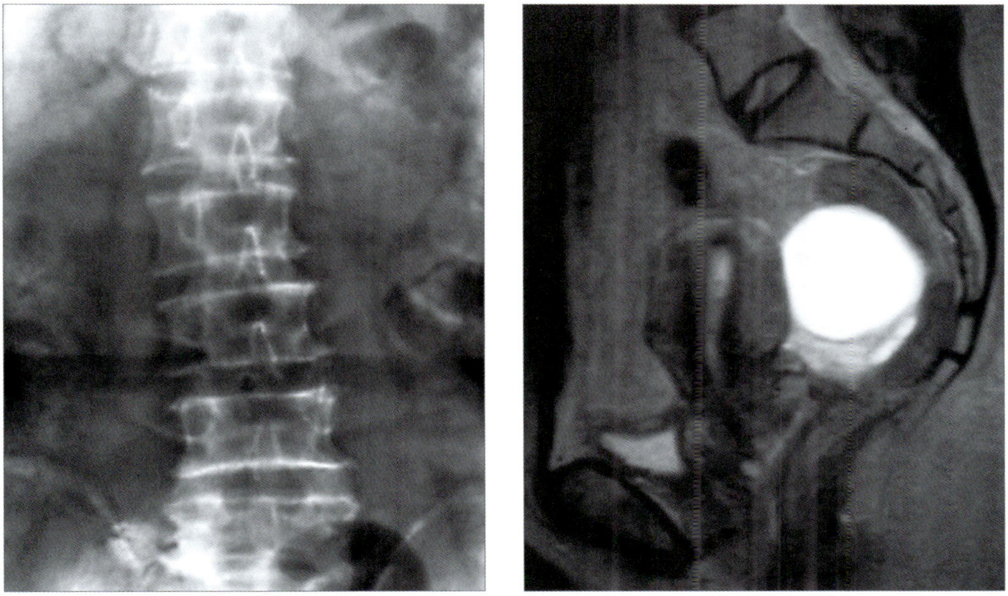

a 요추 단순 X선 사진, 전후상　　b 요추 MRI, 시상면상

그림 VI-1 난소종양에 의한 요통

호소하는 것은 둔부통이다. 좌측 대퇴 내측에 저림이 있어 대퇴신경 신전 검사(femoral nerve stretch test)가 양성이므로 L3/4 추간판 탈출증에 의한 제4요추신경근 장애가 의심된다. 하지만 MRI에서 밝혀진 난소종양의 적출에 의해 둔부통이나 하지의 저림은 소실하였다.

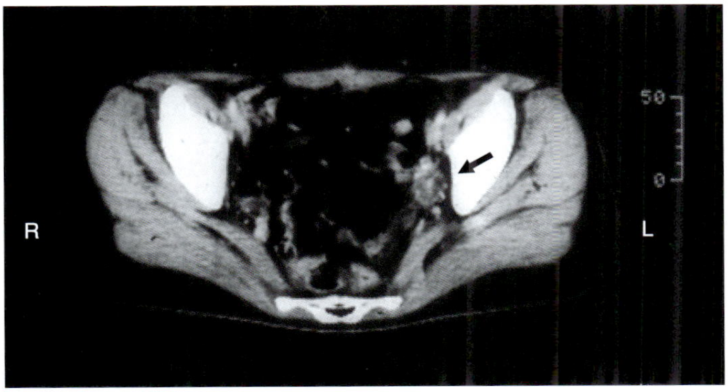

그림 VI-2 자궁내막증에 의한 이상근증후군(piriformis syndrome)(39세, 여성)

요통과 대퇴 후면통을 호소하여 출현하였다. 다양한 보존 요법을 받았지만 경감하지 않았다. 생리에 동조하여 요통은 소실하였다. CT상에서 자궁내막의 종류(腫瘤)가 발견되었다. 이상근(piriformis muscle)의 절제에 의해 증상은 소실하였다.

것은 이상근증후군(piriformis syndrome)을 나타내는 경우이다(그림 VI-2). 이상근부에 자궁내막증이 발생하면 이상근에 인접하여 주행하는 좌골신경이 장애를 받아 좌골신경통이 야기된다. 임상 증상으로는 좌위에서 둔부통이나 하지로의 방사통이 야기된다. 이학 소견에는 이상근부에 현저한 압통이 보여 FAIR 자세에 의한 통증의 유발 기법(그림 III-46-77)(99쪽), Freiberg test(이상근의 passive stretch test : 피검사자를 앙와위로 하여 고관절을 굴곡 및 내회전하면 통증이 유발된다) 또는 Pace test(고관절 외전 및 외회전의 저항 운동으로, 통증이 유발된다)가 양성이 된다. 이러한 소견을 얻을 수 있다면 이상근부에서의 좌골신경 블록을 실시하여 블록에 의한 통증 소실이 확정 진단된다. 치료는 자궁내막증에 준한 약물 요법이 가장 선택적인 방법이다. 이상근부에 분명한 종류(腫瘤) 형성이 보이는 경우에는 외과적 절제가 필요해지는 경우가 있다.

임신 그 자체도 요통의 원인이 된다. 임신 후기가 되면 체중이 증가하여 복부가 전방으로 나와 요추의 전만이 증강한다. 이것에 의해 추간관절에 과도한 부담이 가서 요통이 일어나기 쉬워진다. 게다가 인대가 이완하여 골반에 불안정성이 야기된다. 임신 중의 요통은 이러한 요인이 중복하여 발생한다. 사실 임신 중의 요통 합병률은 50%에 가깝다는 보고가 있을 정도이다. 그러한 요통이더라도 출산을 하면 소실하는 것이 일반적이다. 그러나 일부 환자에서는 출산 후에 있어서의 골반 고리의 불안정이 잔류하여 요통이 지속되는 경우가 있다. 이 병태는 여성의 요통에서 간과되는 경우가 많기 때문에 진단 시에는 주의를 필요로 한다.

임신 중에 요추 추간판 탈출증이 발생했을 경우 가끔 그 치료에 고심하는 경우가 있다. 임산부에게 발생한 추간판 탈출증에 대해서는 보존적 치료가 원칙이다. 그러나 그 치료는 곤란하다고 할 수 있다. 왜냐하면 임산부에 대해서 추간판 탈출증에 대한 일반적 치료법을 실시하는 것이 곤란하기 때문이다. 실제로 추간판 탈출증을 가진 임산부에 대한 치료는 단기적인 안정된 엎드린 자세나 임산부에 영향을 주지 않는 진통제의 투여로 대응하는 것 외에 방법이 없는 것이 실정이다.

이때 탈출된 추간판의 종류 그 자체는 자연 축소하는 경우가 많다는 것이나 예후는 양호하다는 것을 환자에게 설명하여 증상에 대한 환자의 이해와 안도감을 얻을 필요가 있다. 이와 같은 상태에서도 일반적인 요통 치료의 경우와 마찬가지로 안전한 임신의 지속이 가능한지, 또는 언제가 되면 통증으로부터 해방되는지 라는 환자의 의문에 답해 불안을 해소해 주는 것이 치료 후에서도 중요하다. 그러나 아무리 해도 통증을 견딜 수 없는 환자도 존재한다. 그 경우에는 임신을 중절하여 추간판 탈출증의 치료에 전념해야 하는 경우도 있다.

❷ 골반 고리 불안정증에 의한 요통

여성의 요통에서 가장 간과되고 있는 것이 이 질환이라고 생각한다. 임신이나 출산에 의해 발생한 요통의 경우에는 한 번은 의심하여 진찰할 필요가 있다. 일반적으로 의료진이 인식하고 있는 이상으로 이 질환은 많다고 느끼고 있다.

(1) 골반 고리 불안정증의 정의

골반 고리 불안정증이란 여성에 있어 천장관절이나 치골 결합에 이상 가동성이 발생하여 골반 고리가 불안정해지는 것이 원인이 되어 주로 요통을 초래하는 질환이다. 골반 고리 불안정증의 증상 발현 요인은 내적 요인과 외적 요인으로 나눌 수 있다. 내적 요인으로서는 임신 · 분만과 관련한 여성 특유의 호르몬 환경, 관절 이완 및 골반의 역학적 약점이 있다. 한편 외적 요인으로는 하중이나 분만 시의 골반 외상이 있다.

(2) 진단

골반 고리 불안정증의 요통은 양측의 천장관절부를 중심으로 한정적으로 존재하고 있다. 하지로 방사되는 통증을 합병하는 경우도 있다. 통증은 보행, 기립, 자다가 몸을 뒤척일 때 및 입위를 유지하는 동작 시에 증가한다. 통증의 성질은 보행이 불가능할 정도로 격렬한 경우가 있다. 또한 「허리가 찢어질 듯이 아프다」와 같이 기이한 호소를 하는 경우도 있다. 첫 아이의 출산 후에 요통이 발생한 환자에서는 그 후에 임신 · 분만을 거듭함으로써 증상이 악화되는 경향이 있다.

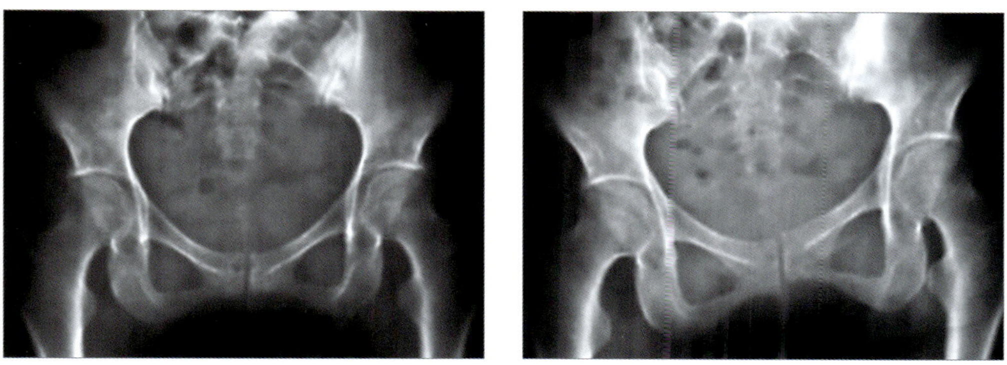

a 골반 단순 X선 사진, 전후상(입위)　　b 골반 단순 X선 사진, 전후상(좌측 하지 한쪽으로 기립)

그림 VI-3 골반 고리 불안정증의 영상(36세, 여성)

셋째 아이 임신 중에 요통이 나타나 출산 후에도 요통이 지속되고 있었다. Newton test 등의 골반 부하 검사는 모두 양성이었다. 입위에서는 치골 결합부의 배열 이상은 보이지 않았지만, 한쪽 다리로 기립할 때 치골 결합부에 2mm 이상의 전위가 보인다.

〔菊地臣一 : 요통. p.145(그림 VI-6), 醫學書院, 東京, 2003에서 전재〕

임신 중 또는 분만 후에 요통이 발생한 환자에 대해서는 골반 고리 불안정증을 의심하여 진찰을 실시할 필요가 있다. 분만 후라면 영상 검사도 실시한다. 골반 고리 불안정증에서는 Newton test(그림 III-40)(92쪽)나 Patrick test(그림 III-39)(91쪽)라는 골반 부하 검사가 양성이 된다. 신경학적 이상 소견은 수반하지 않는다. 골반 고리 불안정증에 특징적인 X선 소견으로는 한쪽 다리로 기립할 때의 치골 결합부에서의 양쪽 치골지(pubic ramus)의 배열 이상과 천장관절부의 골경화상을 보인다(그림 VI-3).

(3) 치료

골반 고리 불안정증의 치료에는 정형외과적 대응이 필요하여 주로 보조기 요법을 실시한다(그림 VI-4). 그러나 정형외과로 소개하는 전 단계에서 산부인과의가 할 수 있는 간편한 치료법이 있다. 시판되는 요추 보호 벨트나 코르셋(Corset)을 장착시키는 것에도 증상이 경감하는 경우가 있다. 분만 후에 수유 중인 환자에 대해서는 보조기 요법이 최적이다. 보조기를 장착함에 따라 일단은 증상이 경감한 후에 재발하는 경우도 있으므로 증상 재발 시에는 재장착을 권한다. 그러나 보조기 요법으로 통증 조절이 불충분한 증례에 대해서는 수유를 중지시키고 약물 요법을 실시한다. 약제로서는 비스테로이드성 항염증제(NSAIDs)가 가장 먼저 선택된다. 통증 과민 반응을 보이는 환자에 대해서는 항불안제나 항우울제가 효과적이다. 보존 요법이 효과가 없는 경우에는 양측의 천장관절과 치골 결합부의 세 관절의 고정술이 적응이 된다.

2 고령자의 요통
— 노화에 따른 변화와 장기와의 상관관계에 대한 배려가 필요

고령 사회의 도래에 따라 골다공증 환자가 증가하고 있다. 그 결과 「고령자의 요통」은 일상 진료 상에서 가장 접하기 쉬운 병태이다. 고령자의 요통을 진찰하는 경우에는 고령자가 가지고 있는 노화에 따른 변화와 증상과의 관계에 관하여 유의해 두어야 할 사실이 몇 가지 있다. 반복되지만, 여기에서 재차 강조해 둔다.

첫 번째는 노화에 따른 변화 = 자각 증상의 원인이 아니라는 것이다. 즉 척추증성 변화가 있다고 해서 그것이 요통의 원인이라고 직결할 수 없다. 우리는 영상만으로 노화에 따른 변화와 병적 변화를 확연하게 구별할 수 없다.

두 번째로 노화에 따른 변화에 의한다고 생각되는 자각 증상도 시간의 경과와 함께 변화한다.

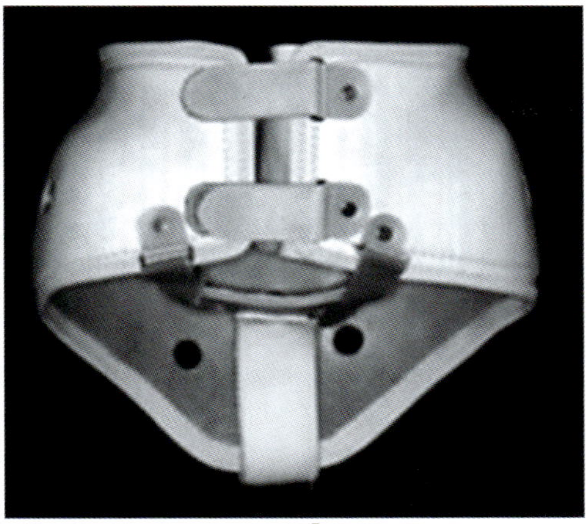

a 복측

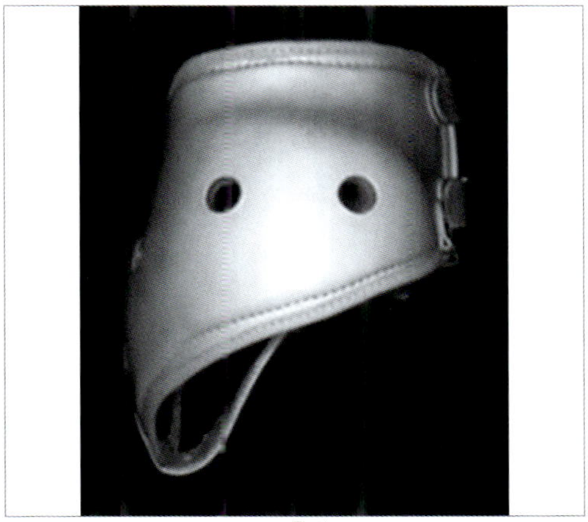

b 측면

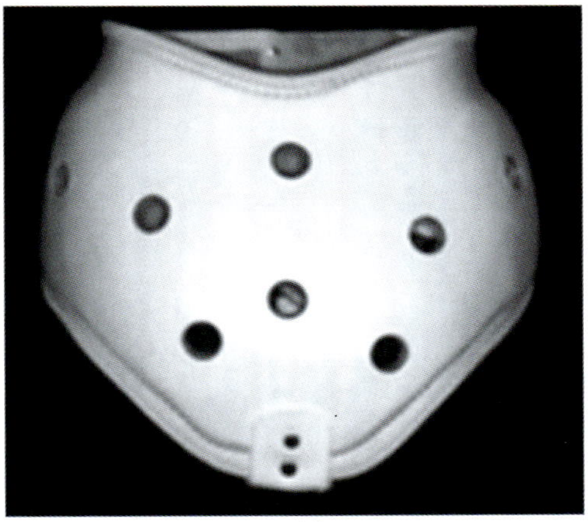

c 배측

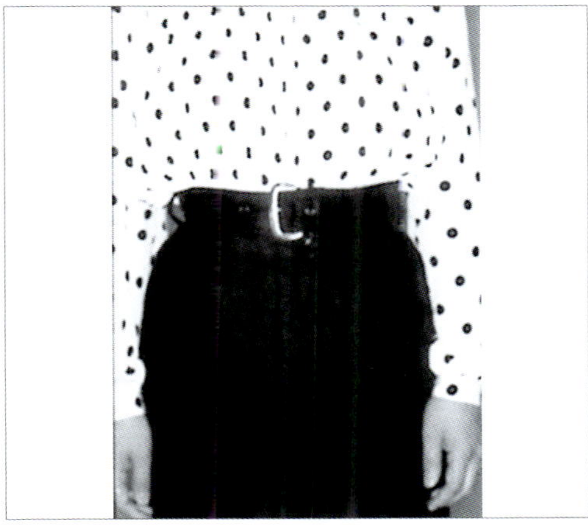

d 보조기를 장착한 외관

그림 VI-4 골반 고리의 고정 보조기

보조기를 장착해도 착의에 의해 그 외관의 자연스러움은 유지된다.
〔菊地臣一 : 요통. p.146(그림 VI-7), 醫學書院, 東京, 2003에서 전재〕

예를 들면 요통이나 좌골신경통의 예후는 시간의 경과와 함께 경감하는 경향이 있다. 또한 척추관 협착증의 자연 경과는 신경근형에서는 시간의 경과와 함께 경감하는 경향이 있다. 한편 마미형에서는 자연 호전 경향이 보이지 않는다. 마미 장애를 나타내는 환자에서는 경추의 추공도 협소화를 나타내고 있다. 뒷날 20%의 환자에게 경부 척수증이 발병하고 있다. 따라서 환자에게의 pan-spinal canal stenosis(경추부터 요추까지 모든 부위에서 척추관이 좁은 상태)에 대한 충분한 설명과 정기적인 관찰이 필요하다. 또한 X선학적 불안정성이 있는 환자는 10년 이상 경과하면 불안정성 그 자체는 20%로 소실한다. 또한 불안정성의 타입에 따라서는 증상이 소실한다.

세 번째는 노화에 따른 변화에 의한 자각 증상의 병태는 연령에 따라 차이가 날 가능성이 있다는 것이다. 영상 상에서는 같은 소견이더라도 증상을 일으키고 있는 병태는 연령에 따라 변화하고 있을 가능성이 있다. 그 대표적인 예는 척추 분리증, 척추 분리성 전방전위증에서 보인다. 즉 20세 미만에서는 전방전위를 합병하는 빈도는 낮고 자각 증상도 요통이 주이다. 한편 70세 이후에는 하지 증상을 호소하는 환자는 그 이하의 사람들보다 적어지지만, 요통은 지속하고 있다. 마지막으로 고령자는 장기와 상관관계에 있다는 시점에서 허리의 평가와 함께 슬관절이나 고관절 등이 증상에 관여하고 있는지를 평가해 둘 필요가 있다.

아래에 고령자의 요통 진료에 관한 유의점을 간단하게 기재한다.

❶ 고령자에 대한 진료의 특징

고령자는 고독을 치유하러 외래를 방문할 가능성이 있다. 최근의 핵가족화의 진행에 따라 혼자 살고 있는 고령 환자가 적지 않다. 이와 같은 환자의 경우에는 의료기관에서 진찰을 받는 목적이 고독을 달래기 위한 것으로, 이야기할 상대를 외래의 대합실에서 찾는 경우가 있거나 또는 푸념을 들어 줄 대상자로서 의료진을 찾고 있거나 하고 있는 경우가 드물지 않다. 이러한 점을 생각하면 「환자의 이야기를 듣는」 행위도 일차 진료의 관점에서 보면 중요한 치료 수단의 하나가 되고 있다고 할 수 있다. 좀처럼 증상이 경감하지 않는 비특이적 만성 요통의 고령자에 대해서는 가끔 수술을 포함한 적극적인 치료를 생각하는 것도 필요하다. 그러나 그 전에 환자의 개인적 배경을 살펴 그 요통의 배경에 있는 위험인자라고 생각되는 요인에 대해서의 처치로서 「이야기를 듣는」 일이나 「스킨십」을 의도적으로 실시함으로써 환자의 만족도는 높일 수 있어 놀라울 정도로 치료 효과가 향상하는 경우가 있다.

치료가 잘되어 「덕분에 요통이 없어졌습니다」라고 고령 환자가 의사에 말하는 경우가 있다. 그것을 듣고 의사는 「이제 병원에 오지 않아도 괜찮아요」라는 것을 깊게 생각하지 않고 말해버리면 환자 자신을 오히려 괴로운 입장으로 몰아넣게 되는 경우가 있다. 즉 내원하지 않는다는 것은 자신이 의료기관의 담당자를 통한 사회와의 관계가 끊긴 고독 상태에 놓일 우려가 있다. 따라서 그 후 환자가 의료기관을 방문할지는 환자의 선택에 맡긴다는 말을 해주는 것이 바람직하다. 「걱정되면 또 오세요」라고 말하는 것도 의사의 하나의 기술이다. 이와 같은 상황의 의료를 「의료비 삭감의 정책에 반한다」 또는 「그것은 의료는 아니라 복지 문제다」라고 단언하는 것은 용이하다. 사실 그렇다. 한편 오늘날의 의료 현장은 cure와 함께 care의 역할도 완수하고 있는 것도 또 하나의 현실이다. 따라서 고령 환자에 대해서는 어떠한 증상의 내용인지, 일상생활 상에 있어서의 지장은 어느 정도인지 등 환자의 배경을 충분히 생각하여 cure와 함께 care의 시점에서도 대응할 필요가 있다.

② 고령자의 영상 진단 — 지나친 진료나 오진의 회피

고령자의 영상 진단에 있어서는 영상 평가를 과도하게 중시함에 따라 오진이나 지나친 치료의 가능성이 있다는 것에 주의할 필요가 있다. 고령자에서 척추 변성 변화는 당연히 존재하며, 그것이 증상에 관여하고 있는지는 증상이나 소견의 존재가 전제가 된다. 이 점에 관해서는 반복하여 서술하고 있으므로 상세한 것은 생략한다.

③ 장기 상관이라는 시점에서의 평가 — 상호 영향의 가능성

노화에 따른 요부 척추의 정렬(alignment)의 변화는 경추나 흉추라는 인접 척추, 천장관절, 고관절, 그리고 슬관절에 영향을 미친다. 각각의 장기가 상호적으로 영향을 미치고 있다는 것을 생각하여 통증의 주체가 되고 있는 장기는 어딘지를 정한 뒤에 치료의 순서를 생각할 필요가 있다. 이 점에 관해서는 Chapter III(71쪽)에 기술되어 있다.

④ 고령자의 요통 치료 — care의 시점이 중요

고령자의 요통 치료에서는 우선 항염증제에 의한 소화기 병변 발생이라는 합병증의 발현에 유의할 필요가 있다. 상복부의 통증을 호소하지 않고 갑작스런 대량 토혈이나 하혈로 증상 발현하는 것은 드문 경우가 아니다. 따라서 정기적으로 안검 결막이나 환자에 대한 문진에서 변의 색을 확인하여 빈혈의 유무를 평가할 필요가 있다. 또한 고령자의 요통 치료에 있어서는 cure와 함께 care의 시점의 도입이 요구되고 있다. 즉 의료인에게 환자가 한평생 어떻게 요통과 매듭을 지어 살아갈지, 그리고 QOL을 저하시키지 않기 위한 생활 지도가 요구된다.

고령자의 요통 수술에 있어서는 고령자의 수술 성적은 장년자보다 뒤떨어져 수술 후에 완전히 회복하지 않는 한 갱년기 저하의 경향을 보이는 것에 유의하여 수술 전의 설명 시에 대응할 필요가 있다. 이것은 매우 중요하다. 고령 환자는 수술을 하면 원래의 동일 연령에 상응되는 건강한 신체로 돌아오는 것이 아니라 젊었을 때와 같이 돌아온다고 착각하는 경우가 있기 때문이다.

3 소아의 요통 — 드물지 않음

❶ 유병률에 관하여

요통을 진료하는 의료진에게는 일반적으로 소아의 요통은 성인에 비해 적고, 소아의 요통을 보았을 경우에는 중대한 질환의 존재를 상정할 필요가 있다는 인식이 있다. 사실 대부분의 서적에는 「젊은 층의 요통은 드물며 요통을 호소하는 경우에는 중대한 질환이 배경에 있을 가능성이 있다」라고 기재되어 있다. 그러나 최근의 몇 가지의 보고는 젊은 층에 있어서의 요통의 유병률은 성인의 유병률과 거의 비슷하다는 것을 지적하고 있다. 실제로 일본에서의 역학 조사에서도 동일한 결과를 나타내고 있다(표 VI-2). 연구에 따라 차이는 있지만, 30~50%로 추정되고 있다. 그리고 요통의 유병률은 연령과 함께 상승한다는 것에 관해서도 일치하고 있다. 이러한 연구는 요통은 젊은 층에게는 드물다는 기존의 인식과 정반대의 결과를 제시하고 있다. 요통을 진료하는 의료진은 이와 같은 보고를 인식하여 진료에 임할 필요가 있다.

표 VI-2 소아, 청소년의 요통 — 기존의 개념의 부정(否定)

- 유병률 : 30~50%

Balagué F, et al :
Eur Spine J8 : 429-438, 1999

- 주된 위험인자(risk factor) : 사회심리적 인자

Watson KD, et al :
Arch Dis Child 88 : 12-17, 2003

- 자연 경과 : 성인과 같다.

Burton K, et al :
Spine 21 : 2323-2328, 1996

- 치료를 필요로 하는 요통이 나타난 연령대(일본)

	남성	여성
10대	6.9%	5.7%
20대	15.9%	14.5%

일본 정형외과회 프로젝트 사업
福原俊一 외 :
일본 정형회과학회지 77 : S517, 2003

⬇

젊은 층에서도 요통 발생은 드물지 않다.
「추간판 변성이 요통의 주된 원인」의 부정(否定)

❷ 요통의 위험인자(risk factor)

젊은 층에서도 성인과 마찬가지로 사회심리적 인자가 신체적 인자와 같이, 또는 그 이상으로 중요하다. 젊은 층에서 요통이 길어지고 있을 때는 정신적 고민, 주의력결핍, 정동(情動) 장애와 같은 심리학적 문제나 따돌림, 사회부적응 등의 사회적 인자가 있는지를 조사할 필요가 있다.

❸ 자연 경과

젊은 층에서도 요통은 자주 나타나는 증상이며, 연령과 함께 증가하고 재발도 한다. 그러나 시간의 경과와 함께 악화하는 경우는 없다. 대부분의 증례는 성인의 활동 장애나 요부 장애로 발전하는 경우는 없다. 사춘기에 X선 사진 상에서 변성의 소견이 있다고 해도 앞으로 요부 질환이 발생할 위험(risk)이 증가한다고는 할 수 없다.

❹ 원인 질환

소아의 요통 유병률이 높다는 사실을 생각하면 요통을 초래하는 중대한 질환이 젊은 층에게 많다고는 할 수 없다. 성인과 마찬가지로 젊은 층의 대부분의 환자는 기질적 원인이 보이지 않는 비특이적 요통이다. 다만 성인에서는 볼 수 없는 원인도 있다. 그것은 장골 골단염에 따른 요통이다. 이 질환은 활발히 운동을 하는 젊은 층에서 잘 보인다. 장골의 후방부에 압통이 있어 엎드린 상태에서 배굴을 시켜 이것에 저항을 더하면 통증이 재현된다. 스포츠를 즐기고 있는 젊은 층이 둔부통을 호소하면 이 질환을 생각할 필요가 있다. 예후는 양호하여 통증이 발생하는 동작을 피하게 하는 것만으로 좋아진다.

4 퇴행성 요추 측만증 — 현재 가장 치료가 어려운 요통

현재 가장 진단이나 치료가 어려운 요통은 퇴행성 요추 측만증이라고 해도 과언이 아니다. 고령 사회의 도래에 따라 점점 이와 같은 환자가 증가하는 만큼 조급한 병태 해명과 그것에 근거한 치료 지침 마련이 바람직하다.

퇴행성 요추 측만증은 해부학적으로 보면 약 15%에서 보인다. 또한 40세 이상을 대상으로 한 역학 조사에서는 약 13%이다. 이 빈도는 연령이 높아짐에 따라 증가한다. 70대 이상에서는 약 20%에 달한다. 고령화가 진행되고 있는 현재 이 빈도는 좀 더 높다고 생각해도 좋다.

퇴행성 요추 측만증의 특징의 하나는 마미 장애가 있는 경우가 많다는 것이다. 퇴행성 요추 측만증이 마미 장애를 합병하는 빈도가 높은 것은 퇴행성 측만에는 퇴행성 척추전방전위증을 합병하는 경우가 많아 그 퇴행성 척추전방전위증이 마미 장애를 합병하는 경우가 많기 때문이다. 또 하나의 특징은 퇴행성 측만에 따른 신경근 장애는 장애를 받고 있는 신경근의 수나 압박을 받고 있는 부위가 측만을 수반하지 않은 환자의 신경근 압박의 특징과는 다른 경우가 많기 때문에 진단 · 치료에 있어서는 주의가 필요하다(그림 VI-5). 이 퇴행성 측만에 따른 신경근 장애의 특징은 척추 다분절에서의 복수 신경근 장애라는, 보통은 그다지 보이지 않는 통증의 내용을 나타내고 있다는 경우가 많다는 것이다. 그러므로 퇴행성 측만에 따른 신경근 장애는 복수의 신경근 장애를 나타낼 가능성이 있다는 사실에 유의하여 평가를 진행시킬 필요가 있다.

이와 같이 퇴행성 측만에 따른 신경근 장애의 특징은 척추 다분절 · 복수 신경근 장애, 좌우에서 신경근 장애의 증상 유발 부위가 다르고, 또는 한 개의 신경근에 중복하는 압박이 있는 등으로 다채롭다. 또한 이 병태에는 시간적 요소도 더해지므로 문제는 더욱 복잡하다(그림 VI-6). 처음 수술 시에는 퇴행성 측만이 없고 장시간 경과 후에 새롭게 증상이 나타났을 경우에 이전에는 없었던 퇴행성 요추 측만증이 새롭게 나타났을 경우에는 그 신경근의 압박은 이전의 병태와는 다를 가능성이 크다는 것에 주의할 필요가 있다.

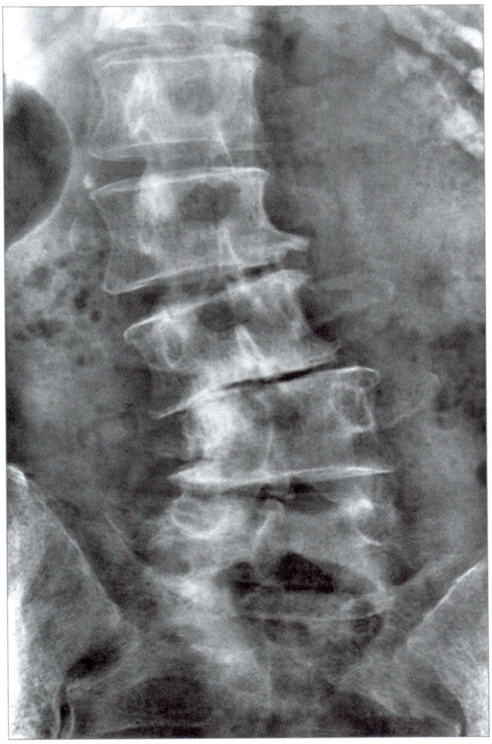

a 단순 X선 사진, 전후상

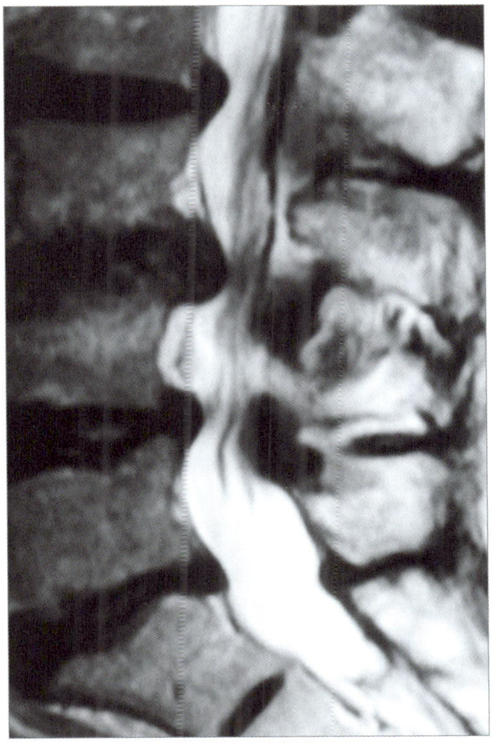

b MRI, 시상면상

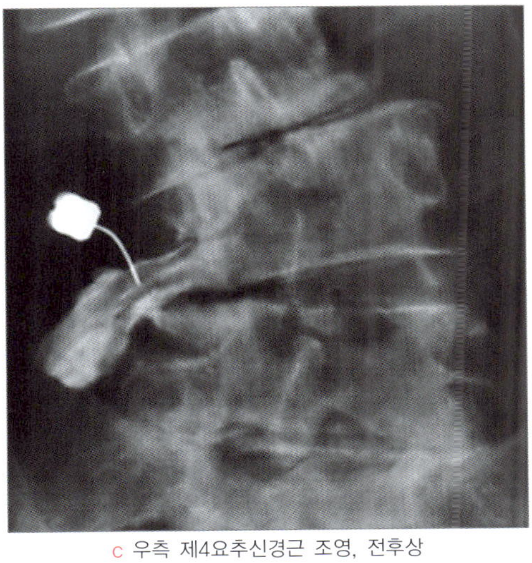

c 우측 제4요추신경근 조영, 전후상

그림 VI-5 퇴행성 측만에 수반하는 우측 제4요추신경근의 추간공에서의 현상

신경근 조영 영상은 횡주와 추간공 내에서의 정지 형상을 나타내고 있다.
〔菊地臣一 : 요통. p.98(그림 IV-81), 醫學書院, 東京, 2003에서 전재〕

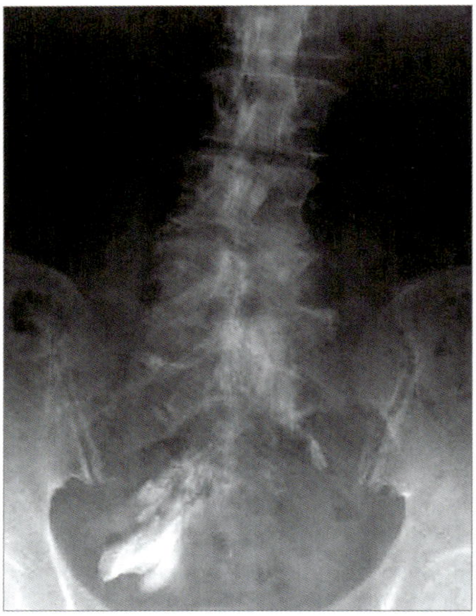

a 59세 때 우측 제5요추신경근 장애 증상 발현 시의 경막외 조영, 전후상

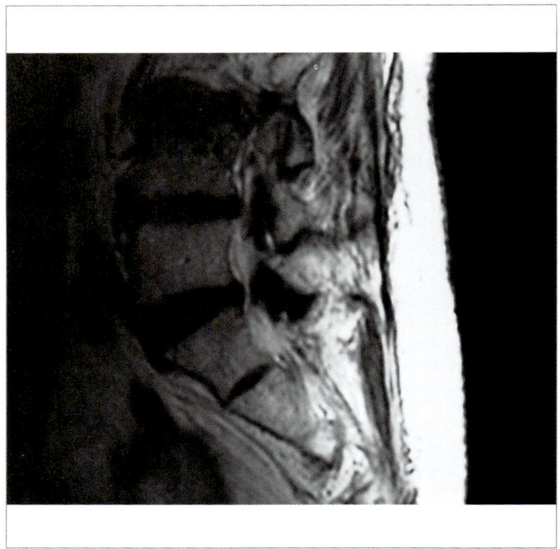

b 76세 때 수술 후 17년 후에 다채로운 신경근 장애 증상 발현 시의 MRI, 시상면상

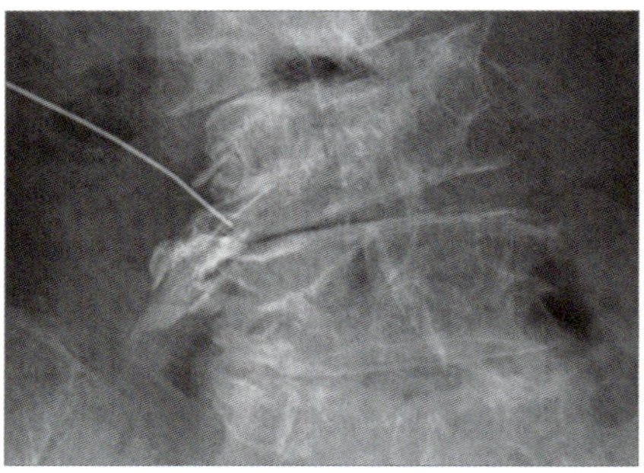

c 76세 때 우측 제4요추신경근 조영

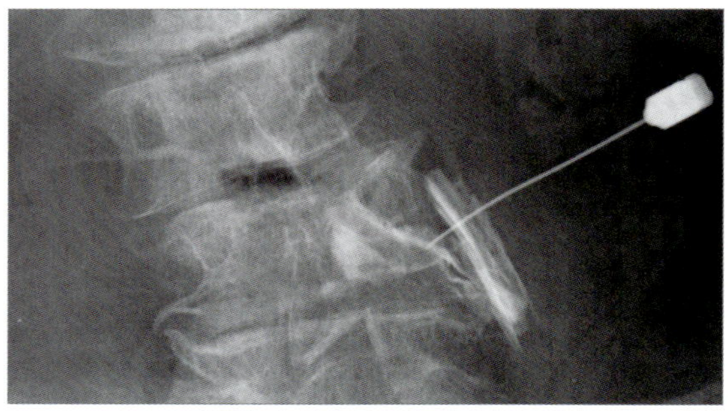

d 76세 때 좌측 제4요추신경근 조영

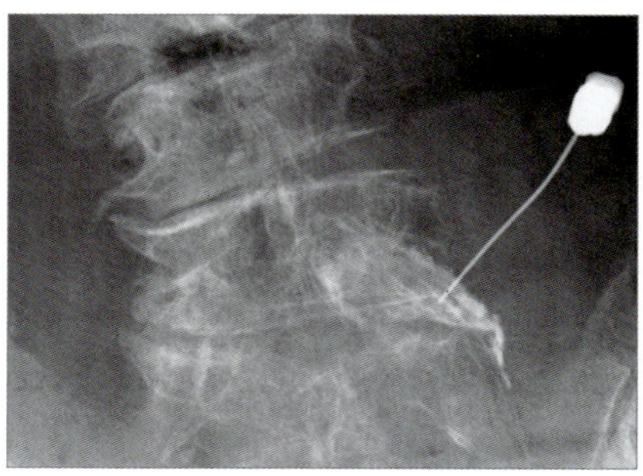

e 76세 때 좌측 제5요추신경근 조영

그림 VI-6 수술 후 장기간 경과한 후에 퇴행성 측만이 발생하여 척추 다분절 · 복수 신경근 장애를 나타낸 환자

59세에 제5요추신경근 장애로 우측 제5요추신경근의 감압술을 받았다. 17년 후인 76세에 양측의 제4요추신경근 장애와 좌측 제5요추신경근 장애의 증상이 나타나 수술을 받았다. 59세의 경막외 조영에서는 제3-4요추간에 고도의 협착 형상은 보이지 않았다. 또한 당시 증상이 없었던 제4-5요추간의 좌측에도 우측과 같은 큰 결손단면 형상은 보이지 않았다.

5 고정술 후 협착에 따른 신경근 장애

— 충분한 병태 파악이 필수

퇴행성 요추 측만증과 함께 비전형적인 신경근 장애를 나타내는 병태에 고정술 후의 협착(post-fusion stenosis)이 있다. 고정술을 실시한 후에 발생한 신경근 장애를 신경근 조영·블록 소견으로부터 분류해 보면 고정 추간 내에서의 신경근 압박과 주위의 추간에서의 신경근 압박의 두 가지로 대별할 수 있다(그림 VI-7). 주위의 추간에서의 신경근의 압박은 더욱 추간관절하 포획(subarticular entrapment)과 추간공 침습(foraminal encroachment)의 두 가지로 세분화된다. 따라서 고정술의 시행 후에 신경근 장애가 발생한 환자의 수술을 계획할 때에는

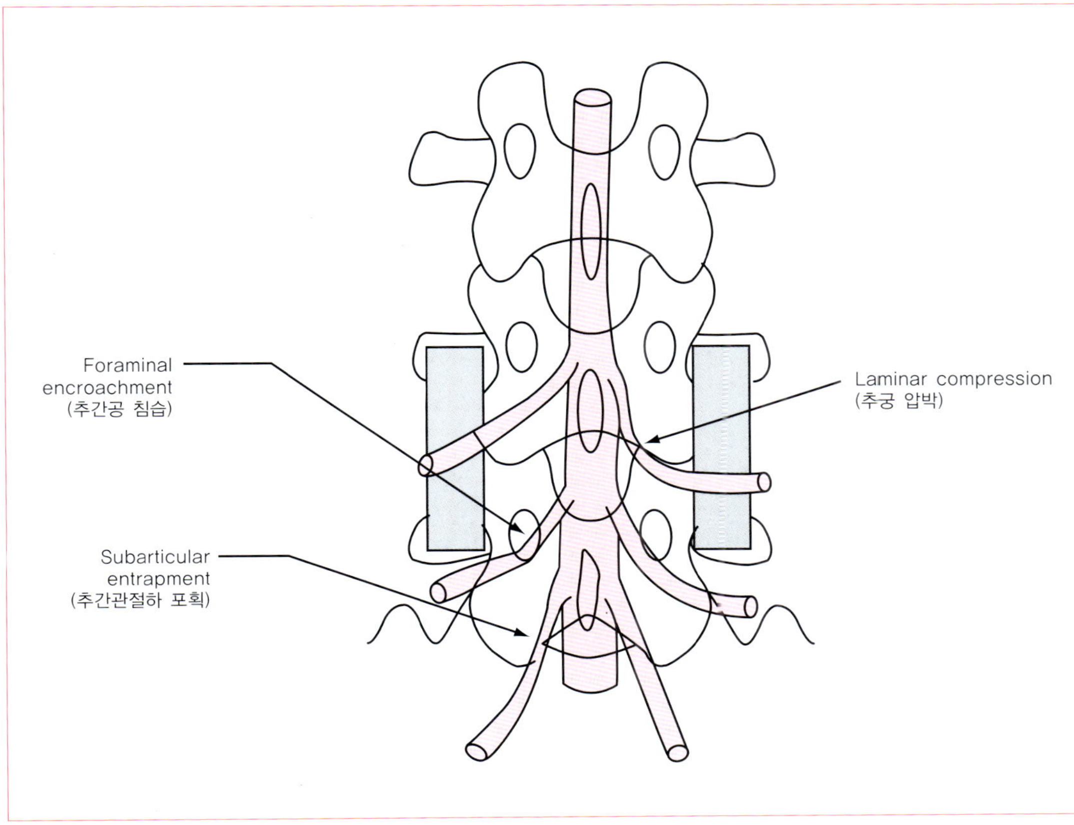

그림 VI-7 Post-fusion stenosis에 의한 신경근 압박 부위

〔菊地臣一 : 요통. p.99(그림 IV-82), 醫學書院, 東京, 2003에서 전재〕

어느 분절에서의 신경근 장애인지, 그리고 신경근의 압박 부위는 어디인지를 충분히 파악한 후에 실시하지 않으면 수술을 해도 통증이 소실하지 않는다는 위험성이 있다. 고정술을 실시한 후에 나타난 신경근 장애를 평가하는 경우에는 압박하고 있는 측(척추나 디스크)이 아니라 압박을 받는 측(신경근이나 마미) 관절로부터의 평가가 필요하다.

6 척추 다분절 · 복수 신경근 장애

— 고령자에게 많다

요천추부 퇴행성 질환에서 영상 상에서 척추 다분절에 걸쳐 협착이나 변형 등의 이상 소견이 보이는 것은 자주 경험한다. 그러나 많은 환자에서 영상의 소견이 어떠하든 단일 척추 분절에서의 단일 신경근의 장애이며, 실제로 척추 다분절 모두가 증상 유발 부위가 되고 있는 것은 아니다. 척추 다분절 · 복수 신경근 장애의 빈도는 약 4%이다. 그 대다수는 2추간 장애이다(그림 VI-8). 더욱이 척추 다분절에 있어서의 복수의 신경근 장애는 동일한 시기에는 발병하지 않고 각각의 증상 유발 부위 마다 다른 시기에 발병했다고 생각되는 환자가 대부분 보인다. 이러한 척추 다분절 · 복수 신경근 장애를 나타내는 환자는 최근 고령 사회의 도래와 함께 확실히 증가하고 있다는 것 같다. 척추 다분절 · 복수 신경근 장애의 진단은 통증이나 저림 부위 및 신경학적 소견으로부터 대략적인 추측은 할 수 있다. 그 확정 진단에는 신경근 블록이 효과적이다.

이상의 사실을 정리해 보면 일상 진료 상에서 그다지 보이지 않는 척추 다분절 · 복수 신경근 장애라고 진단하는 경우에는 영상에서 척추 다분절 협착에 따른 각 추간에서의 신경근 장애가 존재한다고 진단하기 전에 우선 신경근의 선천성 형성 이상이 있는지의 확인이 필요하다. 다음으로 분지(分岐)신경의 존재에 의해 그 전형적이지 않은 신경근 증상을 설명할 수 있는지의 평가가 필요하다. 또한 추간판 탈출증이라면 1추간 2근 장애, 즉 단일 척추 분절에서의 복수 신경근 장애(예를 들면 제5요추-제1천추간에서의 외측 추간판 탈출증에 의한 제5요추신경근과 제1천추신경근 장애) 가능성 여부의 검토가 필요하다. 그 다음에 처음으로 척추 다분절 · 복수 신경근 장애, 즉 각 추간에 각각의 분절에서 분지하는 신경근이 장애를 받고 있을 가능성을 검토해야 한다.

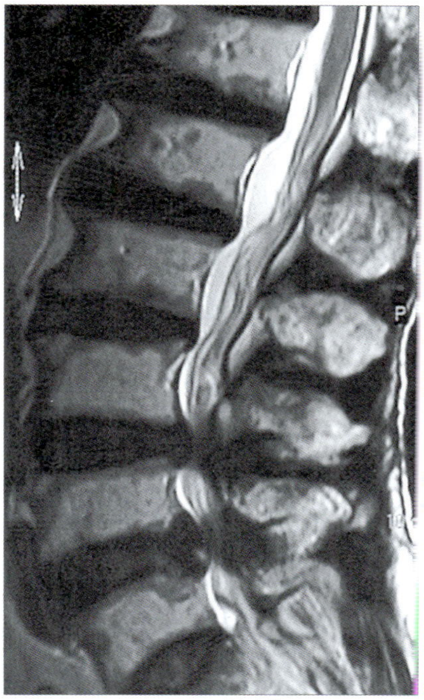

a MRI, 시상면상

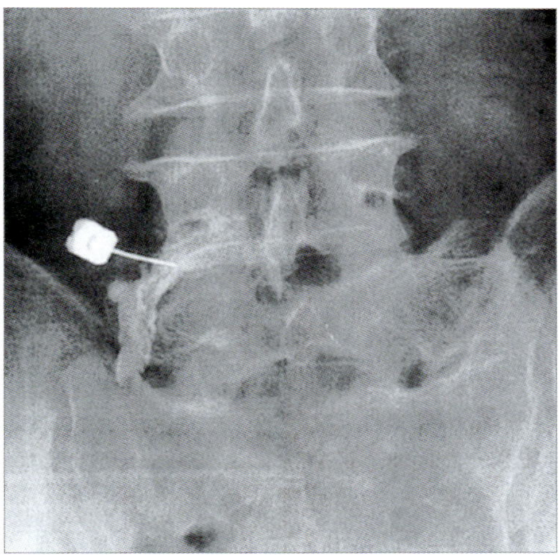

b 우측 제5요추신경근 조영, 전후상

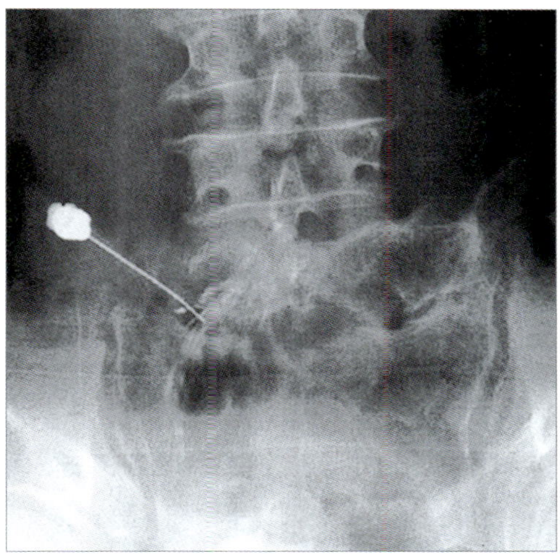

c 우측 이행성 척추 신경근 조영, 전후상

그림 VI-8 2추간 · 2신경근 장애 예

제4-5요추간, 제5요추-이행척추에서 전후 협착 영상이 보이고, 제4-5요추간, 제5요추-이행척추간에서 제5요추신경근과 이행성 척추 신경근 장애(subarticular entrapment)가 확인도 었다.

7 낭종성 병변에 의한 신경근 장애
— 병상에 관계가 있는지의 음미가 필요

최근의 CT나 MRI의 발달에 따라 신경근 장애의 새로운 관여인자가 지적되게 되었다. 대표적인 질환으로서 활액 낭종(synovial cyst)(그림 VI-9), 조직학적으로 낭종(cyst)과 다른 결절 낭종(ganglion cyst), 그리고 추간판 낭종 등이 있다. 이러한 병태는 신경에 대한 기계적 압박인자가 되는 것과 동시에 신경근 장애에는 활액막(synovial sheath) 유래의 염증도 관여하고 있을 가능성이 있다. 추간관절을 가능한 한 온존하려고 하는 감압술(decompression)이 주류가 되고 있는 현재에는 추간 관절낭이 내측에서 개방되어 그 개방부로부터 활액막이 척추관 내에 침입하여 결과적으로 신경근이나 마미의 장애를 일으킬 가능성이 있다.

필자 등이 증상의 유무에 관계없이 활액 낭종의 빈도를 신경근이나 마미 장애를 나타내고 있는 509가지의 예를 대상으로 하여 조사했는데 세 가지 예(0.6%)를 찾아냈다. 향후 이 병태의 유병률이나 치료법 등이 진보하는 것이 바람직하다.

8 작업 관련 요통
— 인간공학적인 개념만으로는 대응이 어렵다

직장에서의 근 · 골격계 장애의 대표적인 병태로서 작업 관련 요통이 있다. 작업 관련 요통은 개인의 건강 문제로서만이 아니라 직장이나 사회에 의료 경제나 생산원가의 면에서도 심각한 문제를 일으키고 있다는 것은 잘 알려져 있다. 한편 요통 진료의 종사자나 관계자(고용자, 종업원, 의료비 지불기관)에게는「직장과 관계가 있는 요통은 인간공학적인 문제가 있어 발생하고 있으므로 인간공학적인 수법을 도입함에 따라 예방할 수 있다」는 막연한 인식이 있다.

그러나 최근의 보고를 정리해 보면 요통 예방을 위한 인간공학적 접근은 효과가 없다는 점, 직장에서의 요통에는 분명한 직업성 원인은 거의 없다는 점, 요통의 위험인자로 여겨지고 있는 요인의 위험도는 크지 않다는 점, 직장의 요통=요부 손상의 개념은 근거가 없다는 점 및 노동재해 보상의 요통에는 인간공학적 원인보다도 다른 직장 환경(경영 스타일, 고용 확보, 집단역학) 등의 관여가 보다 크다는 점이 밝혀지고 있다. 즉 작업 관련 요통에는 인간공학적 인자 이외의 관여도 생각할 필요가 있다는 것이다. 이러한 관점에서 보면 작업 관련 요통도 새로운 요통의 개념에 따라 그 예방이나 치료를 생각할 필요가 있다고 할 수 있다.

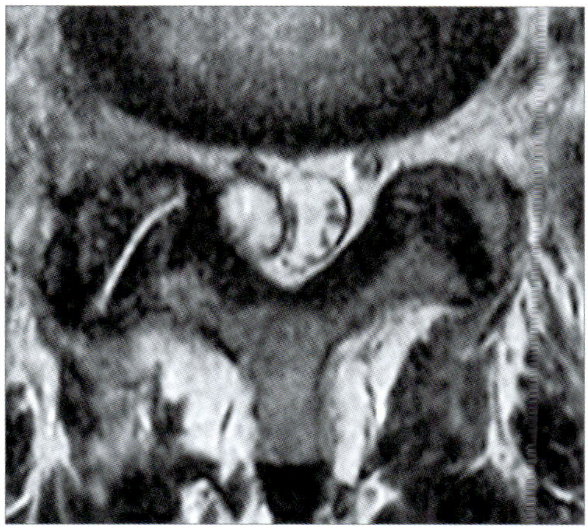

a L5/S1 횡단면상

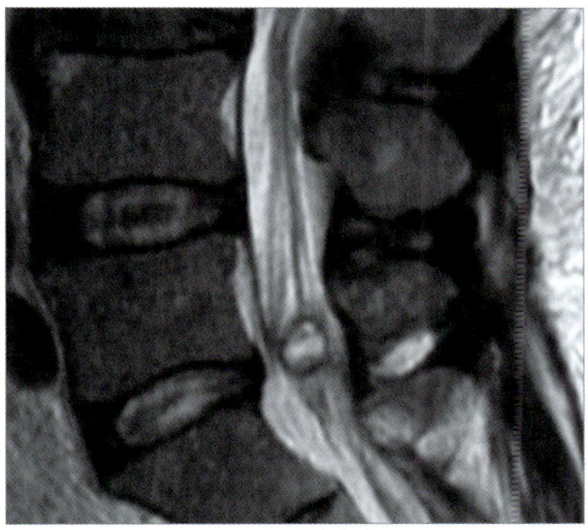

b T2 시상면상

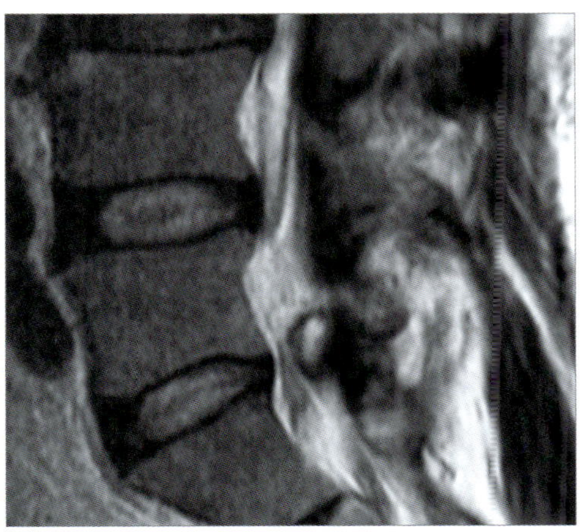

c T2 방시상면상

그림 VI-9 제5요추-제1천추간관절 활액 낭종에 의한 제1천추신경근 장애—MRI

Chapter VII

치료

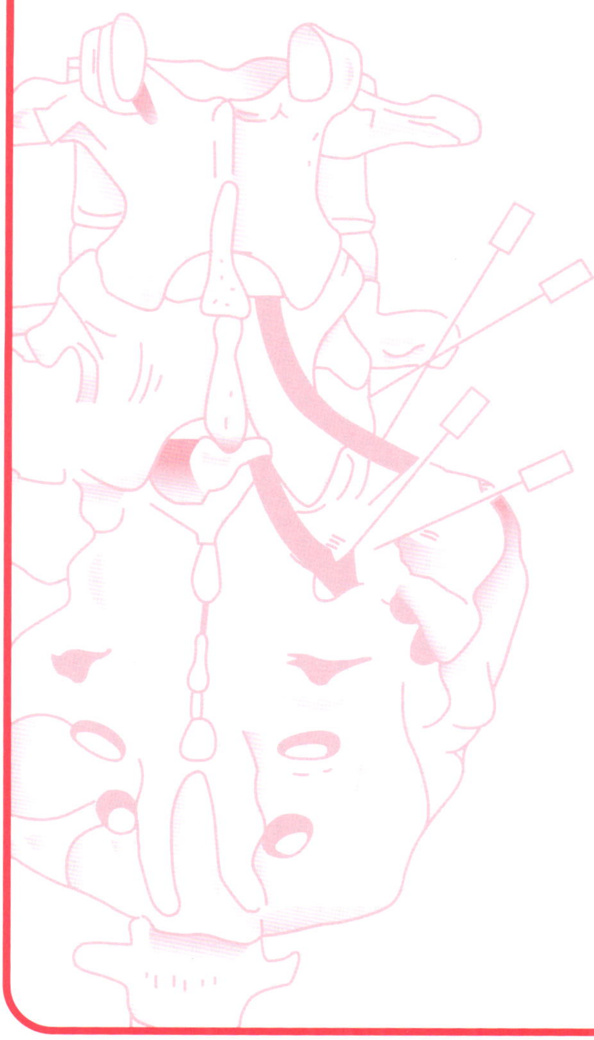

VII 치료

치료를 생각함에서 중요한 것은 「어떤 치료를 할 것인가」가 문제가 아니라 「누구를 치료할 것인가」가 라는 문제 인식이 중요하다. 그리고 환자가 통증으로 괴로워하고 있을 때는 진단은 물론 하되, 통증을 우선적으로 없애준다. 그것이 환자가 의사를 신뢰하는 계기가 된다.

1 포인트는 어떤 치료를 할 건가가 아니라 누구를 치료할 건가이다

❶ 포인트 1 : 주체적인 의료의 실시

요통 치료의 목적은 통증을 제거하는 것은 아니라 원래의 건강한 상태로 가능한 조기에 복귀시키는 것이다. 통증 대책은 그 수단이라는 인식을 갖는 것이 중요하다.

다음으로 치료에 임하는 방법을 들 수 있다. 그것은 의료진만이 치료의 주체적인 역할을 완수한다는 「수동 치료」가 아니라 환자 자신에게도 치료 방침의 결정이나 치료에 적극적으로 참가하게 하여 의료진과 함께 질환에 맞선다는 주체적인 치료 체계의 확립이 중시되어야 한다.

② 포인트 2 : 정보 제공과 환자 교육

환자가 치료 방침의 결정이나 치료에 참가한다는 주체적인 의료를 실천하기 위해서는 환자에 대한 정보 제공과 교육은 필수이다. 즉 요통 발생에 관해서 환자가 이해할 수 있도록 개인의 배경에 맞추어 정확한 정보를 제공한다. 간단한 팜플렛도 충분한 효과를 낼 수 있다.

다음으로 특이적 요통(추간판 탈출증이나 척추관 협착증에 따른 신경 증상 또는 중대한 질환이나 외상)이 아닌 이상은 조기에 회복할 수 있다는 희망을 환자에게 설명을 하여 안심시키는 것이 중요하다. 또한 증상을 완화시키는 것과 동시에 필요에 따라서 생활 또는 직장에서의 생활양식이나 직장 환경의 개선을 권장한다. 그리고 그 개선에 따른 환자의 경시적인 변화에 의료진은 관심을 나타내 관심을 갖고 있다는 것과 변화를 확인하고 있다는 것을 환자에게 명확하게 전달하는 것이 바람직한 진료라고 할 수 있다.

이와 같은 새로운 병태 인식의 변혁에 따라 급성적인 비특이적 요통을 생각해 보자. 치료에 즈음해서는 우선 환자에게 충분히 설명하여 불안을 해소한다. 다음으로 통증에 대해서 특정 처치를 환자의 희망에 맞게 실시한다. 그리고 치료 체계 안에 환자 자신이 실시하는 운동이나 일상생활상에서 주의하여야할 실천 사항을 짜 넣는다. 진료 중에는 환자가 요통을 중대한 질환으로서 파악하지 않도록 교육하면서 자신감을 회복시킨다.

2 치료에 요구되고 있는 것은 EBM과 NBM의 통합

요통의 치료 시에는 다양한 치료 방법이 이용되고 있다. 새로운 개념에 따르면 각 치료 방법 자체에 요구되는 조건은 세 가지로 집약된다.

첫 번째는 RCT의 메타 분석을 기본으로 한 평가와 선택이다. 두 번째로 채용하려고 하는 치료 방법과 그 병태의 자연 경과와의 비교가 요구된다. 즉 이용하려고 하고 있는 치료 방침이 자연 경과에 비해 보다 치료 효과가 우수한지 또는 최종적인 예후는 같아도 보다 단기간에 경감하는지의 의문에 대해서 그 우위성을 제시할 필요가 있다. 세 번째로 플라세보 효과(placebo effect)에 대한 배려이다.

RCT를 기본으로 한 평가 · 선택에서는 의료진에게 환자나 의사를 포함한 의료진과의 신뢰관계 확립에의 노력(잘 듣는 기술, 환자에 대한 관심을 상대에게 전달하는 기술, 플라세보 효과에의 재평가 등), 사회심리적 배경 평가의 필요성(정신의학적 평가, 가정이나 직장의 인간관계에

의 주의 등), 환자에 따른 다면적 · 집학적 접근의 채용(환상이나 편견의 배제, 환자에 대한 정확한 지도 등), 그리고 치료 방침 결정이나 치료에 대한 환자의 다 처(환자의 의식 개혁, 만족도 향상의 각종 접근 등)가 중요하다.

플라세보 효과에 관해서는 많은 연구에서 그 유효성이 지적되고 있다. 현재의 의료는 과학적으로 입증된 내용만으로 구성되어 있는 것은 아니다. 선인들이 구축한 기술의 요소의 중요성을 재인식할 필요가 있다. 그것이 NBM(narrative-based medicine)이다. 강력하고 쉽게 설명되지 않는 심리적 효용, 예를 들면 수술이라는 드라마, 예로부터 애용되고 있는 환약, 의사나 간호사에 의한 격려, 그리고 의사의 자신감에 찬 태도 등이 이것에 포함된다. 치료 행위 자체에도 플라세보 효과 증강 작용이 있다. 따라서 치료의 실시나 치료법의 선택에 있어서는 플라세보 효과를 무시해서는 안 되고 적극적으로 활용해야 한다고 할 수 있다.

3 고령자 치료에 있어서의 유의점은 환자가 가지고 있거나 치료에 수반하는 합병증에 대한 유의

❶ 포인트 1 : 항염증제의 복용에 따른 소화기병변

고령자의 요통 치료에서는 우선 항염증제에 의한 소화기 병변 발생이라는 합병증의 발현에 유의할 필요가 있다. 요통을 가진 증례의 상당수는 항염증제를 복용하고 있다. 항염증제는 그 자체가 소화기 병변 발생에 대한 위험인자이다. 특히 고령자는 그 위험도가 높아진다. 다양한 스트레스나 항염증제라는 인자가 복잡하게 서로 관여하고 있는 요통 환자는 소화기 병변을 합병할 가능성은 낮지 않다고 할 수 있다.

소화기 병변의 약 절반은 무증상인 상태에서 갑작스런 대량 하혈 발생으로 발병하고 있다. 게다가 이 합병증은 복용 후 1주일~10일간이라는 조기에 발생하는 것이 보통이다. 또한 대량 출혈 직후에 하혈이 확인되는 경우는 거의 없다. 따라서 원인 불명의 빈맥에 수반하여 경도의 저혈압이나 안검 결막의 색조 변화를 중대한 경고 징후라고 인식할 수 있다면 조기 진단이 가능하다고 생각된다. 그보다 더 가장 중요한 것은 요통 환자에게는 소화기 병변의 합병이 있을 수 있다는 사실을 인식하고 있는 것이다. 항염증제를 복용하고 있는 경우에는 그 위험도는 더욱 증가한다.

❷ 포인트 2 : care의 시점 도입

고령자는 결과적으로 만성 요통의 치료가 되는 것이 일반적이다. 따라서 고령자의 요통 치료에 있어서는 cure와 함께 care 시점의 도입이 요구되고 있다. care라는 시점에서 말하면 환자의 이야기에 귀를 기울이는 것도 치료의 하나라는 생각을 가지는 것도 필요하다. 특히 고령자가 독거하고 있는 경우에는 의료진과의 이야기가 일상생활 상에서 유일한 대화의 상대일지도 모른다. 환자의 이야기를 듣고 요통이 일상생활 상에서 큰 지장이 되지 않도록 지도하여 2주에 한 번이라든지 3주에 한 번이라는 정기적인 진료가 계속되어 환자의 라이프 사이클이 순조롭게 돌고 있다면 그것으로 되었다는 발상도 필요하지 않을까?

❸ 포인트 3 : 증상을 치유하는 것으로 질환을 치유하는 것은 아니다

치료에 있어서 환자와 의료진과의 사이에 목표로 하는 것이 어긋나는 경우는 자주 있는 일이다. 의료진은 분석 결과 가끔 밝혀진 병태를 어떻게 치유할지에 관심을 집중시킨다. 그러나 환자에게 있어서는 병태나 질환명은 상관없고, 통증 등의 증상이 경감하기만 하면 된다. 따라서 환자와의 사이의 신뢰관계를 확립하기 위해서 우선 일시적이더라도 통증을 재빠르게 조절하는 것이 의료진에게 요구된다. 그것과 동시에 병태에 대한 치료를 고려할 필요가 있다.

❹ 포인트 4 : 합병증에 주의

고령자는 내과적 합병증을 가지고 있는 것이 보통이다. 최근 외래, 입원 관계없이 많은 것은 당뇨병의 합병이다. 당뇨병 그 자체가 저림 등의 증상을 일으키고 있는 경우도 드물지 않다. 또한 요통 치료의 경우에는 약제 외에 블록 등의 침습적인 치료를 실시하는 경우도 적지 않다. 그러한 경우 당뇨병에 따른 감염이 염려된다. 당뇨병은 본인이 자각을 하고 있지 못하고 경우도 있으므로 초진 시 또는 치료를 시작할 때에는 확인해 두는 것이 바람직하다고 생각된다. 또 하나는 항응고제를 복용하고 있는 환자에 대한 주의이다. 바늘을 찌르는 검사나 치료는 신중하게 생각할 필요가 있다.

또한 고령자에게 많은 증상에 간헐적 파행이 있다. 일반적으로 간헐적 파행의 원인은 신경성 간헐적 파행이다. 척추관 협착증에 따른 신경성 간헐적 파행의 경우는 멈춰 선 것 만으로는 통증이나 저림은 경감하지 않고 주저앉거나 자세를 바꿈으로써 비로소 증상이 제거된다. 이러한 척추관 협착증에 따른 신경성 간헐적 파행을 수반하고 있는 경우 가끔 혈관 폐색성 동맥경화증에 따른 혈관성 간헐적 파행도 합병하고 있는 경우가 있다. 혈관성 간헐적 파행은 멈춰 선 것만으로 통증이 제거되는 것이 특징이다. 이것이 척추관 협착증에 따른 신경성 간헐적 파행과의 큰 차이이다. 가끔 두 증상이 합병하고 있는 경우도 있으므로 하지의 말초등맥의 박동을 촉지할 수 없는 경우에는 멈춰 섰을 때의 증상의 경감에 자세가 관여하고 있는지를 확인하는 것이 필요하다. 자전거를 탔을 경우의 하지 증상의 출현 유무도 감별점이 된다. 신경성 간헐적 파행에서는 자전거를 타는 경우에는 앞으로 구부리게 되므로 증상은 나타나지 않는다. 한편 혈관성 간헐적 파행에서는 증상의 출현이나 변화에 자세는 관계가 없기 때문에 발을 움직이면 하지에 증상이 출현, 병세가 악화된다. 필요하다면 신경근 블록을 실시하여 간헐적 파행의 변화를 보는 것도 필요하다.

4 증상별로 본 치료의 기본

❶ 급성 요통 — 되도록 빨리 복귀를

외래를 방문하는 환자의 약 85%는 비특이적 요통이다. 그 중 대부분은 이 급성 요통을 호소하여 방문한다.

급성 요통을 치료하는 경우에는 우선 환자에게 정확한 정보를 주고 환자를 안심시키는 것이다. 이것에 의해 환자의 치료에 대한 만족도가 상승한다. 「정확한 정보」(표 I-3, 21쪽)에는 아래와 같은 항목이 포함된다. 우선 급성 요통은 대다수의 환자에서 며칠부터 몇 주 사이에 강한 통증은 좋아진다. 경도의 통증은 수개월에 걸쳐 계속되는 경우도 있다. 그리고 만성 요통으로 이행하는 환자는 적다. 다만 환자의 일생이라는 시점에서 보면 대부분의 환자에게 재발이 보인다. 그러나 재발했다고 해서 추간판에 다시 상처가 났다든가, 전보다도 나빠졌다는 것을 의미하지 않는다. 요통의 생애에 걸친 이환율을 보면 70% 이상이나 상승하므로 요통은 특별한 병이 아니다. 25%의 사람이 1년 후에도 요통이 지속하고 있다. 이러한 역학적인 사실을 환자에게 전달한다. 게다가 그 전달 방법은 부정적인(negative) 어조가 되지 않도록 주의할 필요가 있다. 왜냐하면 이러한 것을 전달하는 목적은 환자를 안심시키는 것이기 때문이다. 요통의 반복은 감기와 같은 것이라고 설명하는 것도 하나의 방법이다.

다음으로 치료 수단으로서 안정을 권할 필요는 없다. 아파서 움직이지 못해 결과적으로 안정을 취하는 경우는 별도이지만, 적극적으로 「안정해 주세요」라고 권할 필요는 없다. 움직일 수 있다면 환자 자신의 판단으로 움직여도 좋다. 가능하다면 일상생활을 계속하고 일도 계속하도

진통제, 항염증제(NSAIDs)

급성 요통에 대해서는 진통제나 항염증제를 사용하는 것이 일반적이다. 진통제나 항염증제의 처방에 있어서는 일상 진료 상에서 주의해야 하는 것이 있다. 그것은 요통을 치료하는 환자에게는 내과적 합병증이 있는 경우가 많다는 점이다. 그러한 경우 진통제나 항염증제와 내과에서 처방되고 있는 약제와의 약물 상호작용에 주의할 필요가 있다. 여기에 요통으로 처방되는 경우가 많은 진통제나 항염증제에 대한 약역학적 상호작용을 소개한다(표 VII-1). 내과에서 약물 요법을 받고 있는 환자에게는 병용 금기 또는 약물 상호작용에 의해 투여되고 있는 약제의 효과가 증강되거나, 반대로 감약하는 경우가 있으므로 주의가 필요하다.

표 VII-1 약역학적 상호작용

발현 기전	약물 A(항염증제)	약물 B	병용	결과
GABA 수용체로의 결합 저해 작용	ketoprofen(Menamin, Orudis 외)	ciprofloxacin(Ciproxan) 상기 이외의 뉴퀴놀론계 항균제	병용 금기 병용 주의	중추성 경련
	fenbufen(Napanol 외)	enoxacin(Flumark) norfloxacin(Baccidal) 상기 이외의 뉴퀴놀론계 항균제	병용 금기 병용 주의	중추성 경련
	flurbiprofen(Froben 외) flurbiprofen axetil (Ropion 외)	enoxacin(Flumark) norfloxacin(Baccidal) lomefloxacin hydrochloride(Lomebact 외) 상기 이외의 뉴퀴놀론계 항균제	병용 금기 병용 주의	중추성 경련
	diclofenac sodium (Voltaren 외) loxoprofen sodium (Loxonin 외) oxaprozil(Alvo 외) 기타 다수의 NSAIDs	뉴퀴놀론계 항균제	병용 주의	중추성 경련
혈액 응고 억제 작용의 협력 작용	zidovudine(Retrovir, 항HIV제)	ibuprofen(Brufen)	병용 금기	출혈 증대
	indometacin(Indacin 외) acemetacin(Rantudil 외) proglumetacin maleate (Miridacin)	diflunisal(Dolobid 외)	병용 금기	NSAIDs 부작용 증대 (위장 출혈 등)
	aspirin(Bufferin, Ba-yaspirin 외)	piroxicam(Feldene, Baxo 외) ampiroxicam(Flucam)	병용 주의	NSAIDs 부작용 발생 가능성(소화관 출혈, 경련 등)
NSAIDs 부작용 발생				
1. 소화관 출혈 유발	indometacin(Indacin 외) acemetacin(Rantudil 외) proglumetacin maleate (Miridacin)	diflunisal(Dolobid 외)	병용 금기	위장 출혈(사망 예 있음)

	aspirin(Bufferin, Bayaspirin 외)	piroxicam(Feldene, Baxo 외) ampiroxicam(Flucam)	병용 주의	NSAIDs 부작용 발생 가능성(소화관 출혈, 경련 등)
2. 신장 장애 유발	NSAIDs	triamterene(Triteren 외)	병용 금기	급성 신부전
	NSAIDS	furosemide(Lasix 외) trichlormethiazide(Fluitran 외)	병용 주의	급성 신부전
혈장 단백 결합 치환	aspirin(Bufferin 외)	NSAIDs	병용 주의	유리형 살리실산 증대의 가능성[유리계 B약의 청소(clearance) 상승에 의한 B약의 작용 감약] 출혈의 증가, 신장 기능 저하의 가능성
대사	diflunisal(Dolobid 외)	indometacin(Indacin 외) acemetacin(Rantudil 외) proglumetacin maleate (Miridacin)	병용 금기	A약에 의한 B약의 글루쿠론산 포합 저해(B약의 작용 증강, 위장 출혈에 의한 사망 예 있음)
	NSAIDs	furosemide(Lasix 외)	병용 주의	프로스타글란딘 합성 저해(B약의 작용 감약)
		β 차단제, ACE 저해제	병용 주의	프로스타글란딘 합성 저해(B약의 작용 감약)

〔松下涼子 외 : 임상 상 중요한 진통제의 부작용 · 상호작용. 약국 50 : 2477-2485. 1999에서 일부 개정〕

록 이야기한다. 안정을 취했다고 해서 치료 성적이 좋아지거나 빨리 좋아진다는 경우는 없다. 반대로 안정을 취하지 않는다고 해서 치료 성적이 보다 좋아지거나 하는 경우도 없다. 또한 안정을 취하면 신체의 관절을 경직시키며 근육과 뼈도 약화시킨다. 또한 정맥혈전증이나 전신상태악화로 이어질 가능성이 있다. 안정을 취하지 않아도 좋다고 하는 것을 환자에게 설명하는 경우에는 안정이 미치는 다른 장기에 대한 악영향도 덧붙이면 좋을 것이다. 이러한 사실을 생각하면 급성 요통의 치료로서 안정을 취할지는 환자가 판단해도 좋다고 할 수 있다.

통증이 강한 경우에는 진통제 또는 항염증제를 처방한다. 처방 방법은 통증의 강약에 따라서가 아니라 통증이 일어나지 않도록 시간 단위로, 규칙적이고 올바른 투여를 지도한다. 진통제나 항염증제로 충분한 효과를 얻을 수 없는 경우에는 근이완제를 단기간 병용한다. 신경근성 통증, 이른바 좌골신경통에 대해서는 진통제나 항염증제의 효과는 요통에 비할 정도의 효과는 바랄 수 없다.

즉각적인 진통을 환자가 바라고 있는 경우 또는 근이완제를 병용해도 여전히 통증이 강한 경우에는 경막외 블록을, 또는 경막외 블록과 척추에 대한 도수 요법의 병용도 치료의 선택 사항으로서 고려할 필요가 있다. 척추주의근부에 국한된 압통이 명확하게 인정되는 경우에는 추간관절 블록에 준하는 후지 블록도 좋은 적응이 된다. 단 환자의 상당수는 침습적인 블록이라는 「바늘을 찌르는 치료법」을 바라지 않을 수 있다. 따라서 블록을 실시하는 경우에는 환자의 희망을 묻고 본인의 동의와 납득을 얻어 실시하는 것이 바람직하다.

환자의 치료에 대한 희망에 입각하여 필요에 따라 다양한 수단으로 통증을 단기간에 경감시켜 환자에게 안도감을 주는 것이 중요하다. 그리고 가능한 한 빨리 보통의 생활로 돌아와 가능하면 일도 계속하도록 조언을 한다. 환자는 보통 움직이면 점점 요통이 악화하여 치유되기 어려워진다고 생각하고 있다. 그러한 오해를 풀기 위해서라도 이러한 설명은 필요하다.

어떤 치료 수단을 취할지는 의사가 결정하는 것이 아니라 환자의 통증 정도와 희망으로 결정해도 좋다. 왜냐하면 환자에 따라서는 「허리 통증이 더 나쁜 병으로 발전할 것이 아니라면 치료는 희망하지 않습니다. 참아 보겠습니다」라고 하는 사람이 적지 않기 때문이다.

(1) 경막외 블록

일상 진료 상에서는 천골 경막외 블록을 이용한다. 여기에서 그 기법을 소개한다. 환자에게 이 블록에 대한 설명서를 나누어준다(표 VII-2).

사용 약제

- 1% 염산리도카인(lidocaine hydrochloride)〔싸이로카인®(Xylocaine®)〕이나 1% 메피바카인(mepivacaine)〔카보카인®(Carbocaine®)〕 등의 국소마취제
- 생리식염수
- 인산 덱사메타손 나트륨(dexamethasone sodium phosphate)〔데카드론®(Decadron®)〕 등의 스테로이드

실시 기법

● 처치실

처치실에 구급 소생용 설비〔의료용 가스 및 흡입장치(central piping system), 인공호흡기 등〕나 약제를 준비해 둔다.

● 사용 기구

21이나 23게이지(G)의 주사침, 유리제나 디스포저블(일회용) 주사기를 이용한다. 유리제 주사기는 잘 미끄러져 저항감을 잘 전달해 준다.

표 VII-2 경막외 블록 요법에 관하여

Q1. 경막외 블록이란 어떤 치료법입니까?

A. 뇌부터 등뼈(척추) 안을 세로로 연결되어 지나고 있는 신경다발을 척수라고 하고, 이 척수를 싸고 있는 막을 경막(dura mater)이라고 합니다. 경막의 외측 공간은 경막외강(epidural space)이라고 불리고, 여기에는 척수에서 나누어진 수족으로 향하는 마미(cauda equina)나 신경근(neuromuscular) 등의 신경가지〔척수신경(spinal nerve)〕가 존재하고 있습니다.

경막외강에 주사로 신경을 마비시키는 약(국소마취제)을 주입하면 척수신경이 마취되어 **통증의 감각을 뇌로 전달하는 신경의 기능이 차단**됩니다(이 신경의 기능을 차단하는 치료를 **블록**이라고 합니다).

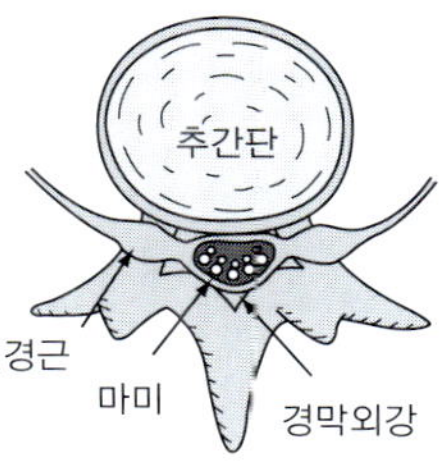

허리뼈를 위에서 본 경우

Q2. 단순한 진통 주사로 일시적인 효과밖에 없습니까?

A. 아니요. 그렇지 않습니다. 경막외강에 주입된 국소마취제는 통증의 감각을 뇌로 전달하는 감각신경에 발생한 비정상적인 흥분 상태를 진정시켜 일시적으로 통증의 감각을 완화시키는 것만이 아닙니다. 혈관의 굵기를 가늘게 변화시키는 자율신경(autonomic nerve)도 국소마취제에 의해 마취되기 때문에 혈관이 두껍게 확장하게 되어 혈액의 흐름이 좋아집니다. 혈액의 흐름이 좋아지면 통증의 자극을 발생시키는 물질(발통 물질)이 씻겨 나가므로 지속되고 있던 통증의 완화를 기대할 수 있습니다. 또한 운동신경에 발생한 비정상적인 흥분 상태도 진정되어 근육의 긴장이 완화되기 때문에 근육 유래의 통증을 완화시키는 효과도 있습니다.

Q3. 어떠한 병에 대해서 실시되는 것입니까?

A. 아래와 같은 척추에 유래하는 통증에 대해서 실시됩니다.

1. 목뼈(경추) 안을 지나고 있는 척수신경 유래의 통증
   (**목 부분이나 어깨~팔~손의 통증**을 발생시키는 경추 추간판 탈출증, 경추증성 신경근증 등)
2. 허리뼈(요추) 안을 지나고 있는 척수신경 유래의 통증
   〔**허리의 통증**을 발생시키는 급성 요통증(이른바 「삐끗한 허리」)
   (**엉덩이~넓적다리~정강이~발의 통증**을 발생시키는 요추 추간판 탈출증, 요추증성 신경근증, 요추 전방전위증 등)

Q4. 어디에 주사 바늘을 찌릅니까?

A. 어깨~팔~손으로 향하는 척수신경은 경추 안에서 나뉘어져 있으므로 이러한 부분 통증에 대해서는 경추의 척수신경에 마취를 하기 위해 목 부분의 후측을 바늘로 찌릅니다(**경부 경막외 블록**).
허리나 엉덩이~넓적다리~정강이~발로 향하는 척수신경은 요추 안에서 나뉘어져 있으므로 이러한 부분 통증에 대해서는 요추의 척수신경에 마취를 하기 위해 엉덩이의 갈라진 부위의 약간 위에 있는 뼈〔천골(sacrum)〕의 하연〔천골열공(hiatus sacralis)〕을 바늘로 찌릅니다(**천골부 경막외 블록**).

Q5. 어떠한 약을 사용합니까?

A. 경막외 블록에서는 신경에 유래하는 통증을 제거하기 위해 신경에 마취를 하는 국소마취제인 리도카인(lidocaine)이라는 액체의 약을 사용합니다.

국소마취제에 대한 알레르기 반응으로서 발진, 부종, 숨참, 혈압 저하, 동계(動悸) 등이 드물게 나타나는 경우가 있습니다. 지금까지 **국소마취제를 사용한 후(예를 들면 치과에서의 발치 시 등)에 불쾌감이나 발진, 그 밖에 알레르기 반응을 일으킨 적이 있는 분이나 약물 알레르기가 있는 분은 사전에 담당의에게 알려주시기 바랍니다.**

또한 강한 통증이 갑자기 발생하고 있는 경우에는 신경에 강한 염증이 갑자기 일어나고 있다고 예측되어 이 염증을 억제하는 목적으로 덱사메타손(dexamethasone)이라는 스테로이드 호르몬제를 국소마취제와 함께 사용하는 경우도 있습니다.

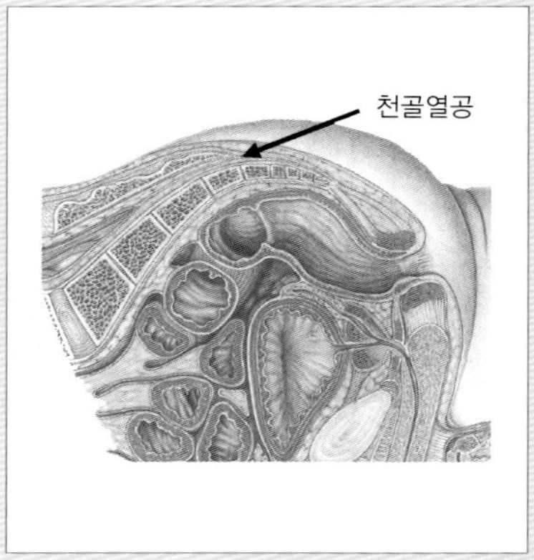

Q6. 어떠한 순서로 실시되고 있습니까?

A. 우선 블록 전에 혈압을 측정합니다.

다음으로 경막외 블록을 실시하기 위한 특별한 자세를 취하도록 합니다. 경막외강에 주사를 놓기 위해서는 **환자의 자세가 매우 중요하여 환자의 협조가 필요 불가결합니다**. 협조해 주시기 바랍니다.

경부 경막외 블록에서는 의자에 걸터앉은 상태에서 깊게 머리를 숙여 턱이 가슴에 닿도록 목을 앞으로 숙입니다.

천골부 경막외 블록에서는 침대 위에 엎드린 상태에서 엉덩이를 위로 내미는 듯한 자세를 취하기 위해 배의 아래에 큰 베개를 넣습니다(통증이 강해 엎드리지 못할 때는 침대 위에서 옆으로 누워 허리를 둥글게 한 상태로 실시합니다).

자세를 취할 수 있게 되었다면 처음에 바늘을 찌를 부분을 소독액으로 잘 소독합니다. 그 다음 바늘의 자입 통증을 느낄 수 없도록 국소마취제를 피부에 주사합니다.

다음으로 마취가 된 피부에서 경막외강을 향해 굵은 바늘로 찌릅니다. 그 다음 경막외강을 찌른 바늘을 통해 국소마취제를 경막외강에 주입합니다.

경막외강에 바늘의 자입 도중이나 국소마취제를 주입할 때 다소 통증이 나타나는 경우가 있습니다. 하지만 만약 **통증을 느껴도 가능한 한 몸은 움직이지 말고** 말을 해 주십시오.

국소마취제의 주입이 끝나면 바늘을 빼내 바늘로 찌른 부위를 소독액으로 소독하고 반창고를 붙이면 끝입니다.

Q7. 어느 정도의 시간이 걸립니까?

A. 경막외 블록 그 자체는 몇 분 안에 끝납니다. 하지만 뒤에서 설명할 혈압 저하나 수족의 탈력(손발에 힘이 빠짐) 등의 합병증이 나타나는지를 관찰하기 위해 경막외 블록 후 30분간은 침대에 누워 쉬게 합니다.

Q8. 경막외 블록 후에 조심해야 하는 것은 있습니까?

A. 경막외 블록 후 몇 분에서 10분 정도가 지나면 손발이 따뜻하게 느껴지는데, 이것은 국소마취제에 의해 혈압을 유지하는 자율신경이 마취가 되어 혈관이 넓어져 혈액의 흐름이 좋아져서 이러한 현상이 나타나므로 걱정하지 않아도 됩니다.

주사 후 10~20분 후가 지나면 혈압을 다시 한 번 측정합니다. 만약 이상이 느껴진다면 그 자리에서 즉시 간호사에게 전달해 주십시오.

30분간 누워 쉰 후 일어났을 때 **어지럽거나 수족의 탈력 등이 나타나는 경우가 있습니다**. 무리하게 일어나지 말고 즉시 가까이에 있는 의사나 간호사에게 알려 주십시오.

경막외 블록에서는 굵은 바늘을 사용하고 있기 때문에 그 구멍에 세균이 침입하여 화농할 우려가 있습니다. 때문에 경막외 블록을 받은 **당일에는 입욕하지 마십시오**. 다음 날부터는 상관없습니다.

다음 날 이후 **경막외 블록을 받은 부위가 심하게 아픈 경우**나 **등이나 허리에 강한 통증이 나타났을 경우 또는 열이 나거나 했을 경우에는 아래의 연락처로 바로 연락하거나 방문하길 바랍니다**.

덧붙여 경막외 블록을 실시한 결과 **경막외 블록 전에 있었던 증상이 어느 정도 좋아졌는지, 며칠 정도 효과가 있었는지**를 잘 기억해 두고 **다음 방문 시에 담당의에게 알려 주십시오**.

Q9. 경막외 블록의 합병증에는 어떠한 것이 있습니까?

A. 경막외 블록의 합병증으로서 아래와 같은 증상이 일어나는 경우가 있습니다.

1. **일시적인 저혈압** : 혈압을 유지하는 자율신경도 마취가 되기 때문에 혈관이 넓어진 결과 혈압이 내려가는 경우가 있습니다. 때문에 경막외 블록의 전후에 혈압을 측정합니다. 혈압이 내려갔을 경우에는 자연히 회복할 때까지 1~2시간 누워 쉬게 합니다. 혈압의 저하가 큰 경우에는 혈압을 올리는 약(승압제)을 사용하여 치료합니다. 저혈압은 일시적인 것으로, 시간이 지나면 반드시 원래 상태로 돌아옵니다.
2. **일시적인 수족의 탈력** : 경막외 블록에 의해 운동신경이 마취가 되면 손발에 힘이 빠지는 경우가 있습니다. 수족의 탈력이 발생했을 경우에는 자연히 회복할 때까지 1시간 정도 누워 쉬게 합니다. 수족의 탈력은 일시적인 것으로, 시간이 지나면 원래 상태로 돌아옵니다.
3. **국소마취제에 의한 중독** : 경막외 블록을 위해 국소마취제를 사용한 후 갑자기 아래와 같은 증상을 일으키는 경우가 있습니다.
   ① 입 주위나 혀의 마비감, ② 현기증, 머리가 빙빙 돈다, ③ 이명, ④ 눈이 아찔하고, 뿌옇게 보인다, ⑤ 손발 근육이 실룩실룩 경련을 일으킨다, ⑥ 의식을 잃는다.
   이와 같은 증상이 나타났을 경우에는 산소를 투여하고, 또한 링거 주사를 놓아 국소마취제가 체내에서 분해되어 배설될 때까지 경과를 관찰합니다. 국소마취제가 신체에서 빠지면 자연히 회복합니다.
4. **세균 감염** : 드물게(발생 빈도 0.06~0.4%) 바늘을 찌른 부위에 세균이 들어가 화농하는 경우가 있습니다. 등이 갑자기 아프거나, 고열이 나고, 게다가 손발이 저려와 생각한 대로 움직일 수 없게 되는 마비가 나타납니다. 경막외 블록 후에 **등이 갑자기 아프거나 발열이 있을 경우에는 아래의 연락처로 바로 연락하거나 방문하길 바랍니다**.
5. **경막외 출혈** : 드물게(발생 빈도 0.01~0.05%) 바늘을 찌른 후에 경막외강에 있는 혈관에서 출혈이 일어나는 경우가 있습니다. 이 경우 등이 갑자기 아프고, 손발이 저려와 생각한 대로 움직일 수 없게 되는 마비가 나타납니다. 경막외 블록 후에 **등이 갑자기 아프거나 손발이 저리는 것을 느끼게 될 경우에는 아래의 연락처로 바로 연락하거나 방문하길 바랍니다**.

긴급연락처

경막외 블록 후에 등이 갑자기 아프거나 발열이 있을 경우에는 아래의 전화로 연락 주십시오.

○○○○병원 (대표) ●●●-●●●-●●●●

평일 8 : 30~17 : 00→정형외과 외래 접수(내선 ●●●●)(직통 ●●●-●●●-●●●●)

시간 외 17 : 00~8 : 30, 토 · 일 · 공휴일→응급실 접수(내선 ●●●●, ●●●●)(직통 ●●●-●●●-●●●●)

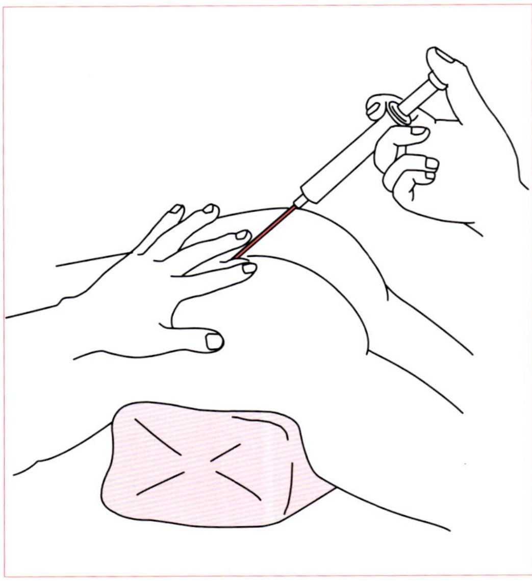

그림 VII-1 천골 경막외 블록 시의 체위

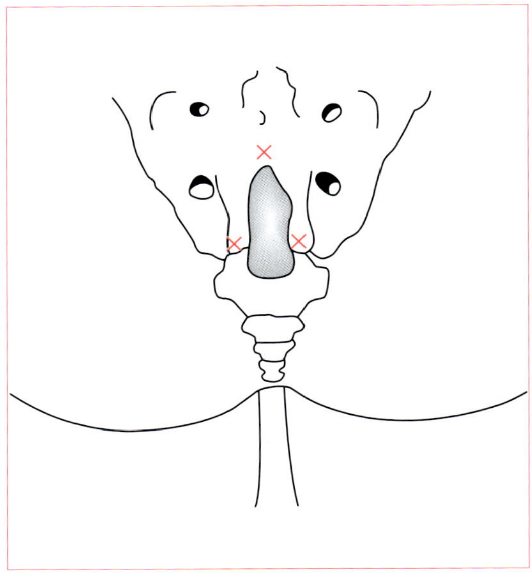

그림 VII-2 천골열공의 국소 해부도

● 바늘의 자입

체위는 복와위로 하여 골반 아래에 베개를 넣어 천골부를 높게 한다(그림 VII-1). 오른손잡이의 시술자라면 환자의 왼쪽에 서서 왼손가락으로 정중천골릉(median sacral crest)에 대고 이것을 미측으로 짚어 가면 천골열공(hiatus sacralis)을 만질 수 있다. 이것을 정점으로 한 삼각형의 저변의 끝에 천골각(sacral cornua)이 있다. 왼쪽 중지를 환자의 우측 천골각에, 왼쪽 검지를 좌측 천골각에 대고 이 두 손가락에 의해 만들어진 삼각형이 천골열공의 범위이다(그림 VII-2).

이 천골열공에 바늘을 국소마취제 2mL를 넣은 주사기에 끼워 이 바늘을 피부에 대해서 45~60° 의 각도에서 자입한다.

오른쪽 엄지손가락으로 피스톤에 일정한 압력을 더해주면서 바늘을 진행시키면 인대를 관통하는 느낌이 들어 갑자기 저항이 소실하여 생리식염수가 순조롭게 들어간다. 좀처럼 천골열공을 찾기 어려울 경우에는 국소마취제를 약간 피하에 주사하면 바늘을 조금씩 움직이면서 찾아도 통증을 호소하지 않는다. 천골열공은 생각했던 것보다 중추 측에 있다.

가볍게 흡입하여 혈액의 역류가 없는 것을 확인한 후 천천히 국소마취제를 주입한다.

갑자기 주입하면 통증을 일으키므로 피해야 한다.

그 다음에 스테로이드, 마지막에 생리식염수 10mL를 천천히 주입한다.

실시할 때의 주의점

● 자입부통

천골 경막외 블록의 경우 자주 나타나는 것이 자입부의 통증이다. 천골열공은 미골부보다 생각했던 것보다 중추 측에 있으므로 가끔 미골을 바늘로 몇 번이나 찌르는 경우가 있어 이것이 통증을 남기는 원인이 된다. 국소마취제를 조금씩 주입하면서 바늘을 진행시켜 나감으로써 이것을 예방할 수 있다.

● 주입의 실패

외래에서 경막외 블록을 받았다는 환자에게 잘 들어 보면 「발이 따뜻해지지 않았다」라고 말하는 환자가 많이 보인다. 이러한 경우 아마 약액이 올바르게 경막외강(epidural space)에 들어가지 않은 경우가 많다. 또한 천골열공을 찾기 어려운 경우가 가끔 있다. 따라서 주입 후에는 하지에 온감이 나타난 것을 확인하는 것이 필요하다. 그렇지 않으면 정말로 경막외 블록이 효과가 없는지 모르기 때문이다.

● 고령자에 대한 골수내 주입

고령자는 골다공증을 합병하고 있으므로 골수에도 쉽게 바늘이 들어간다. 골수 내에 국소마취제를 주입하면 국소마취제의 급성 중독이 일어나게 된다. 이것을 피하려면 바늘의 첨단을 돌려 흡입 검사를 반복하여 혈액의 역류가 없는 것을 확인하는 것이 중요하다.

● 하지 탈력에 의한 전도 방지

환자에 따라서는 30분간 안정을 시켜도 국소마취제가 잘 들어 침대에서 일어설 때 다리에 힘이 들어가지 않아 전도하는 경우가 있다. 하지에 힘이 들어가는 것을 확인하고 나서 보행을 허가하는 것이 필요하다.

● 스테로이드, 생리식염수 사용의 가부(可否)

요천부 신경근의 자극 증상은 단순한 기계적인 압박만으로는 발생하지 않는다. 이것들에 특정 염증이 더해져 처음으로 발생하므로 항염증제로서 스테로이드를 사용하는 것은 효과적이라고 생각된다. 필자는 첫 회에는 스테로이드제를 주입하고 있다.

생리식염수의 주입에 관해서는 요부 경막외 블록 시의 경막외강 자입 시에도 효과적이라고 생각된다. 그 이유는 경부 경막외 블록의 경우 매우 뚜렷한데, 생리식염수를 주입해 주면 그 만큼 어깨에서 상지에 걸쳐 온감이 나타나 증상이 경감한다. 이러한 점에서 생리식염수의 주입 그 자체가 어떠한 작용을 하고 있다고 생각된다. 또한 경막외 조영을 보면 알 수 있듯이 어느 정도의 양을 넣지 않으면 조영제는 추간공까지는 확산하지 않는다. 특히 고령자는 약액이 경막외강에서 추간공까지 확산하는 것을 보기 어렵다. 그러나 이만큼 국소마취제를 주입하는 경우는 외래 환자에게는 물론 입원 환자에 대해서도 그 양이 너무 많다. 따라서 생리식염수로 주입된 국소마취제와 스테로이드를 확산시키는 것이다. 이상의 두 가지 점에서 생리식염수를 주입한다.

합병증

● 국소마취제의 급성 중독

합병증으로서 가장 주의해야 할 것은 국소마취제의 급성 중독이다. 골수 내나 혈관 내에 대량으로 국소마취제가 들어갔을 때에는 갑자기 의식을 잃어 경련이나 호흡 정지가 일어나 혈압이 급격히 저하한다. 소량의 국소마취제의 혈관내 혼입으로도 얼굴이 화끈거리거나 혀가 마비되어 마침내 의식 상실에 이르게 된다. 이러한 위험한 합병증을 피하려면 흡입 검사를 여러 차례에 실시하는 것과 천천히 약제를 주입하는 것이다.

발생했을 경우에는 기관이나 혈관의 확보가 중요하다. 호흡 정지에는 인공호흡을, 혈압 저하에는 승압제인 에피네프린(epinephrine)〔보스민®(Bosmin®)〕 1mL의 10배 희석을 1회 0.1~0.2mg을 5~10분 간격으로 정맥주사로 투여한다. 경련을 일으켰을 때에는 디아제팜(diazepam)〔세르신®(Cercine®)〕 2mL의 10배 희석액을 정맥주사로 투여한다.

● 심인성 반응

주사에 불안을 느끼는 여성에게 가끔 보인다. 쇼크 증상을 나타내지만, 고도의 혈압 저하는 없고 경련도 보이지 않는다. 말을 걸어 안심을 시키고 만약을 위해 혈관을 확보한다. 단시간에 회복한다.

● 과민성 쇼크(anaphylatic shock)

국소마취제에 포함되어 있는 방부제가 원인이라고 일컬어지고 있다. 필자 및 역자는 한 예도 경험하고 있지 않다. 피부의 홍조, 부종, 호흡 곤란, 저혈압 등의 증상을 나타낸다. 발생했을 경우에는 호박산 히드로코르티손 나트륨(hydrocortisone sodium succinate)〔솔루코테프®(Solu-Cortef®) 500mg〕의 정맥주사와 에피네프린(epinephrine)〔보스민®(Bosmin®)〕의 정맥주사를 실시한다. 최근 앰플 제재가 생산되게 되었다. 앰플은 바이알과 달리 방부제가가 혼입되어 있지 않기 때문에 보다 안전하다고 생각된다.

(2) 후지 블록 · 발통점(trigger point) 블록

본 방법은 신경근에서 분지한 후지 가운데 특히 내측지(medial branch)를 블록하는 방법이다. 척추주의근에 가지를 보내고 있는 외측지(lateral branch)도 블록할 수 있는 경우가 있다. 엄밀한 의미에서는 블록이 아니지만, 추간관절 블록도 이 범주에 들어간다. 추간관절 블록은 추간관절에 들어가 있는 내측지 블록과, 활액막을 가지고 있는 관절에의 관절내 주입이라는 두 가지 요소를 포함하고 있다.

국소에 압통이나, 그 부분의 압박으로 허리나 둔부 또는 하지로 방사되는 통증이 보이는 경우에는 피하조직이나 근막의 주위에 국소마취제를 주입함으로써 발통점의 블록도 된다. 외래 환자에게 잘 나타나는 것은 둔부의 장골릉의 바로 아래에 존재하는 경결이다. 이 경결을 압박하면 환자의 허리나 둔부의 통증의 재현을 얻을 수 있다. 이러한 블록에는 플라세보 효과(placebo effect)도 있어 환자의 신뢰관계의 확립에도 도움이 된다. 단, 여러 개소에 주입하면 국소마취제의 최대 허용량을 넘기 때문에 주의가 필요하다.

적응

요통, 하지통(대퇴 외측, 후면의 통증)이 있는 환자에게 분명한 신경근 자극 증상이 없는 경우이다. 이른바 '허리를 삐끗' 하여 추간관절부와 일치하여 압통이 있는 환자에게는 좋은 적응이 된다. 추간관절 유래의 통증이라고 생각되는 환자도 증상 유발 부위가 확실치 않은 경우에는 경막외 블록이 보다 확실하다.

발통점(경도의 자극으로 근육의 긴장이나 연축이 생겨 통증이 유발되는 부의)이 뚜렷한 경우에는 후지 블록만큼 깊게 바늘을 진행시키지 않아도 충분하다.

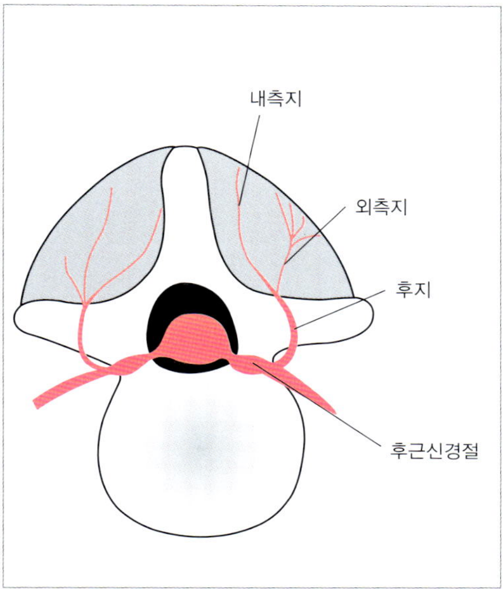

a 요부 척추 횡단면

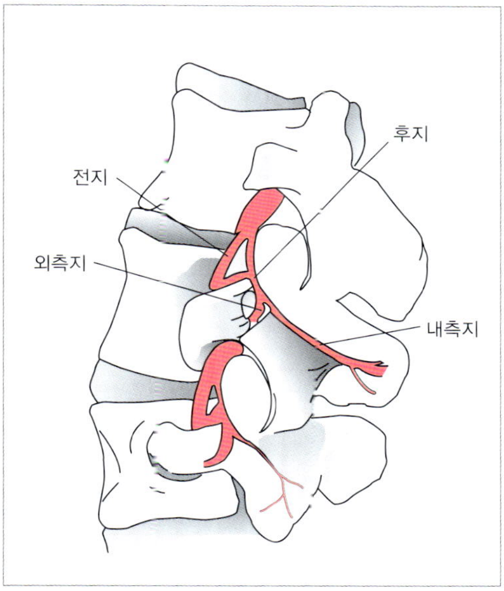

b 요부 척추 측견

그림 VII-3 후지의 국소 해부

본 방법에 필요한 국소 해부학적 지식

그림 VII-3에 나타내는 것처럼 후지는 신경근이 추간공을 나온 곳에서 전지로 나뉘어 횡돌기 간막을 관통하여 후방으로 돈다. 횡돌기의 상연, 기부(基部)에서 내측지와 외측지로 나뉜다. 내측지는 관절돌기의 기부를 돌아 내측에 들어가 추간관절로 분포한다. 외측지는 천극근(musculus sacrospinalis)으로 분포한다. 그러므로 블록하는 포인트는 횡돌기의 상연, 그리고 기부가 되는 것이다.

사용 약제

경막외 블록과 마찬가지로 국소마취제와 스테로이드를 사용한다.

실시 기법

● 사용 기구

21이나 23게이지(G)의 주사침, 유리제나 디스포저블(일회용) 주사기를 이용한다. 유리제 주사기는 잘 미끄러져 저항감을 잘 전달해 준다.

● 바늘의 자입(그림 VII-4)

체위는 복와위로 하여 요추 전만을 감소시켜 바늘이 들어가기 쉽도록 배 아래에 베개를 넣는다.

목적으로 하는 추간관절의 높이와 일치하는 극돌기의 상단을 왼손가락으로 만진다. 여기에 왼쪽 검지, 중지를 가지런히 한다. 이 극돌기의 높이에서 옆으로 그은 선과 손가락 두 개의 폭

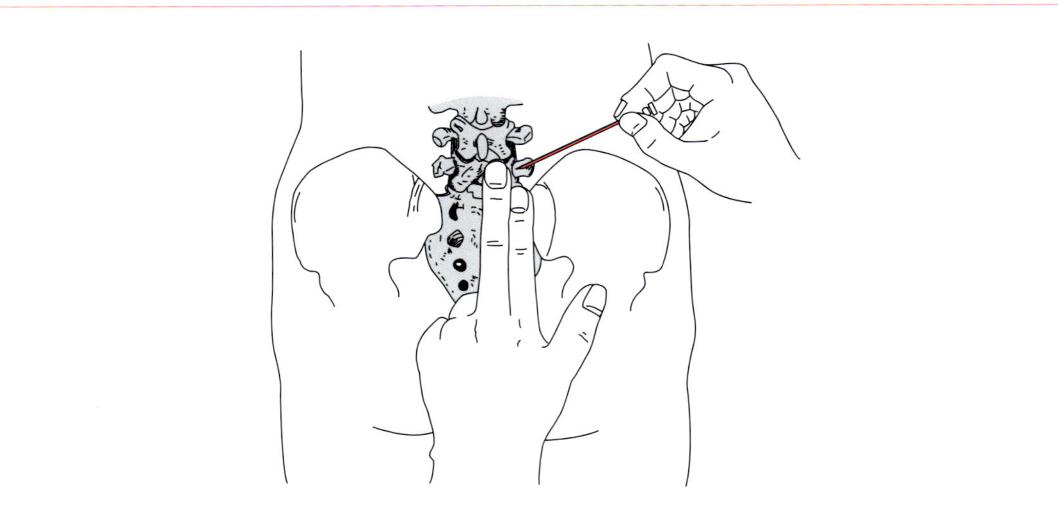

그림 VII-4 후지 블록 기법

외측으로 세로로 그은 선이 서로 만나는 점이 극돌기 기부, 상연에 해당된다.

이 서로 만나는 점을 기준으로 피부에 직각으로 횡돌기에 닿을 대까지 바늘을 진행시킨다. 약 4cm의 깊이에서 뼈에 닿게 된다. 내측지에 잘 닿게 되면 통증의 저현성을 얻을 수 있는 경우도 있다. 혈액의 역류가 없는 것을 확인하고 나서 1% 염산 리도카인 5mL와 스테로이드를 주입한다.

약 5분간 안정시키고 통증이 남아 있는지를 확인한다.

다른 부위에 더욱 통증을 호소하는 경우에는 동일한 기법을 그 부위에서 실시한다.

실시할 때의 주의점

● 증상 유발 부위의 결정

분명하게 추간관절 유래의 통증이라고 생각되는 경우에도 그 증상 유발 부위를 결정할 수 없는 환자가 많다. 또한 내측지는 충분히 블록할 수 있어도 외측지의 블록은 불완전하게 되는 경우가 많아 척추주의근의 경련이 제거되지 않는 경우가 있다.

● 증상 유발 부위의 문제

만성적으로 요통 또는 하지통이 계속되고 있는 환자에게 이 블록이 일시적인 효과 밖에 없는 경우에는 쓸데없이 이 블록을 계속하는 것이 아니라 한층 더 검사를 해서 다른 치료법으로 전환해야 한다.

(3) 신경근 블록

Chapter IV 「영상 진단」(114쪽)에 그 실시 기법을 소개했는데 신경근 블록은 진단뿐만 아니라 치료로서도 유용한 기법이다. 단 이것을 실시하려면 X선 투시대를 사용하므로 설비가 필요하다는 점과 방사선 노출의 문제가 있으므로 일차 진료에서는 어디에서나 실시할 수 있는 기법이 아니다. 그러나 그 치료 상의 유효성을 생각하면 습득해 두어도 좋은 치료 방법의 하나라고 할 수 있다.

특히 척추관 협착증 환자에서는 65세 이상의 고령자에게, 그리고 척수신경의 후근신경절(dorsal root ganglion)이 중추에 존재하고 있는 경우에는 신경근 블록은 매우 효과적이다. 척추관 협착증의 환자 가운데 경막외 블록으로 좋아지지 않는 경우에도 신경근 블록으로 처음으로 좋아져 수술을 피할 수 있는 증례가 적지 않다.

신경근 블록으로 좋아질지는 첫 회 블록의 효과로 어느 정도 예측을 할 수 있다. 블록의 효과가 하루 이상 계속되고 있는 경우에는 치료 효과를 기대할 수 있다.

또한 제2요추신경근의 블록은 요통에 대해서 효과가 보인다. 그렇기 때문에 완고한 요통 또는 경막외 블록이나 도수 요법 등 다양한 보존 요법으로 제거되지 않는 요통에 대해서는 시도해도 좋은 치료 수단의 하나라고 할 수 있다.

(4) 도수(徒手) 요법

도수 요법에는 다양한 기법이 있다. 맥켄지법(McKenzie method), 접골 요법(osteopathy), 지압 요법(chiropractic), 관절운동학적 접근(AKA : arthrokinematic approach) 등 다방면에 걸친다. 각각 조금씩 개념이나 기법은 다르지만, 도수적으로 신체에 힘을 가해 요통을 치료한다는 점에서는 같다. 그리고 그 치료의 표적을 천장관절이나 요추의 추간관절에 두고 있다는 점에서도 각 기법은 비슷하다.

구미의 진료 가이드라인에서는 도수조작(manipulation)을 필요에 따라 적응할 가치가 있는 치료법의 하나로서 평가하고 있다. 그러나 적응이나 치료 효과에 관해서는 아직 일정한 견해가 나와 있지 않다는 것이 실정이다. 그러나 요통을 치료하는 경우에 다양한 방법을 이해하는 점에서 요통 의료진은 적어도 가능하면 각각의 기법을 알아두는 것은 환자에게 설명하는 데에도 필요하다. 기법에 대한 상세한 것은 각 기법의 서적에 기재되어 있다.

❷ 만성 요통 - care의 시점에서

만성 요통은 일상 진료 상에서 가장 치료가 어려운 경우가 많은 증상이다. 게다가 외래에서는 만성 요통 환자는 적지 않다. 사실 치료를 필요로 할 정도의 요통을 경험한 사람 가운데 약 30%의 사람이 매년 요통을 반복하고 있다. 3개월 이상 계속되는 요통을 만성 요통라고 정의하면 60%의 사람이 3개월 이상 계속되고 있는 요통을 경험하고 있다.

(1) 기본적인 생각

만성 요통의 치료에 있어서는 의료진은 아래에 서술하는 인식을 가지고 임하는 것이 중요하다. 우선 만성 요통은 하나의 임상적인 질환이나 진단이 아니라 다양한 손상, 장애 또는 만성도를 가진 환자가 호소하는 하나의 증상에 지나지 않는다고 파악할 필요가 있다. 만성 요통에는 가정이나 직장에서의 스트레스가 깊게 관여하고 있다. 따라서 치료하는 데는 환자에 따라서는 가정이나 직장에서의 문제점을 찾는 것도 필요하다. 만성 요통의 2/3에서 다른 만성 통증 증상이 합병하고, 1/3에서 진단 가능한 정신과 질환이나 약물 남용의 문제가 존재하고 있다는 보고가 있다. 게다가 척추의 만성 통증과 활동 장애와의 관련의 1/3은 합병하고 있는 질환에 의해 설명 가능하다고도 일컬어지고 있다. 즉 만성 요통은 단독적인 「허리의 병」이라고 파악해서는 안 된다는 것이다. 만성 요통은 「불건강(不健康)」이라는 전체상의 일부라고 파악하는 것이 필요하다.

만성 요통은 두 가지로 크게 나눌 수 있다. 즉 재발성 요통과 지속성 요통으로 나눌 수 있다.

재발성 요통 환자에게는 급성 요통에 준하여 치료하면 좋지만, 문제는 지속성 요통이다. 이 경우에는 획일적인 치료로는 좀처럼 반응하지 않아 결국 치유되지 않는 환자도 있다. 따라서 전술한 care의 시점에서 대응하는 것도 중요한 치료 선택의 하나이다.

만성 요통의 치료를 생각하는 경우에는 만성 요통의 특수성을 이해해 둘 필요가 있다. 만성 요통 환자는 두 가지의 문제를 가지고 있다. 하나는 지속되는 통증에 대해서 고뇌나 불안을 안고 있는 것이다. 또 하나는 주위에서 자신의 요통에 대해 이해하지 못하는 것에 대한 절망이나 분노의 감정이다. 의료진은 이 완전히 다른 두 가지의 만성 요통이 갖는 특징에 대한 적절한 대응이 필요하다. 이것에 대한 대응으로서 중요한 것은 의사뿐만 아니라 환자에게 관여하고 있는 모든 의료진 전체가 환자의 고뇌를 이해하고 그 환자를 받아들이고 있다는 메시지를 환자를 향해 발신하는 것이다. 관계하고 있는 의료진 한 사람 한 사람이 환자에게 관심을 가지고 있다는 메시지를 보내는 것은 만성 요통에 대한 대응으로서 가장 중요한 포인트의 하나이다. 그 한 수단으로서 진료 기록 카드를 환자의 비망록으로서 파악하여 환자의 일상 회화 중에서 주된 사항을 기록하여 다음 진료일에는 그것을 재료로 하여 환자와의 대화를 개인적인 것으로 하는 것이 유용하다.

만성 요통의 치료에 관해서 또 하나 의료진이 이해해 두어야 할 사항이 있다. 그것은 만성 요통의 예후는 환자 자신이 가지고 있는 다양한 인자와 병태의 내용으로 거의 결정된다는 사실이다. 따라서 의료진의 치료 상의 역할은 예후를 바꾸는 노력을 하는 것은 아니라 환자의 요통에 대한 싸우는 의욕이나 적응력의 향상에 힘써 주는 것이다. 환자에게 가장 용기를 주는 것은 의료진이 요통과 싸우고 있는 환자에 대해서 공감을 표명하는 것이다.

(2) 치료의 실제

만성 요통의 보존 요법에서 단독으로 유효성이 증명되고 있는 치료는 없다. 만성 요통이 있어도 그다지 일상생활에 지장이 없는 경우에는 가능한 한 간단한 치료법, 예를 들면 운동이나 간단한 지도 또는 약물 투여로 상태를 지켜본다. 어떤 운동이 좋은지에 관해서는 통일된 견해는 얻지 못했다. 따라서 언제라도, 어디에서라도, 누구라도 할 수 있는 운동으로서는 보행(워킹)이 좋다고 생각한다. 현재 가장 유망하다고 여겨지고 있는 치료는 활동이나 운동을 장려하는 인지 행동 요법으로 여겨지고 있다. 그러기 위해서는 체력이나 기력 등 진료일의 환자 상태에 맞는 목표를 제시하여 다음번에 그 도달점을 확인하여 격려하거나 또는 위로하거나 하는 것이 중요하다. 그러한 주고받는 회화 자체도 치료의 일환이다. 그리고 집학적 접근(생물학, 심리학, 사회학)으로 의료진이 통일한 개념으로 치료를 실시하는 것이 중요하다.

구체적으로는 운동 요법, 요통 학급 또는 진통제나 항염증제가 단기간에 한해 시도되어도 좋은 치료이다. 또한 근이완제나 온찜질 또는 항우울제도 증상에 따라 사용한다. 환자의 고뇌나 고통을 듣는 것 자체도 치료이기 때문에 의료와 관계가 없는 이야기를 하면서 환자가 호소하는 것을 듣는 시간을 만드는 것도 중요하다. 만성 요통에 대해서는 침이나 블록 등의 침습적 기법은 효과가 인정되고 있지 않다. 물론 급성 요통으로 진찰을 받았을 경우에는 급성 요통의 치료에 준하여 치료를 실시한다.

③ 신경근성 통증 — 보존 요법을 제일 먼저 선택

신경근성 통증에 대해서는 진통제나 항염증제는 급성 요통에 대한 효과밖에 없다. 곧바로 효과가 있다는 점에서는 경막외 블록 또는 책임 신경근에 대한 신경근 블록이 효과적이다. 외래의 환자가 신경근성 통증을 호소하고 있는 경우에는 천골 경막외 블록의 실시가 가장 실제적이다. 경막외 블록이 효과가 없는 경우에는 만약 설비가 갖추어져 있다면 신경근 블록을 해 볼 가치는 있다. 치료로서 신경근 블록을 이용하는 경우에는 신경근에 블록침을 놓는다는 느낌이 아니라 천천히 바늘을 진행시켜 하지에 위화감을 느끼면 거기서 조영제나 국소마취제를 주입하는 것이다. 이러한 블록침의 조작에 의해 환자의 고통을 대폭으로 줄일 수가 있다.

④ 마미 증상 — 수술을 시야에

마미 증상(하지나 회음부의 저림, 회음부의 화끈거림, 직장 방광 장애, 하지 탈력 등)은 척추관 협착증에 따른 마미형이나 혼합형을 나타내는 환자에게 보인다. 혼합형의 경우에는 통증을 수반하므로 환자는 증상이 나타나 머지않아 의료기관을 찾게 된다. 그러나 마미형의 경우는 통증을 수반하지 않기 때문에 환자에게 중증감이 적고 방광 기능의 저하도 자각하기 어렵기 때문에 안정 시에 있어서의 족저부의 저림 등 수술해도 좀처럼 회복하기 어려운 증상이 나타나고 나서 외래를 방문하는 것이 보통이다. 게다가 현재로서는 마미 증상에 대해 효과적인 치료법은 없다는 것이 현실이다. 다양한 연구로부터 마미 장애에 대해서는 신경조직 또는 하지의 혈류를 늘리는 것이 보존 요법으로서 유효성이 기대되고 있다. 그래서 필자는 외래에서는 우선 혈류 개선제의 투여를 하고 있다.

보다 효과적인 치료 수단으로서 요부 교감신경절 블록이 있다. 그러나 신경근 블록과 마찬가지로 X선 투시대가 필요해서 일차 진료 레벨에서는 반드시 적응이 되지 않을지도 모른다. 현시점에서는 요부 교감신경절 블록은 일상 진료 상에서 유일한 마미 증상에 대한 보존 요법이라고 할 수 있다. 사실 수술 밖에 방법이 없다고 판단된 환자의 약 3할은 이 블록에 의해 수술을 피할 수 있다. 그리고 그 후에도 장기간 그 효과는 지속하고 있다. 여기에서는 필자가 이용하고 있는 요부 교감신경절 블록의 기법을 소개한다.

(1) 요부 교감신경절 블록

사용 약제

- 국소마취제 : 염산 리도카인(lidocaine hydrochloride)〔싸이로카인®(Xylocaine®)〕
- 조영제 : 비이온성 수용성 조영제

실시 기법(그림 VII-5)

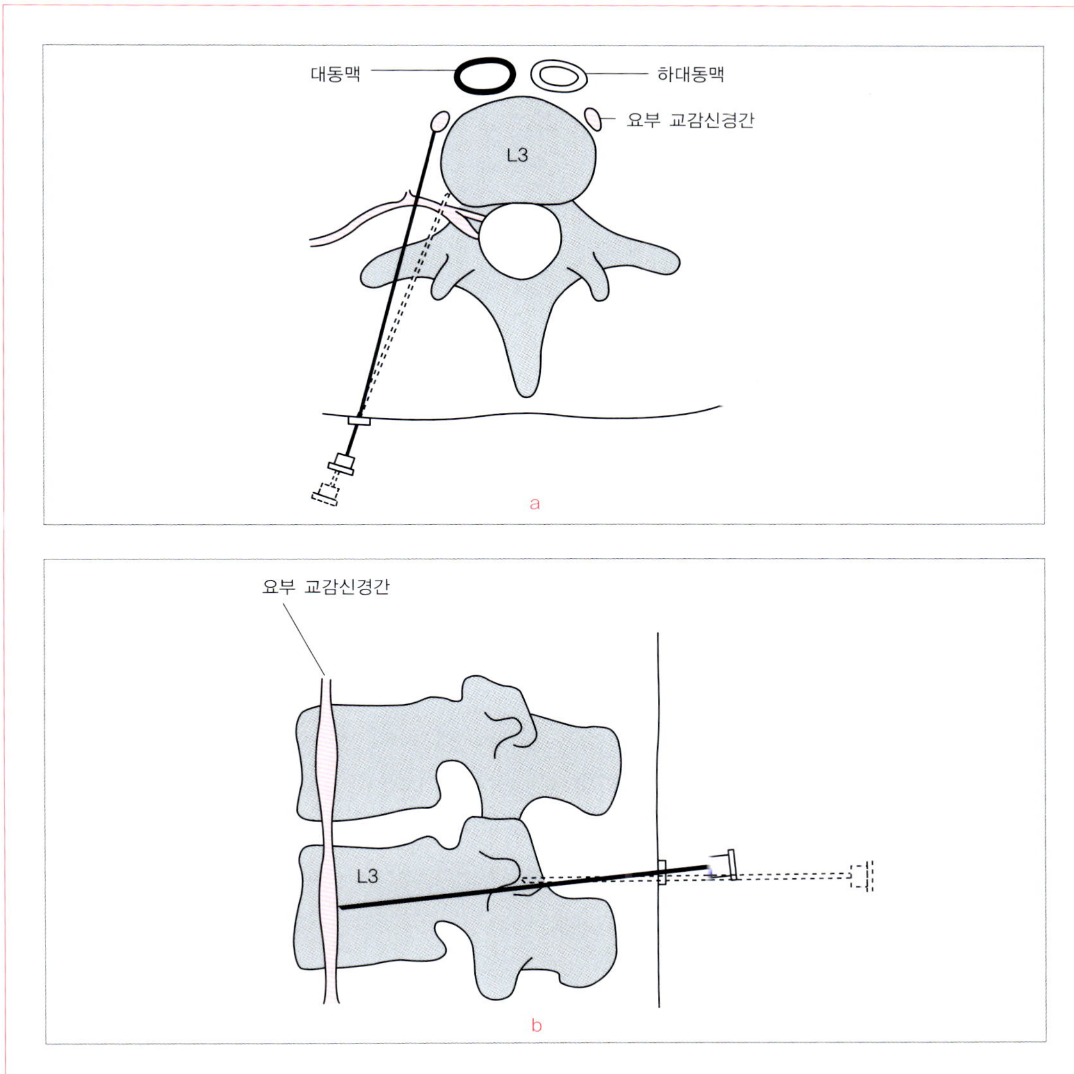

그림 VII-5 요부 교감신경근 블록

● 사용 기구

21이나 23게이지(G)의 주사침, 유리제나 디스포저블(일회용) 주사기를 이용한다. 유리제 주사기는 잘 미끄러져 저항감을 잘 전달해 준다.

● 바늘의 자입

환자를 복와위로 한다. 요부에 베개를 넣어 요추 전만을 감소시켜 둔다. 이 블록은 측와위(側臥位)나 사위(斜位)에서 실시하는 것이 보통이지만, 마미 장애의 경우에는 양측을 블록할 필요가 있으므로 시간 단축을 위해서 필자는 복와위에서 실시하고 있다.

피부와 피하를 국소마취제로 마취한 후에 바늘을 제3요추의 횡돌기 외측단 하연에 놓는다.

바늘을 일단 뽑아 약간 하향으로 하여 바늘이 횡돌기 아래를 잠기도록 한다. 이때 바늘을 내측으로 기울여 진행시켜 추제 측면에 닿게 한다.

거기에서 바늘을 다시 뽑아 추체의 측벽을 미끄러지듯이 하여 바늘을 추체 전방으로 진행시켜 나간다. 바늘의 위치가 제3요추의 전방 1/4 부분에 위치하는 것을 투시로 확인한다.

조영제로 혈관이 조영되지 않는다는 것을 확인 후에 2% 염산 리도카인 2mL를 주입한다.

하지에 온감이 나타난 것을 가지고 블록되었다고 판단한다.

블록 후에는 30분간 안정을 취한다.

5 수술

① 적응에 관하여

수술의 절대적 적응, 즉 꼭 수술을 해야 하는 경우는 매우 한정되어 있다. 추간판 탈출증에서는 하나는 마미의 압박에 의해 직장 방광 장애(배변이나 배뇨의 지장)가 나타났을 때이다. 또 하나는 하지의 마비가 점점 나빠지는 경우이다. 마지막으로 어떠한 보존 요법으로도 진통을 얻을 수 없는 경우이다. 이와 같은 경우에는 수술을 해야 한다. 게다가 그 수술은 시기를 놓치지 말고 신속하게 실시하는 것이 필요하다. 척추관 협착증의 경우에는 만성적인 경과인 만큼 절대적 적응이 아니라 어느 신경이 압박을 받고 있을지에 따른다. 마미 장애는 수술에 이르는 환자가 많고, 신경근 장애의 경우에는 수술에 이르는 환자는 그렇게 많지 않다.

수술의 유무를 결정하는 경우에는 각 질환의 자연 경과를 참고로 하여 생각하는 것이 필요하다. 추간판 탈출증의 경우에는 시간의 경과와 함께 좋아지는 것이 보통이다. 사실 필자가 수술을 권했던 추간판 탈출증 환자가 수술을 거부하여 퇴원한 그 후를 추적해 본 결과 전원이 좋아졌다. 따라서 수술의 유무는 절대적 적응을 제외하고는 환자의 희망에 따라 결정하는 것이 필요하다. 환자가 일주일 후에 일에 복귀해야 하는 경우에는 수술이 필요하다. 그러나 시간적 여유가 있는 경우에는 보존 요법을 선택하는 것도 환자에게 있어서는 당연한 치료 선택이다.

척추관 협착증은 신경 장애 형식에 따라 다르다. 마미 장애는 경감하는 경향을 나타내지 않는다. 환자는 여러 궁리에 의해 일상생활을 보내고 있다. 이것에 대해서 신경근 장애는 경감하는 경향을 나타낸다. 따라서 마미 장애에서는 수술이 가장 먼저 선택되어야 한다. 한편 신경근 증상은 보존 요법이 가장 먼저 선택된다.

중증도에 따라서도 치료의 예후는 다르다. 안정 시 증상, 특히 족저부의 저림은 설령 수술을 해도 증상은 좀처럼 경감하지 않는다. 이것에 대해서 보행으로 인해 나타나는 증상은 수술 직후부터 경감한다. 이러한 사실의 설명도 수술 전의 설명에 포함해 두는 것이 필요하다.

다음으로 수술의 효과를 질환별로 살펴보자. 추간판 탈출증에 대한 수술은 적응을 잘못하지 않는다면 보존 요법보다 효과가 있다고 알려져 있다. 게다가 그 치료 효과는 장기에 걸쳐 계속된다. 척추관 협착증의 감압(decompression)에 관해서도 그 유효성이 인정되고 있다. 특히 마미 증상이 있는 경우에는 수술만큼 효과적인 치료가 없다는 것도 사실이다. 그러나 척추관 협착증의 경우에는 고령 환자가 많으므로 수술 후 완전한 증상 · 소견이 소실한 환자를 제외하고는 긴 시간의 경과와 함께 그 치료 성적은 저하하게 된다.

수술에 의해 제거되는 증상과 제거되기 어려운 증상이 뚜렷하다. 그것을 미리 환자에게 충분히 설명해 두는 것이 필요하다. 전술한 것처럼 통증은 수술 후 신속하게 소실한다. 저림은 제거되기 어려운 것이 보통이다. 특히 가만히 있어도 나타나는 저림, 대표적인 저림으로는 마미 증상에 따른 안정 시의 족저부 저림이다. 이것은 수술을 해도 그다지 좋아지지 않는다. 마미의 압박에 의해 발생하는 직장 방광 장애도 하지의 증상 경감과 일치하여 수술에 의해 좋아진다. 마비에 대한 수술의 효과는 확실하지 않다. 「수술을 하면 마비는 치유된다」는 것은 과언이다.

감압(decompression)이라는 수술 방식에 고정술을 추가함에 따라 수술 성적이 보다 향상하는지에 관해서는 아직 결론이 나와 있지 않다. 환자의 증상, X선 소견, 업무의 내용 등에 따라 고정술의 목적, 얻을 수 있는 효과, 그리고 그 한계에 관하여 충분히 설명하여 환자 자신에게 고정술을 병용할지를 결정하게 하는 것이 타당한 선택이라고 생각한다. 그런 만큼 환자가 선택할 수 있도록 설명을 충분하게, 그리고 과학적인 근거의 제시가 수술하는 측에게 요구된다.

단순한 요통에 대해서 단순하게 고정술을 한다는 것은 신중할 필요가 있다. 대부분의 보고가 요통에 대한 고정술의 효과에 관하여 통일된 견해는 얻을 수 없다. 「고정술을 실시하면 요통이 제거된다」는 설명으로 수술을 하면 환자에게 지나친 기대를 줄 수 있으므로 피해야 한다.

❷ 수술 전의 설명에 관하여

수술을 실시하기에 즈음해서는 수술의 실시 목적과 내용은 물론 전술한 수술의 한계나 불확실성도 동시에 설명해 둘 필요가 있다. 수술은 50세의 사람을 20세로 젊어지게 하는 것은 아니다. 게다가 수술은 증상을 일으키고 있는 신경에 대해서 직접 무엇인가를 실시하는 것이 아니라 신경을 기계적으로 압박하고 있는 조직을 제거하여 신경에 좋은 환경을 만들 뿐이다. 그 다음 어느 정도 회복할지는 신경조직 그 자체의 기능이 어느 정도 남아 있는지에 달려 있다. 충분한 설명에 의해 환자에게 수술의 결과에 대해서 지나치게 기대를 하지 않도록 한다. 이것은 수술 후에 있어서의 시술자와 환자 사이의 트러블 발생을 피하기 위해서도 중요하다.

마지막으로 informed consent/informed decision의 방법에 대해 언급한다. 수술 전에는 수술의 실시나 내용에 관하여 「선생님이 좋은 대로」라든지, 「선생님에게 맡깁니다」라고 말하는 환자가 자주 있다. 그러나 환자에게 선별에 있어서 「좋은 사람」이나 「나쁜 사람」은 없다. 수술 후의 상황에 따라 환자는 「좋은 사람」이 되기도 하고 「나쁜 사람」이 되기도 한다는 사실을 알아 둘 필요가 있다. 수술 후의 결과에 대해 탁상공론이나 감정론에 빠지지 않기 위해서라도 설명한 내용이나 그림을 기록에 두는 것이나 수술 전의 설명의 장소에 참가한 사람들의 이름을 기록해 두는 것도 필요하다. 사실 수술 설명 후에 환자가 이해하고 있는지를 확인하면 환자는 그 대부분을 이해하고 있지 않아 다시 한 번 같은 것을 설명자에게 물어 설명하는 측의 인간을 아연실색하게 하는 것은 드문 일이 아니다. 설령 그렇다고 해도 최소한 「설명했다」 또는 「설명을 받았다」라는 사실은 형태로 하여 남겨 두지 않으면 안 된다. 따라서 시간이 걸려도 상대가 이해하기 쉽도록 간단한 모형을 사용하거나 쉬운 말투나 그림을 이용한 설명과 기록이 필요하다.

Chapter VIII

예방

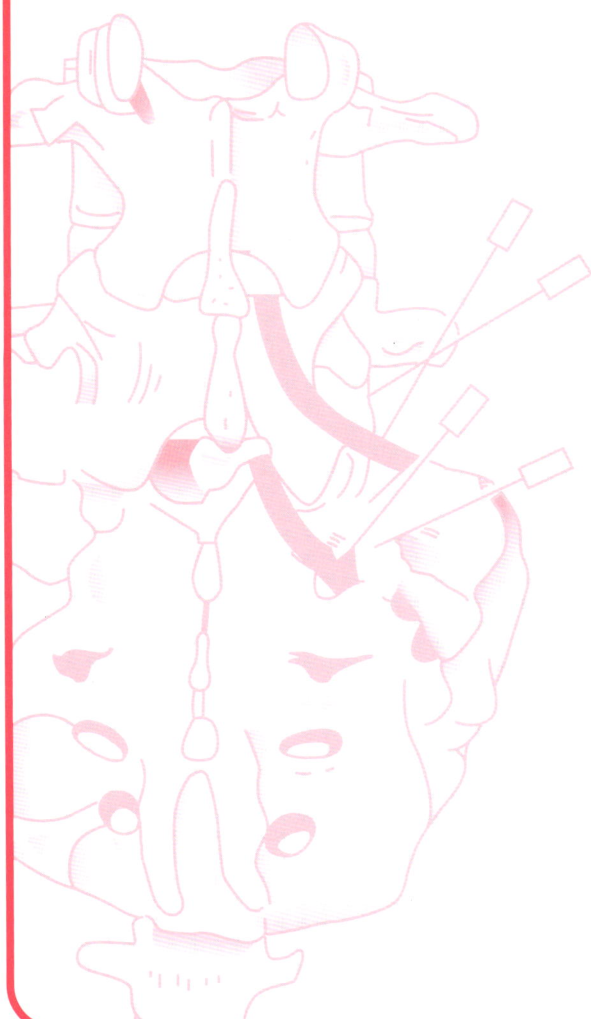

VIII 예방

「요통을 예방할 수 없는 것인가」라는 것은 인류의 비원의 하나이다. 유감스럽지만 현시점에서는 「요통의 발생을 예방할 수 있는 수단은 거의 없다」라고 할 수 있다. 그러나 요통의 재발, 의료기관을 찾는 것, 다양한 일상, 또는 업무 상의 지장, 그리고 요통으로 인해 실직에 이르는 것 등을 예방하는 것은 기대할 수 있을 것이다.

현시점에서 말할 수 있는 것은 성인은 신체를 움직이는 것, 운동 또는 생물 · 사회심리적 교육이 예방 수단으로서 기대되고 있다. 따라서 환자에 대한 예방을 위한 지도로서는 운동을 권하는 것이다. 이것에 의해 요통으로 인해 일을 쉬거나 재발을 예방할 수 있을 수 있다. 운동의 내용은 특히 이것이 좋다고 하는 것은 없고, 빈도나 정도에 관해서도 이 정도면 된다는 것도 알 수 없다. 가장 중요한 일은 계속적으로 실시하는 것이다.

예방 수단으로서 비만의 방지, 금연, 무거운 것 들어올리기의 회피, 자세의 교정, 운전에 동반되는 진동의 경감 또는 심리학적 요소에의 개입 등이 지적되고 있는데, 이들을 지켰다고 해서 요통 예방을 단언할 수는 없는 현실이다. 또한 복근 강화 훈련도 자주 권유하고 있지만, 복근을 단련했다고 해서 반드시 요통을 예방할 수 있다고도 할 수 없다.

최근의 지견에서는 「건전한 정신은 건전한 육체에 깃든다」가 아니라 「건전한 육체는 건전한 정신에 깃든다」라고 생각하고 스트레스를 능란하게 처리하는 요령을 익혀 신체를 움직이는 것이 요통을 예방할 수 있는 유용한 길이라고 할 수 있을 것이다.

찾아보기

- 한글 찾아보기
- 영문 찾아보기

찾아보기

한글

ㄱ·ㄴ·ㄷ

ㄹ·ㅁ·ㅂ

ㅅ·ㅇ·ㅈ

ㅊ · ㅌ · ㅍ · ㅎ

영문

A · B · C · D

E · F · G · H

I · K · L · M

N · O · P · R

S · T · V · W